餓死癌細胞的純淨飲食法

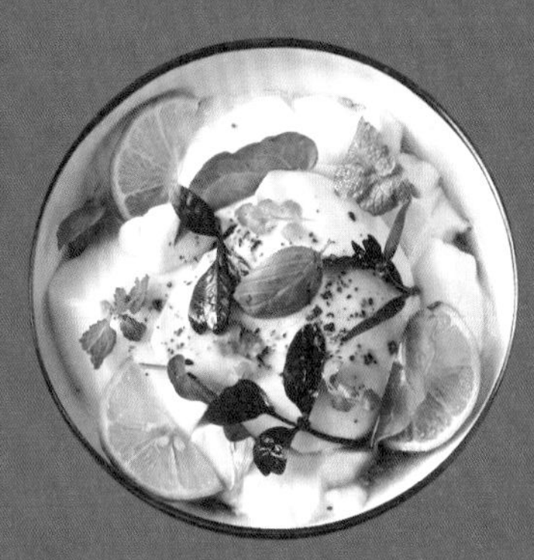

作者序

與癌化敵為友，生命會自尋出路！

「身體」一定隨時與我們站在同一陣線，保護我們的生命。「腫瘤」的出現，也是帶著守護健康使命的，我們不可錯過它！

因為平常飲食不當、生活混亂，造成血液黏稠、嚴重缺氧、胸悶打哈欠。內臟所有的細胞，都是最小生命單位，平日非常依賴「氧氣」，沒有「氧氣」是活不下去的。

今天細胞面臨血液「嚴重缺氧」的環境，就會被迫自我改變細胞構造，從依賴「氧氣」，**轉變成依賴「血糖」**，所以只要血中有「血糖」，就能存活下去。**這樣的「異常細胞」，會不受身體的指揮，不停地長大，最終形成腫瘤！**

故我常建議癌症患者要「**嚴格禁糖**」，避免「血糖」上升，以免助長「腫瘤」。更鼓勵癌症患者平常要多喝水、飲食清淡，讓血黏變成血清，每天早睡早起，晨間運動配合「深呼吸」，就可促使血中含氧量快速提升。**當含氧量上升，因「異常細胞」具有「厭氧性」，腫瘤的成長即被抑制，並開始逐步萎縮！**

再從另一層探討，「腫瘤」之所以會產生，乃是血液汙濁，充滿了多年因平常亂吃、亂喝，吃進許多加工食品裡的不良添加物而積累的廢毒物。根據醫學研究，「腫瘤」有個特性——血管增生，也就是說腫瘤的血管長得特別多。

這些增生的血管拚命吸納血液中的物質，造成腫瘤愈長愈大。其實，此刻的腫瘤等於扮演「垃圾桶」的角色。

所以當腫瘤出現時，我們應意識到「別再製造垃圾了！」需嚴格把控日常飲食，全素並且禁糖。不吃加工食品，將炸、煎、燻、烤、爆香烹調方式改成蒸、煮、燉，於是垃圾不再進入體內，「血黏」變成「血清」！也要避免「垃圾」從鼻子進入體內如油煙、二手菸、汽車的廢氣、化學氣體等，或從皮膚進入體內，如不良的化妝品、洗潔劑、化學液體等。

同時也要進行「逼汗排毒」，如運動流汗、熱水泡腳、三溫暖等，或是「多喝水」促進利尿排毒；多吃雜糧、粗纖維、根莖類、水果等幫助通便排毒，努力將體內積累的廢毒物排得乾乾淨淨。**只要身體乾淨，腫瘤就會功成身退**，因腫瘤「垃圾桶」的角色沒有存在的必要，就萎縮不見了！

最後總結：**生命有無限的神奇，會自尋出路！**

只要我們與疾病化敵為友，趕緊改善錯誤的生活作息，如熬夜、缺乏運動、三餐不定時不定量等；及調整不對的飲食結構，如葷多素少、重油重鹹重辣、以炸煎燻烤為主、喝水量不足等。**把生活與飲食導入正軌，持之以恆4～6個月，所有的不正常生理現象，便會逐步回復到正常！**

身上所有疑難雜症，包括癌症，最終都會消失不見！這不是奇蹟，乃是水到渠成、自然發生，誰都能做到！

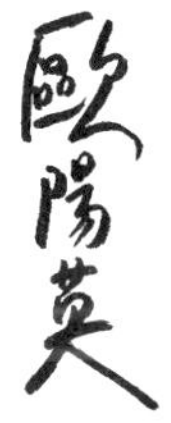

作者序

經常飽食，是百病之源！

我從小就愛吃，無時無刻，都在思考著如何做出美味的食物來享用。因而到了60歲後，發現明明一直都吃很健康的東西，怎麼會血壓偏高呢？後來才發現，我真的是吃太多了！如今，除了烹調方式進化成書中提到的，以「燙、滷、蒸、熬、煮、燉、拌」作法為主外，食量也稍稍減少，這樣身體也就漸漸沒問題了。

多年前我曾經去參加過歐陽英老師的斷食營，那時尚年輕，身體狀況非常的好，只是想要讓自己變得更漂亮一些，果然，**在營期的時間效果卓著。才幾天的時間，皮膚就變得更光滑、身材也更緊實了，效果可說是立竿見影。**

現在我不僅吃東西的量有節制，連烹煮的方式也更改變了。就像這本書裡面提到的，煎的、炸的，都盡量少碰，飲食皆以煮、蒸、燙、水炒、生食或半生食來調理，這對我們來說，可是保命之道呢！

趁身體尚健朗時，就開始養成良好的飲食習慣。身體健康，自己幸福，也不勞兒孫為了照顧長輩而忙碌。

近年來已長住山上，深居簡出，此次有幸參與本書部份食譜的編寫，感謝出版團隊大家的努力，但願有緣人皆可因本書而受益，終生健康幸福。

蘇富家

目錄

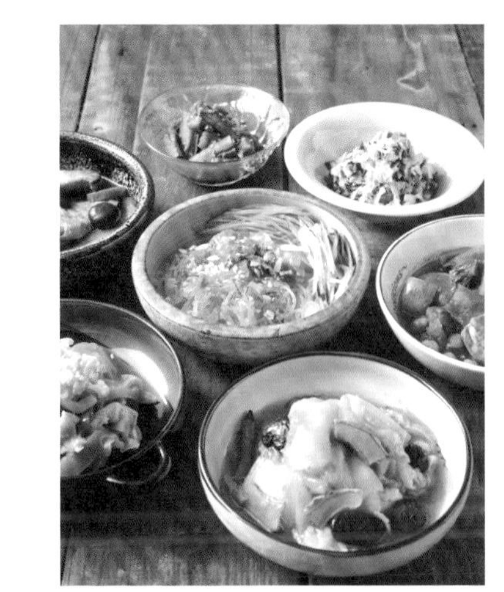

第二章 餓死癌細胞、緩解治療副作用的70樣嚴選食材！

第三章 實證有效！癌末、高齡罹癌，採用食療後都重拾健康！

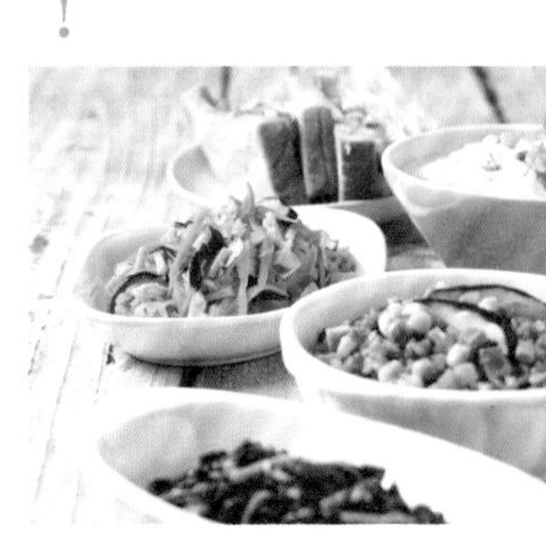

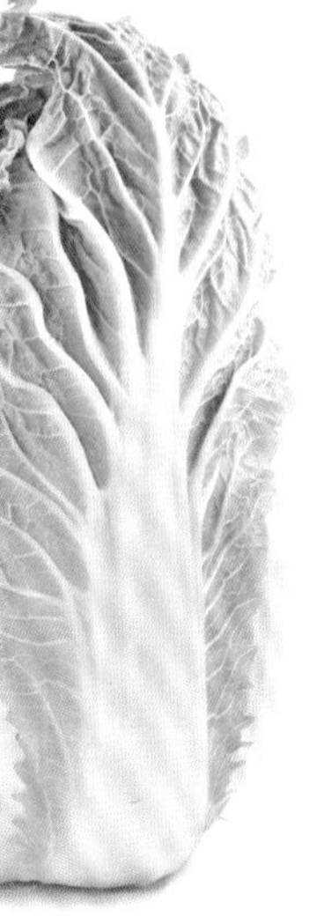

第四章 30天斷食＋6個月全營養餐，照著做，康復效果看得見！

第五章 103道食譜＋清洗保存技巧，吃出不再罹癌體質！

全營養餐

主食（19道）

配菜——生食和半生食（15道）

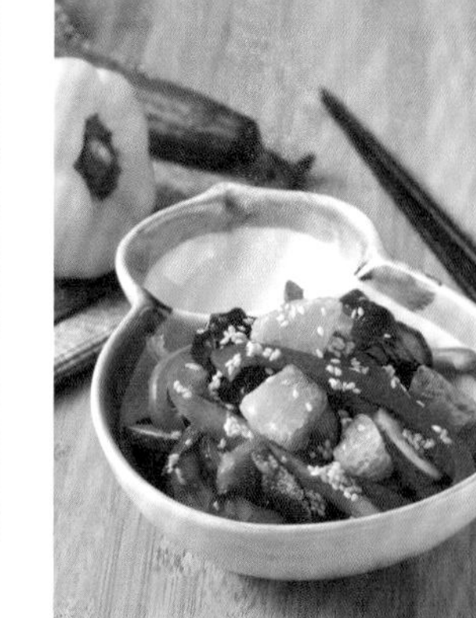

配菜——熟食（20道）

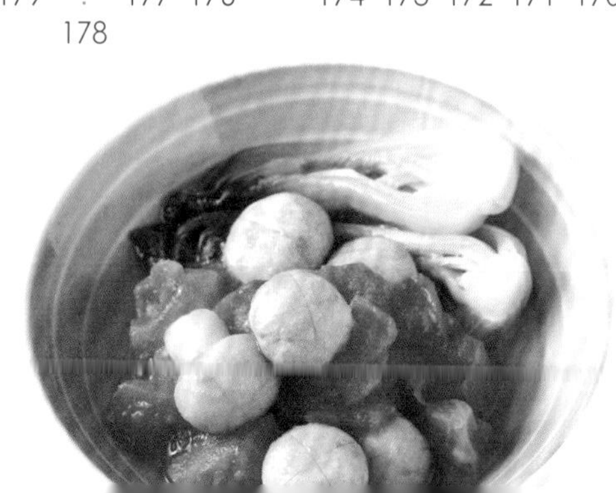

飲料類（15道）

蔬果汁類（12道）

湯品類（9道）

第六章 精準問答！關於食療與癌症，給癌友和照護者的終極解惑

第一章

救命一招！99%的癌細胞都害怕「純淨飲食」

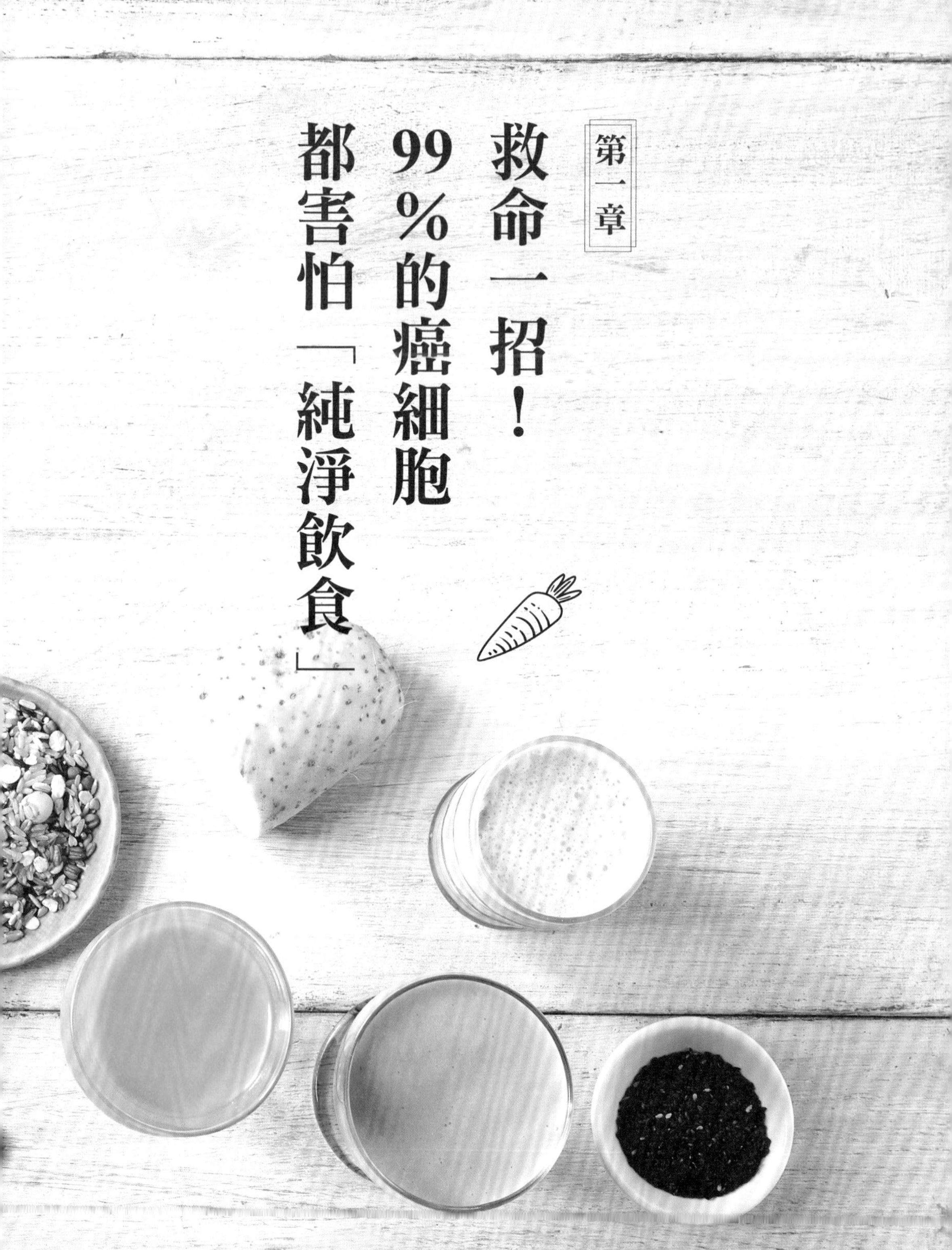

這一章是本書的理論基礎。在這裡會解說癌症發生的原因，以及我們該如何「吃得純淨」，達到抑制和消滅癌細胞的效果。你也將了解為什麼必須進行「簡易斷食」，和「全營養餐」的執行理念。其實只要「改變飲食內容」，同時搭配運動和良好生活作息，就有機會救命！

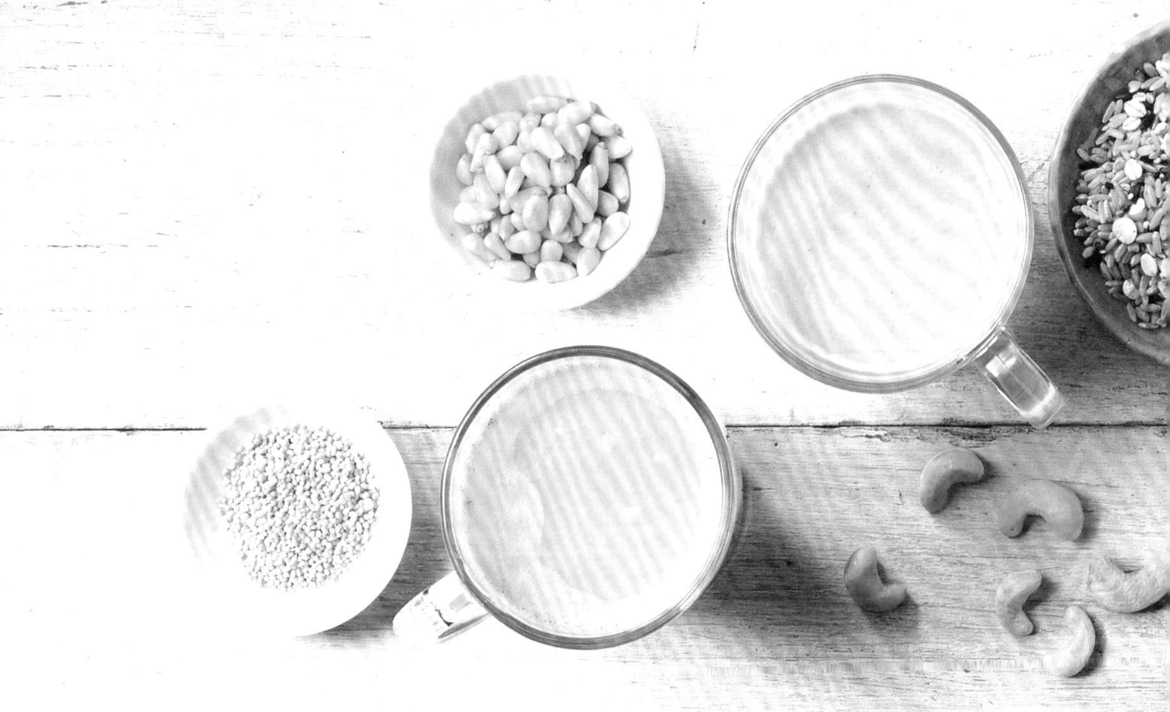

為什麼會得癌症？

身體缺乏營養素，免疫系統才會失衡

「免疫系統」**是人體的保護系統和對抗外敵的軍隊組織**，因此其成敗主導了我們健康的好壞。免疫系統**同時監控體內各個細胞**，防止如癌細胞病變、細菌和病毒存在體內的狀況，主要目的自然是維持身體的正常運作。免疫系統不是一個單一的防衛機制，還和神經系統、內分泌系統有很密切的關係並相互影響。

至於「免疫力」，就是指維持身體健康、良好運作的能力。不過，絕大多數人都會誤會免疫力需愈強愈好，所以往往都會說「強化免疫力」。但其實，**免疫力是要維持「平衡」，也就是「不高不低、剛剛好」的狀態——這叫「免疫均衡」**。

最常見的例子為「過敏」。過敏的意思是「免疫系統對於外來物質過度敏感，讓身體產生的強烈反應」。由此可知，免疫力過於低下，自然會病變叢生；過高，身體的軍隊也會變為暴民，到處惹事生非，所以免疫力失去平衡，身體就會不適。

至於平衡免疫力的方法中，以飲食控制、運動鍛鍊和保持優良生活品質這三大方向為主。其中，良好的飲食控制最為重要，這稱為「營養免疫」，在癌症治療和預防中同樣扮演著不可或缺的角色。

「營養免疫」是指藉由食物營養素穩定免疫系統。主要攝取兩種類型的食物。第一類食物，含有多樣養分，經過腸胃道消化後，能被身體吸收並轉化成營養素，且讓各組織、器官和系統充分利用，維持身體健康。只要優良的營養素能夠確實而有效地被吸收，就能打造出強健的體魄；第二類食物，含有無法完全被身體利用的營養素，如纖維素，但也能反其道而行，將未被使用的部份變成廢物，帶著其他須排出的物質一起排出，成為幫助排便和排毒的大功臣。

除了飲食，先決條件還是要配合持續且正確的運動，及良好的生活模式。當身心靈都能夠安頓，長壽和健康即是再自然不過之事。至於癌症，當然也不會找上身。

所以，**本書以飲食為主，運動和良好生活習慣為輔，貫徹「營養免疫學」的理論，從實務與食物下手**，教導大家不管罹癌與否，從日常飲食做起，吃原材料（原始食物樣態）的、營養的、美味和健康的粗食（蔬食），堅持半年，甚至一輩子，不要說癌症，任何疾病和症狀都能遠離。

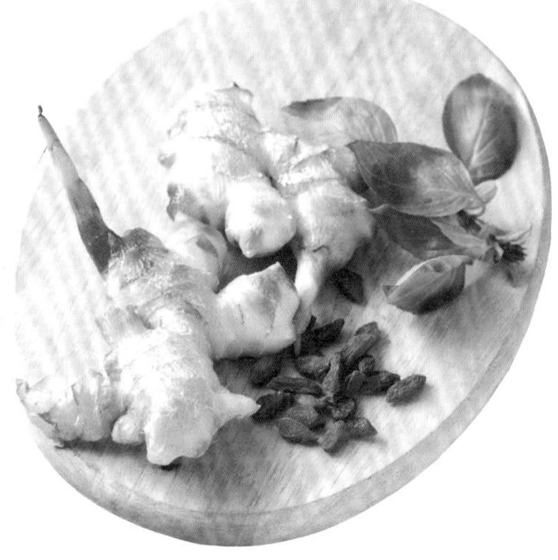

良好的飲食控制，能破解「易癌化基因」

經多年醫學研究證實，**人體中或多或少存在著「讓細胞癌化的基因」**，只是細胞最終會「產生癌化」的機率不同，且同時和飲食、壓力、睡眠、生活習慣、周遭環境等諸多因素有關。

老生常談，只要是不菸不酒、不熬夜、減壓、飲食清淡、有運動習慣的生活，雖然無法保證不生病，但罹癌的機率自然大幅降低，即使不幸確診出癌症，只要走正確的路（照本書所說的飲食方式、運動和生活模式），也能夠較快改善，進而恢復健康。

接下來，我們先就「體質」部分，和大家說明體質與癌症的關係。「體質」顧名思義，就是「身體性質」之簡稱。由於遺傳和基因，每個人體內會對不同疾病有不一樣的忍受度和易感度（容易感染的機會），在基因中已有設定好的「疾病密碼」。**因此，我們在維護健康的同時，也必須對自己的體質有所瞭解，才能趨吉避凶。**和癌症有關的體質類型，可以分為「癌症體質」、「亞健康體質」與「健康體質」三種。

●癌症體質

簡而言之，癌症體質就是「容易罹患癌症的身體特性」。

儘管每個人體內細胞都有促使正常細胞激化成癌細胞的可能性，但此體質在基因設定裡的機率較高。**不過這裡仍要強調，後天的飲食、運動和生活習慣，才是決定啟動細胞癌化機制與否的關鍵。研究發現，罹癌和「體質」的關係，不會超過三成，而上述三項因素則占了七成。**

即使細胞癌化機制被啟動，但轉化成癌細胞的過程並非「不可逆轉」！只要及時修正，還是能恢復健康。因此即使基因設定為容易罹癌，飲食、運動和生活都依照本書提供的方式進行，即能擺脫「癌症體質」宿命。**假若後天仍維持助長癌症的生活模式，那自然是標準的癌症體質！**

●亞健康體質

亞健康體質是指身體、心理上沒有明確疾病，但容易有不適的症狀表現和心理體驗，也就是處在完全健康和確診生病之間的身心狀態，約80%的人都是在這個區間。

亞健康不適的症狀包含：頭暈、頭痛、皮膚晦暗且乾燥、傷風、感冒、疲倦、抽筋、腰痠背痛、精神不集中、情緒低落、胸悶、臉色蒼白、記憶力變差、眼睛疲勞、氣促（呼吸急促、心跳加快等症狀）、視力下降等。若不常生大病，但容易感到以上症狀，則屬於亞健康體質。

●健康體質

這種體質主要有「不生大病」和「很快恢復」兩個特質。但比例非常少，約佔5～10%。

現代人生活環境劇烈「非自然化」，空氣汙染、水汙染、飲食中攝取過多精緻和加工食品，加上個人的不良嗜好與高壓力工作，身心被戕害，各種重大疾病盛行率日益上升，尤其癌症的發病率不僅增加，更衍生出年輕化和複雜化的情況。

因此，縱使有健康體質，若有「不良習慣」也會成為癌症的促發劑。唯有遵循簡單、自然的生活，才能將罹癌的機率降到最低。

上萬癌友都在做！吃純淨飲食，讓癌細胞活不下去

阻斷癌細胞的擇食三大守則

現代人因飲食西化、追求精緻食物，營養不均衡的情形普遍，給了諸多機會讓癌上身。掌握選擇食物的原則，能高效攝取必須養分，也能打造癌細胞無法存活的身體。

守則一 癌細胞最愛吃糖，要避開！

多項醫學研究已證實，糖類是標準的「毒藥」，和罹癌及糖尿病更有正相關。癌細胞討厭氧氣，當身體營養素不足，且持續性的缺乏運動、有菸癮、酗酒、熬夜、壓力大的生活後，細胞會長時間缺氧，導致代謝需求改變，改以「糖份」為主要的營養來源。

這時若又攝取過量糖類，會讓平均血糖升高，超過某一指數後，容易產生有毒的高度糖化終產物（AGEs）、胰島素和類胰島生長因子這三種物質。前者會促使發炎、老化與癌症；後兩者則會刺激癌細胞增生與抑制癌細胞凋亡，因而導致癌症發生或惡化。

放化療會失敗，也和癌細胞加以有效利用葡萄糖有關。**糖會使癌細胞變得更頑強，讓治療無法奏效。**因此大幅降低糖份攝取，就能減少罹癌和糖尿病的機率。

守則二

補足植化素，癌細胞由惡性轉良性

「植化素」是存在於蔬果等植物性食物中，不同於維生素及微量元素的化學成份。大致分為多酚類、吲哚、類黃酮素、蒜蔥素、茄紅素、植物皂素、香豆素等九類。

經過證實，植化素可以提高人體免疫力、誘導癌細胞由惡性轉為良性、促使癌細胞凋亡、進行抗氧化作用、抑制癌細胞訊息傳遞，讓癌細胞無法生長。但根據統計，國人對於蔬果的攝取明顯不足，需增加好幾倍，才能讓植化素的抗癌和防癌效果顯著。

守則三

攝取多樣酵素，幫助排毒、新陳代謝

酵素又稱「酶」，**和我們的生命現象息息相關，因為光是新陳代謝過程，就有數千種酵素在作用。**

人體內有五千種以上的酵素，每一酵素只有一種針對性的功能，例如唾液中的「澱粉酶」消化酵素，只能對碳水化合物作用。酵素除了消化酵素外，還可以依據功用的不同，分為合成、排毒、氧化、還原等酵素。

酵素的來源有兩種，一是身體自行合成，二是從食物中取得。身體自行產生的數量通常不足以維持生理需求，因此從食物中補充相對重要。只要是生的蔬果，酵素含量都很豐富，平時可多樣攝取，以獲取功能不同的酵素種類。

我們熟知的市售商品「發酵液」，雖然也屬「酵素」，但它在提供人體分泌不足的酵素同時，也會讓身體減少自行合成，因此不宜完全仰賴，仍需從天然食材中取得。

抗癌力大爆發的實踐三大關鍵

關鍵一
先進行斷食，讓身體重新開機

斷食，是一種「必要排除」的動作。罹癌最主要的因素，就是身體吃入太多毒素，正所謂「病從口入」，才會讓細胞癌化。

所以，先暫時斷絕大部分食物來源，讓身體消化吸收完原先體內的食物後，就會回歸到停機狀態，新陳代謝和各項身體運作都可以大幅度緩和下來。好好休息，毒素過多的身體就不會繼續累積過頭。

這就類似電腦當機時，先關機再開機，重新跑一遍程式，就可以恢復運作了。因此，斷食，就是為身體做好重新開機、再次上軌道的準備。

關鍵二
每天吃足六大營養素的「全營養餐」

當斷食結束後，身體重新開機，再吃進來的食物就很重要。這時攝取「新鮮、原生」的六大類食物，若是癌症患者需再多補充抗癌的藥用植物及小麥草等，即是最好的方式。

我所倡導的六大類食物包括蔬菜類、水果類、十穀雜糧類、菌菇類、海藻類和堅果類。**而「全營養餐」，就是指一天攝取的食物，有足夠種類和分量吃到這六類營養素。**

現今社會的飲食狀況普遍營養不均，且樣態為澱粉和脂肪過多，維生素、微量元素、水及膳食纖維缺乏。所以，本書食譜從食材選擇到菜單安排，都是希望能幫助大家營養均衡，照著吃就能攝取充足營養素。

如此一來，身體有本錢進行良好的新陳代謝，將營養素產生的作用發揮到極致，同時徹底清除身體癌細胞的廢物和毒素，達到「免疫力平衡」的狀態，重新恢復健康。

關鍵三 生、熟食比例各半，攝取活性佳酵素

除了食材的選擇外，烹調方式「要維持生食還是熟食」也大有學問。**未經烹調的生食，好處是能保留食材中許多身體無法自行合成的酵素**，充分補充，自然能身強體健。

此外，**酵素的活性在和人體體溫一樣的37度時，效果最強**。如果食物烹調溫度高過50度，會減少活性；超過70度，絕大多數酵素就已失去活性，若達到115度，酵素的作用即完全喪失。因此，生食可以取得較完整酵素的狀態。

不烹煮並將「蔬果打成泥」，破壞其細胞膜，更可以提高2～3倍的酵素釋出量。所以如果用「破壁調理機」打精力湯，不只一般人可以增強精力，對癌症患者而言，更是最好的「能量飲品」。

因此我建議，**每天進食的內容以生食和熟食比例各半，為較佳的飲食模式**。

健康和美味兼具的兩大料理祕方

如果罹癌就不能吃美食，那人生還有什麼意義？很多人會想用吃來減輕生病壓力，但癌症患者往往失去了這樣的權利。治療過程產生的各種副作用，都會讓人食欲減低、毫無胃口等。

情況①如果手術後傷口較大或原先病情較重，術後恢復慢、體力差，無法下床。這時可以幫助患者在床上做些肢體運動和翻身。前面介紹的氣功和深呼吸運動，一樣可以進行。

情況②術後1～7天，若身體無特別狀況，應下床活動。一開始行動較不方便時，可由照顧者攙扶在病房裡走動，促進身體各機能恢復。

情況③如果身體恢復良好，就要逐漸加大運動量，並變換鍛鍊內容，從散步、氣功、太極拳到慢跑，都能量力去做。

術後和放化療期間的適宜運動

經醫師同意運動後，我建議的運動分二大類，「**有氧運動**」與「**阻力運動**」。**每週至少運動3天，能做到5～7天更好**，兩類運動可交替著做，體力狀況好的當天可以都進行。下面為大家做更詳細的介紹。

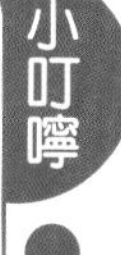
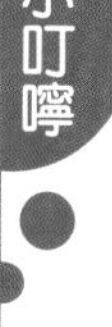

小叮嚀

注意！下列情形不宜運動

- 做完化療前3天，體力和抵抗力差。
- 白血球太低（低於5000/mm^3）、血小板太低（低於100000/mm^3）、血紅素太低（低於10 g/dl），易發生感染。
- 發燒超過38度。
- 休息時心跳過快（大於100下／分鐘）、心跳不規則。
- 異常疲倦、肌肉弱、痠痛、骨頭痛。
- 運動時易喘、噁心、血壓急速上升。
- 嘗試運動後感到非常疲倦，休息30分鐘依然無法恢復。

●運動前都需先暖身

每次運動都要從暖身操開始，可以走路或踏步，並搭配簡單的肢體動作（如擺手、肩關節旋繞），或以伸展操當作暖身。做到有一點點喘或稍微流汗，再進入正式的運動。

●適合的有氧運動

最簡單的有氧運動就是**「走路」**，**從一天15分鐘開始，若太累可先縮短時間**，慢慢增加到30分鐘甚至更久。除了走路，**騎固定式腳踏車**、**走跑步機**、**滑步機**、**打太極拳等氣功**、**瑜伽**，都是很適宜。游泳也很好，但泳池對正在接受化療的病友容易發生感染。

●可以挑戰的阻力運動

阻力運動能提升肌力與肌耐力，對病友們的日常活動或工作也有幫助，是現今癌症運動專家推薦的運動。**運用健身房各式器材就能對不同部位肌肉產生阻力效果，在家就用啞鈴、沙包、水瓶、彈力帶等也很好。**

舉沙包、啞鈴或拉彈力帶，建議可依照自己做12～15下就無法再舉起的重量開始，每個動作做5下，一天做1～3次。當漸漸感到輕鬆時，就可以增加重量了！

> **小叮嚀**
>
> **遵照醫師醫囑，但依個人病情調整**
>
> 關於癌症的放化療或標靶治療等療程，該做就要做，需相信醫師的判斷。但是要做到什麼程度、療程的快慢，可以自己決定。
>
> 我建議化療如果進行三次，發生嘴破、沒有食欲，甚至消化不良和便秘等而無法進食，就要暫停。等到胃口恢復，再回去繼續治療。「營養」對患者病情的影響是非常大的，千萬不可輕忽。

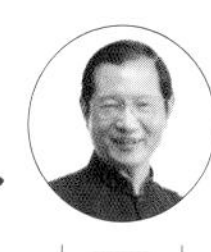

【專欄二】歐陽英的食療小教室

什麼是腺體癌症？

「腺體癌症」和「非腺體癌症」的差別就在於是否發生在「腺體」。腺體是指動物體內能夠產生荷爾蒙的組織，在這裡專指**「內分泌系統」**。人體主要有八種內分泌腺體，發生在腺體的癌症就是腺體癌症，例如：腦癌、乳癌、甲狀腺癌、肺腺癌、子宮頸癌、胰臟癌、淋巴癌、卵巢癌等。反之即是非腺體癌症，例如常見的包括鼻咽癌、肝癌、肺癌、食道癌、大腸癌、小腸癌、白血病（血癌）等。

◆癌症二分法

這樣區分的**主要原因在於「營養」。因為兩者所需營養不同，可攝取的食物自然也有差異**，如果吃錯就麻煩了。基本上，**非腺體癌症的飲食禁忌較少，而腺體腫瘤因牽涉到內分泌系統，較容易引起好發和轉移等問題，所以飲食方面需有較多注意。**

不過，只要照著本書方法飲食和運動，不論是腺體癌症還是非腺體癌症，問題都能降到最低。

◆腺體癌症的飲食禁忌

研究顯示，腺體癌症的發生機率和飲食有很大的關係，**蜂王漿、山藥、牛蒡、當歸、榴槤等促進荷爾蒙分泌的食物，是嚴格禁止食用的。而黃豆和薏仁則可少量攝取，但不能天天食用，最好是吃一天停一天。**

此外，還要嚴格禁糖，甜度較高的天然蔬果也應避食。因為吃太多甜食，血液會變得黏稠，帶氧力下降，細胞無法生存，可能就會突變為癌細胞。

突變後的癌細胞不但不需要氧氣，且能靠血糖餵養，所以血糖一升高，癌細胞的生長與蔓延速度就會加快。

排除腺體癌症以外的癌症，就是非腺體癌症。

什麼是內分泌系統？

由分泌激素的無導管腺體（內分泌腺）所組成。腺體分泌化學傳導物質「荷爾蒙」後，藉由體液或血液，經循環系統運送到各器官，進而產生作用。

內分泌腺包含腦下垂體、松果體、甲狀腺、副甲狀腺、乳腺、腎上腺、胰臟的胰島、卵巢、睪丸、胎盤等。相對的外分泌系統就是由分泌化學物質到體外的腺體組成。包括汗腺、唾腺、乳腺、膵腺、淚腺、皮脂腺及黏膜等。

其中肝臟和胰臟例外，既是外分泌腺也是內分泌腺。因為肝臟會分泌膽汁；胰臟會分泌胰液到腸胃道中，同時也會分泌其他荷爾蒙至血液內。

第二章

餓死癌細胞、緩解治療副作用的70樣嚴選食材

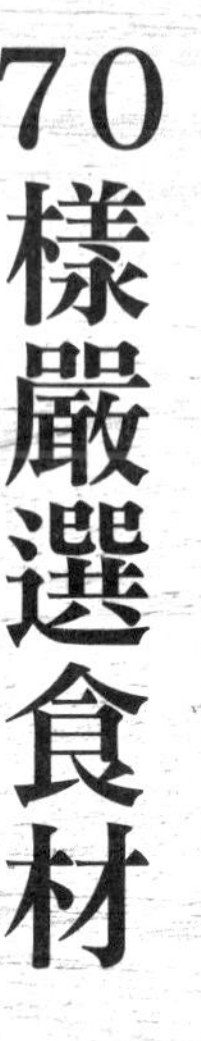

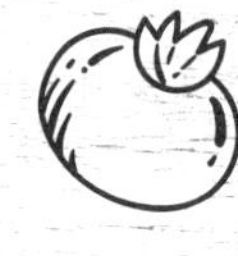

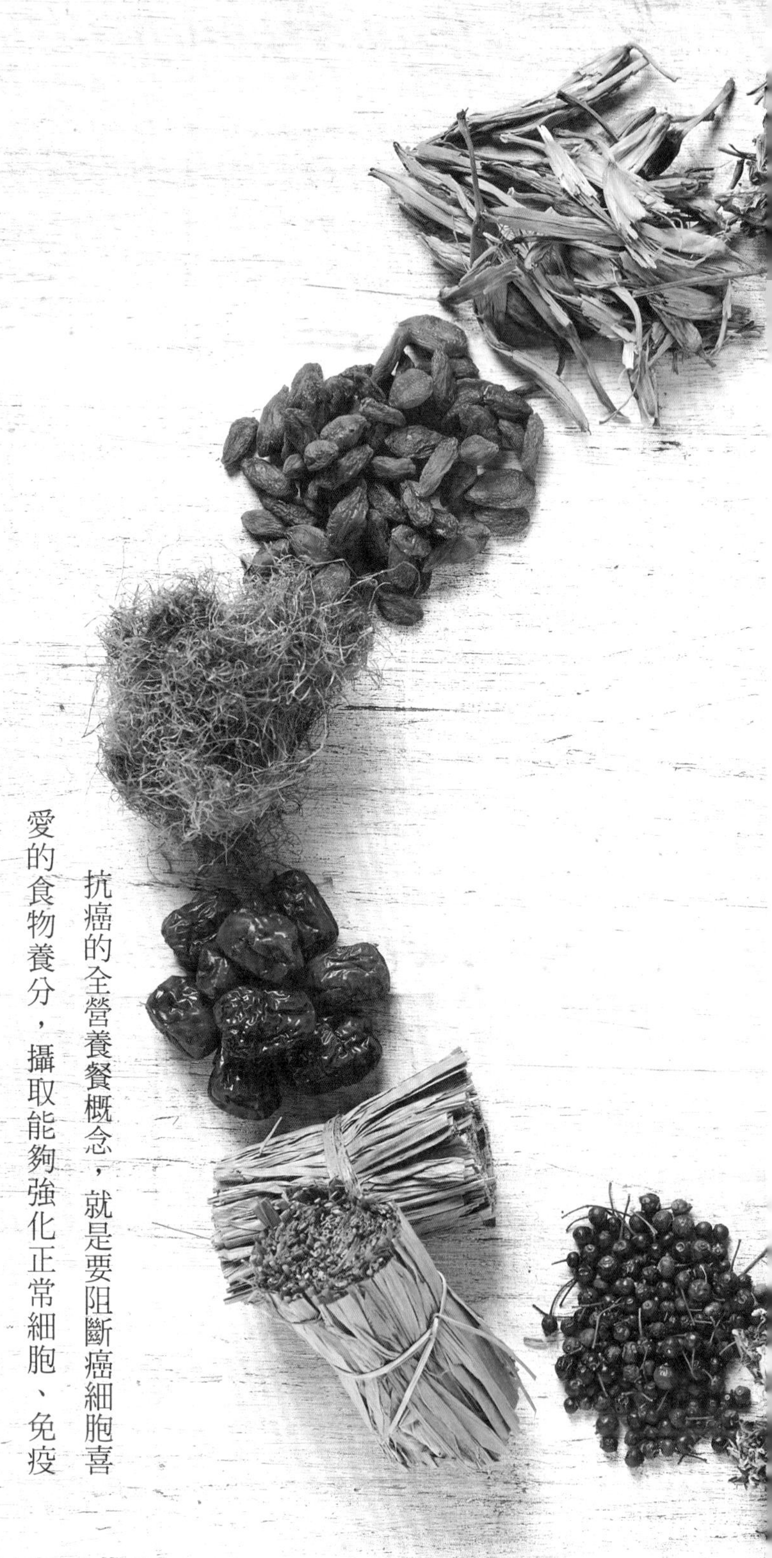

抗癌的全營養餐概念，就是要阻斷癌細胞喜愛的食物養分，攝取能夠強化正常細胞、免疫力的營養食材，提升新陳代謝，讓身體自然恢復健康！本章列舉6大類食材、保健食材及其他特殊抗癌食材，用它們構成你的全營養餐，殺死癌細胞指日可待。這裡也要特別注意不同病症的宜忌食材，和留心食用頻率，才能好好發揮嚴選食材的抗癌效果。

9種蔬菜類

01 瓠瓜

食材簡介

瓠瓜又稱葫蘆瓜、蒲瓜、扁蒲等，是一種爬藤植物，其果實也被稱為葫蘆。

早在《詩經》、《論語》中即有提及，如《詩經》中的「七月食瓜，八月斷壺」。

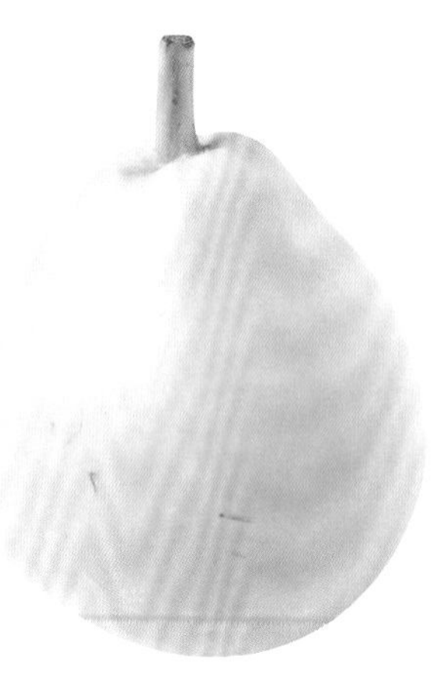

抗癌成分

含有胡蘿蔔素、蛋白質及多種微量元素、豐富維生素C、兩種胰蛋白酶抑制劑，和一種非常特殊的物質「干擾素誘生劑」。

健康功效

中醫認為瓠瓜的鮮瓜或乾瓜，皆有利尿、消炎、止渴、潤肺、滑腸作用，並能有效清除腸道廢物。

其中胡蘿蔔素可阻止人體致癌物質合成；蛋白質及多種微量元素，有助增強免疫功能；豐富的維生素C則能促進抗體合成，提高抗病毒能力。

從瓠瓜中能分離出兩種胰蛋白酶抑制劑，具降糖的效果。「干擾素誘生劑」能有效抗病毒、防癌，但成分不耐高溫，因此在烹調時不宜煮得太爛，以免失去功效。

適合

免疫力低下者、高血壓、糖尿病、高膽固醇、腎炎、小便不順、水腫、心臟病、口乾舌燥、中暑、火氣大、需減重者。

小叮嚀

瓠瓜具利尿性質，頻尿及尿失禁者不宜多食。

02 蘆筍

食材簡介

蘆筍，是天門冬屬宿根植物，因其形似蘆葦的嫩莖和竹筍，故得名。

西元前200年於歐洲地中海沿岸即有產植，並被視為重要蔬菜，譽為「十大名菜之一」，是一種高檔而名貴的蔬菜。

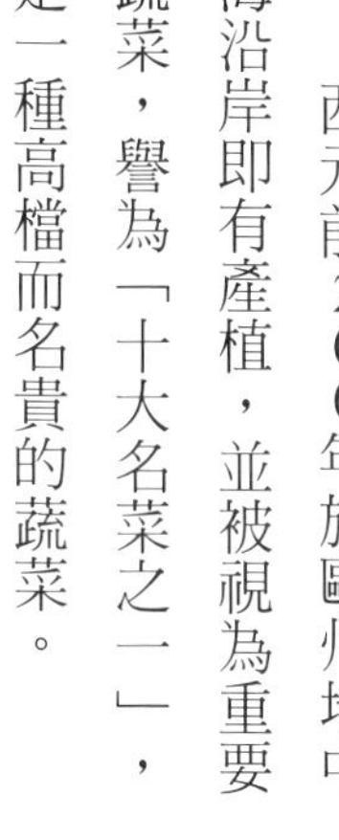

抗癌成分

蘆筍所含的植物蛋白質具人體必需的各種胺基酸，且比例恰當，其中的無機鹽元素，含較多硒、鉬、鎂、錳等微量元素。

此外，蘆筍中大量以天門冬醯胺為主的非蛋白質含氮物質和天門冬氮酸，營養價值非常高。研究還指出，每人每天只要食用200克鮮綠蘆筍，就可以滿足人體所需營養。

健康功效

蘆筍熱量極低，也能促進胃腸蠕動，排除毒素，對心血管疾病、腎炎、膽結石、肝功能障礙和肥胖者，均有助益。

蘆筍中多種維生素和微量元素的質量，均優於普通蔬菜。營養學界均認為蘆筍是健康且全面抗癌的食品，能治淋巴腺癌、膀胱癌、肺癌、腎結石、皮膚癌和白血症等。

治癒效果包括**蘆筍的提取物能有效啟動基因活性，抑制癌細胞DNA的活性，使癌細胞不能複製、分裂，並會逐漸消失**，所含的甘露聚糖能**提高人體免疫力，抑制異常細胞生長**。

適合

冠狀動脈硬化、血管硬化、心臟病、高血壓、夜盲症、近視、貧血、孕婦。

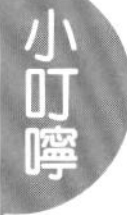

小叮嚀

痛風、尿路結石、脾胃虛寒者不宜多食。

03 胡蘿蔔

食材簡介

胡蘿蔔是繖形科胡蘿蔔屬兩年生植物，有「小人參」之稱。每日吃小型胡蘿蔔1條，或較大的半條，最為適量。

抗癌成分

富含纖維素、硒元素及蛋白質，也有脂肪、碳水化合物、維生素B1、B2、B6、C、胡蘿蔔素等營養素，同時含有微量元素如鈣、磷、鐵、鉀、鈉、菸鹼酸及草酸等。

健康功效

胡蘿蔔有助緩解壓力，改善消化系統。能清除體內重金屬毒素，有效降低血液中汞含量。胡蘿蔔的β-胡蘿蔔素在小腸內可轉化成維生素A，對皮膚的表皮層形成保護作用，使皮膚光澤有彈性，因此又被稱為「美容維生素」。**其亦可加速身體代謝，補中行氣、健脾消食、養肝明目、強化鼻喉黏膜、延緩老化等。也能經由肝臟代謝轉換成維生素A，控制癌細胞異變，防止胃癌、肺癌、胰臟癌、結腸癌、直腸癌、膀胱癌、上皮癌。**由於纖維素高，可緩解便秘，減少致癌物滯留。其中的硒元素可以止緩癌症成長，提升免疫功能。木質素能提高機體吞噬細胞的活性，促進消滅癌變細胞。**在減輕化療的毒性反應、緩和副作用，保護多種臟器方面亦有功效。**研究指出還能降低婦女卵巢癌發病率。

適合

視力減退、夜盲症、白內障、飛蚊症、結膜炎、青光眼、高血壓、高血脂、高血糖、便秘、減重、貧血。

小叮嚀

大量連續食用胡蘿蔔會造成色素沉澱，皮膚容易變黃，所以建議吃一天，停一天；或吃二天，停一天。

04 綠花椰菜

食材簡介

性平、味甘，又稱青花菜，中國多稱西蘭花，富含多元營養素，已列為十字花科之王。被發掘的健康好處也愈來愈多，是每日必備的超級食物。

抗癌成分

綠花椰菜含維生素A、B、B2及維生素C、蛋白質、脂肪、碳水化合物，微量元素鈣、磷、鐵、銅、錳、鉻、鉀和碘等。還有β-胡蘿蔔素、β-葡萄糖甘脂、二硫醇硫酮、如蘿蔔硫素等諸多抗氧化物質。

健康功效

綠花椰菜能避免骨質疏鬆、便秘、痔瘡與糖尿病，豐富的維生素A能提高身體各部位黏膜抵抗力，防止感冒。

另外，抗氧化物質能減緩軟骨發炎、醣蛋白和膠原蛋白被破壞，維持關節軟骨健康，也能**強化細胞對抗自由基的能力，減少DNA受到破壞，維護細胞「非癌化」，對腸癌、乳癌、子宮癌、卵巢癌、膀胱癌等都有預防功效**。

含量特別豐富的維生素C，是檸檬的3.5倍，蘋果的26倍。英國研究也發現，男性經常食用花椰菜會**維持攝護腺基因的良好活動，預防攝護腺癌**。另外，芳香異硫氰酸鹽可以分解致癌物，β-胡蘿蔔素能延緩惡性細胞的發展，同時其高纖可促進腸胃蠕動，預防腸癌。

適合

放化療和標靶治療者、骨質疏鬆、退化性關節炎、便秘、痔瘡、糖尿病、抵抗力低下者，中老年男性。

小叮嚀

綠花椰菜因為外皮的抗癌成分最多，吃的時候連皮吃較佳！同時，清洗只需用清水持續沖淋，再浸泡數分鐘後用軟刷輕刷即可，汆燙也不需過久。

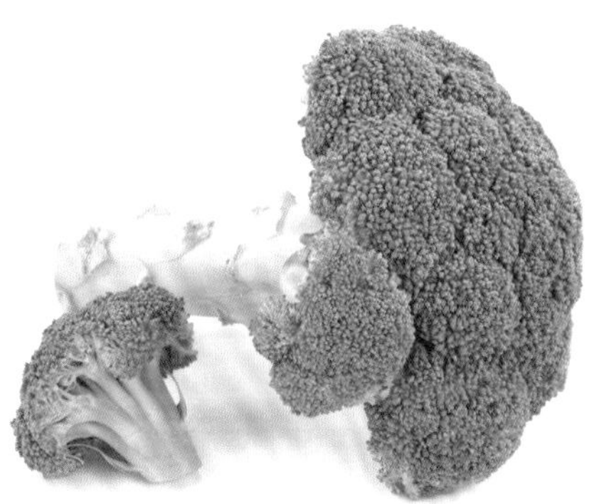

05 南瓜

抗癌成分

南瓜營養豐富，含豐富的瓜胺酸、果膠、維生素B1、B2、C、胡蘿蔔素、甘露醇，及多種胺基酸、微量元素，鋅、鎂、鐵、銅、硒等。

健康功效

南瓜性溫、味甘，能健脾暖胃，具消炎止痛、促進人體胰島素分泌的效果，幫助肝腎細胞再生，且有效防治糖尿病、高血壓。若攝護腺液的「鋅」含量較少，有可能導致攝護腺肥大、精蟲數目少、攝護腺癌等，所以應常吃富含鋅的南瓜和南瓜子。**南瓜中的「甘露醇」有通便功效，可減少糞便毒素對人體的危害，預防結腸癌**。

其中吸附性極強的「果膠」，能黏合並清除體內的有害物質，如重金屬、食物中的農藥等。

「果膠」亦能延緩腸道對糖和脂質的吸收，不但能有效降低膽固醇，還有清除腸道膽汁酸、預防膽結石形成和直腸癌的作用。每100克鮮南瓜中有2.4毫克的「胡蘿蔔素」，是蔬菜瓜類中的佼佼者。

「胡蘿蔔素」轉化成的維生素A，具防癌、抗癌作用。**南瓜更含有能「分解亞硝胺的酵素」，可以減少消化系統癌症的發生率**。此外，成分中的「硒」可抗氧化，經常吃有輔佐治療之效。

適合

高血壓、糖尿病、攝護腺肥大、便秘、乾眼症、夜盲症、皮膚粗糙者。

小叮嚀

食用過多會導致腹脹。脾胃溫熱、常覺胸腹悶脹、毒瘡患者不宜多食；腳氣病、黃疸者不宜食用。南瓜為「發物」，容易誘發舊疾或加重已發疾病，所以有這類過敏症狀者，應謹慎評估是否食用。

06 黃豆芽

食材簡介

顧名思義，黃豆芽即是黃豆發出的嫩芽。在發芽過程中會釋放出較多營養素，且更利人體吸收。因顏色金燦燦的，有吉祥的好兆頭，又被稱為「如意菜」。

抗癌成分

除含有在發芽過程中生成的維生素C，還有豆子本身優質的植物性蛋白質和維生素B1、B2、鈣、鉀、磷和鐵等。

健康功效

黃豆芽對青少年生長發育、預防貧血有很大的好處，其中的「硝基磷酸酶」能減少癲癇發作。「黃豆」蛋白質含量雖高，但其存在著胰蛋白酶抑制劑，營養價值受限，而發芽過程中這類物質會被破壞，蛋白質利用率會提高10%左右。

另外，原本不能被人體吸收，又易引起腹脹的棉子糖等物質，也會全部消失，而更多微量元素也在過程中被釋放出來，「天門冬氨酯」急劇增加，能減少體內乳酸堆積，消除疲勞。**近年發現黃豆芽中含有「干擾素生劑」，能增加體內抗生素，提升抗癌腫能力。發芽長葉後所形成的葉綠素，也能分解體內的亞硝酸胺，預防直腸癌等多種消化道惡性腫瘤**。研究也發現，黃豆芽中的一種酶可阻礙致癌物「亞硝胺」的合成。

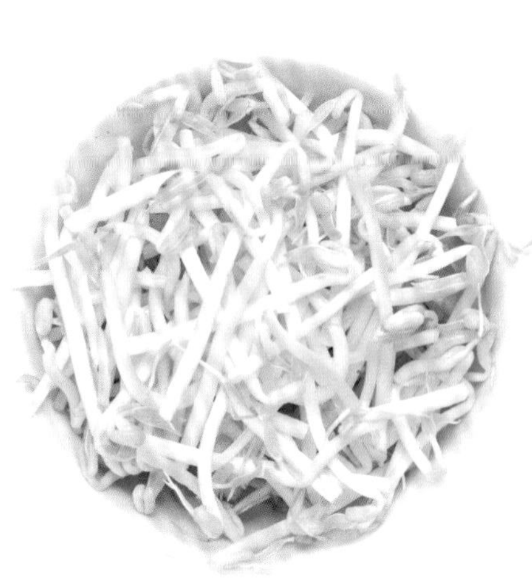

適合

骨骼疏鬆症、更年期障礙、高膽固醇、動脈硬化、心臟病。需防老、美膚者。

小叮嚀

黃豆芽含天然雌性荷爾蒙，婦科腫瘤者如乳癌、子宮頸癌、卵巢癌等忌食。脾胃虛寒、月經期間、腹瀉、痛風者也不宜多食。

07 番茄

食材簡介

番茄是很好取得的健康蔬菜之一，能生津止渴、清熱解毒，具藥用價值。每天吃一兩顆番茄，就可以補充一天所需的微量元素，番茄裡的茄紅素，還有抑制細菌的效果。

抗癌成分

含有植物性蛋白質、維生素A、B1、B2、C、P、胡蘿蔔素、微量元素鈣、鋅、鉀、鐵、碘、銅、錳、硼、鎂、檸檬酸、蘋果酸等。

而且維生素C是西瓜含量的2.5倍，紅番茄維生素A則是青番茄的3～4倍。

健康功效

番茄豐富的維生素C可以預防感冒，且其性質屬寒冷，**在罹患風熱感冒時吃一點，能提高免疫力，在食欲不振時也很容易下嚥，同時保護心臟血管、防治高血壓及眼底出血。**

此外，也可以保護肝臟、幫助消化，熱量低又富有豐富纖維質的番茄，可促進腸胃蠕動，減少便秘，還有護膚養顏、控制體重等功效。

研究發現番茄能有效保護女性乳房的健康，因**其中豐富的茄紅素，能抗氧化，減少或阻止乳腺癌、胰腺癌、子宮頸癌等癌變**，同時抵抗紫外線的傷害，讓人看起來更年輕。

小叮嚀

番茄不宜與牛奶一同進食（牛奶忌果酸），且胃腸虛寒者不宜多吃。色青未成熟的番茄也不要吃，裡面具毒性的番茄鹼，吃完可能會有頭暈、嘔吐、噁心等症狀。番茄經烹煮加熱後，能提高茄紅素含量，且更容易被人體吸收。番茄皮中含有大量的茄紅素，因此在食用的時候最好不要去皮。

08 大蒜

食材簡介

大蒜別名蒜頭、葷菜等，味辛、性溫。古代早已有記載：「大蒜健脾治腎。」古埃及將領在戰爭中，讓戰士吃大蒜以提高戰鬥力；在20世紀初，德國人已將大蒜用於治療高血壓病；第二次世界大戰期間，英國買了數千噸大蒜供戰士治療創傷。

現今已確認大蒜對人體有異乎尋常的健康價值，且是心血管病、中風、癌症和糖尿病（老年人死亡率前四名疾病）的剋星。

健康功效

大蒜能抗血小板聚集、降低血液黏度、降血脂、防治動脈粥樣硬化，同時也可以提高人體免疫功能、抗菌、抗腫瘤。**「大蒜提取液」能夠增強白血球吞噬細菌的能力，而且也有抗炎作用，實驗證實能使闌尾炎症減輕。**

研究顯示，有吃大蒜習慣的人，10萬人當中僅有3.45人患胃癌，患者死亡率也較低。吃大蒜者胃液中的致癌物「亞硝胺」濃度也會明顯低於其他人。

大蒜水浸液和大蒜提取物對「腫瘤細胞」有直接作用，主要可針對治療鼻咽部鱗狀細胞癌、淋巴細胞癌、賁門鱗狀細胞癌、胃腺癌、皮膚癌等。大蒜還可阻斷體內亞硝胺合成，及體內細菌或黴菌合成致癌物。

適合

高血壓、高膽固醇、動脈硬化感冒、需增加免疫力者

小叮嚀

體質陰虛火旺或有燥熱現象的人，如有胃腸潰瘍、腎炎、狐臭、便秘、眼睛發炎、易長青春痘的症狀，不可多食。大蒜素會抑制血液凝固，手術前後及月經期間，不宜攝取生蒜。生食大蒜後，可咀嚼茶葉或以濃茶漱口，沖淡異味。

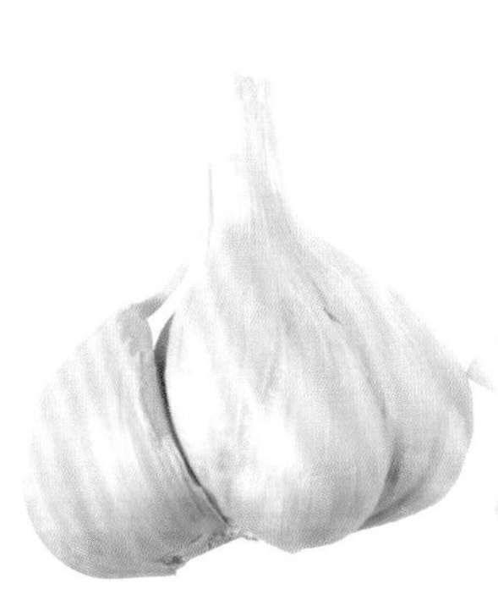

09

薑

食材簡介

薑科植物薑的根狀莖，其藥性辛溫，是非常熱門的抗癌食材。

抗癌成分

含蛋白質、醣類、維生素等物質，且有植物殺菌素，殺菌作用不亞於蔥和蒜。生薑的辛辣成分有多量薑辣素、少量薑辣烯酮、薑酮，乾薑則以薑辣烯酮為主。

健康功效

「薑辣素」可刺激舌頭和胃腸黏膜，促進消化道蠕動，使腸的吸收力增強，有健胃、止嘔的作用。還有助於讓心臟跳動加快、血管擴張、加快血液流動，**使全身產生溫熱感，同時促使大量流汗，帶出有害物質，具解毒的作用**。

薑有殺菌作用，其中樹脂可抑制膽固醇吸收。亦能抑制多種癌症，包括乳癌、大腸癌、直腸癌、肝癌、肺癌、攝護腺癌、胰臟癌、皮膚癌和黑色素瘤等。因其**能夠活化「促進凋亡」的基因，使癌細胞自行凋亡**。所含物質也能分解與癌症相關的基因和蛋白質，增加抗癌物質。**生薑還有抗氧化作用，有消化道惡性腫瘤患者，凡脾胃虛寒、腹痛及腹瀉等狀況，皆可服食生薑粥。**

適合

體質偏寒、胃寒、食欲不振、風寒感冒患者。

小叮嚀

若無風寒，不宜食入過多。因過多薑辣素在排泄過程中會刺激腎臟，出現口乾、咽痛、大便乾結、汗多，甚至口鼻出血等現象。陰虛內熱患者，放療後津傷血熱者，均不宜服用。

6種水果類

01 奇異果

抗癌成分

奇異果除有大量維生素C外，還有維生素P、β-胡蘿蔔素、葉黃素、果膠、粗纖維、胺基酸、葡萄糖和果糖，及多種有機酸、鈣、磷、鉀、鐵。

健康功效

研究指出，奇異果豐富的鈣質能提升睡眠品質，並穩定、放鬆神經系統。β-胡蘿蔔素與葉黃素、維生素C可提升抗氧化能力，減少DNA受損機率，預防癌症。更能有效提高脂蛋白密度，並且有效提高高密度脂蛋白，能降低心血管疾病發生，對老年保健也很有幫助。

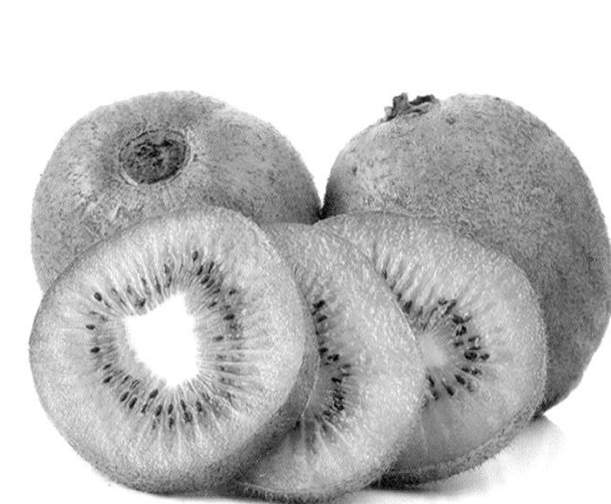

此外，**奇異果也同時有生津止渴和開胃之效，鼻咽癌、肺癌、乳癌患者在放射線治療後可以多吃。所含的維生素C被人體利用率高達94%，還能阻斷致癌物「亞硝酸胺」形成，達到防癌作用。**

其中的多糖複合物能促進「自然殺手細胞」對癌細胞的毒殺作用，加強巨噬細胞、T細胞等免疫細胞，防止癌細胞生成。藥理研究更指出，奇異果的成分「乙醇提取物」對子宮頸癌有抑制作用。

適合

便秘、失眠、骨質疏鬆症、高血壓、高脂血症、高膽固醇、糖尿病、躁鬱症、口乾舌燥、孕婦、更年期者。

小叮嚀

綠色果肉的奇異果甜度比黃肉的低，較推薦給癌友。奇異果含蛋白質抗原，容易造成過敏，有過敏體質及5歲以下小孩不宜食用。脾胃虛寒、腎功能異常者不建議多食。

02
火龍果

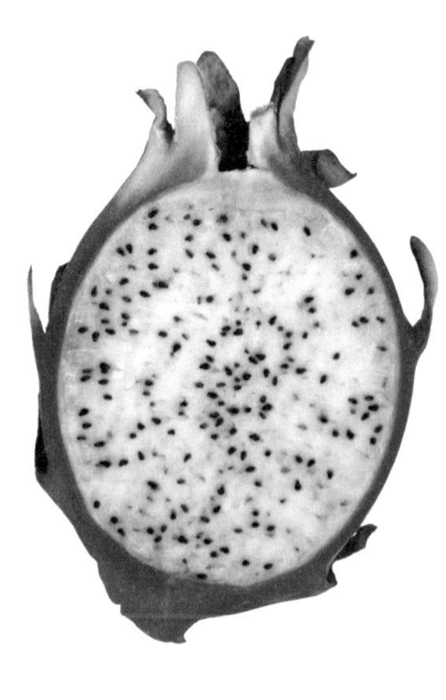

食材簡介

仙人掌科植物，又稱紅龍果。原產地為中美洲熱帶地區，在該地區的傳統祭典上，火龍果是必備的「神聖之果」，有很高的經濟價值。針對癌友會建議吃白肉的火龍果，因為甜度較低。

抗癌成分

含有一般植物少有的植物性白蛋白、花青素、水溶性甜菜素（betalains）、豐富的維生素B1、B2、B6、B12、C，及水溶性膳食纖維等。

健康功效

火龍果的種子富含不飽和脂肪酸、抗氧化物質，其中花青素含量比葡萄皮還要高，具非常優良的抗氧化作用，還能護眼、預防失智。**花青素進入腸道後會活化，能抑制癌細胞生長、促使癌細胞凋亡。**

另外火龍果高纖維的果肉，能促進腸胃蠕動，幫助排便、排毒，對預防、改善腸胃道癌症有很大的幫助。

火龍果果實和莖的汁液對抑制腫瘤生長、病毒感染及免疫反應等病症，亦有積極的作用。

其中的白蛋白具黏性、膠質性，對重金屬中毒也具解毒的功效。其熱量低、高纖維特性，更是減肥者理想的食物。

適合

高膽固醇、易口乾舌燥、便秘、消化不良、易長青春痘者。需減重、美顏者。

小叮嚀

火龍果性涼寒，經常腹瀉、脾胃虛寒者、婦女經期時，不宜多吃。

03 蘋果

食材簡介

號稱「水果之王」、「記憶果」，不管生食、熟食都美味健康，更被美國癌症學會選為30種抗癌蔬果中的冠軍。

抗癌成分

纖維及果膠含量豐富，含鉀量也高。紅色及紫紅色的蘋果果皮內含有山茶酚、槲皮素、植物性凝血素、β-胡蘿蔔素及茄紅素等物質。

健康功效

醫學研究指出，蘋果中的多酚、膳食纖維、果膠能防止膽固醇增加、減少膽結石發生的機率，並促進腸胃蠕動、淨化腸道，預防便秘和大腸癌。

蘋果內含的鞣酸、有機酸也具止瀉作用。多吃蘋果可以補充鈣、鎂等微量元素，減緩骨質疏鬆。

蘋果中豐富的植物性凝血素，能誘發干擾素，增強免疫力，對防癌、抗癌有幫助，**且充足的抗氧化物，能使細胞不易癌化，同時修復受傷或突變的細胞，抑制癌細胞形成。紅色及紫紅色的蘋果皮營養素，能切斷腫瘤細胞的養分供應途徑。**

適合

便秘、腹瀉、高血壓、高血脂、膽結石、貧血、腸胃炎者，需美膚、延緩老化者。

小叮嚀

多數抗癌物質都在蘋果皮裡，只要清潔得宜，連皮吃並慢慢咀嚼，健康功效最佳。

整顆蘋果連皮帶籽和果肉打成汁也能完整吸收營養，但要立即飲用以防氧化、變色。

紅蘋果比較甜，癌症、糖尿病、減重者不宜吃過量，或可以部分用青蘋果取代。

蘋果不宜與「磺胺藥類（抗菌藥物）」、「碳酸氫鈉藥物」相繼服食，前者會造成腎結石，後者會降低藥物效能。

04

水梨

食材簡介

有「百果之宗」美名。一般俗稱水梨、白梨、沙梨等，因其鮮嫩多汁、酸甜適口，所以又有「天然礦泉水」之稱。

抗癌成分

含蛋白質、脂肪、碳水化合物、硫胺素、核黃素、尼克酸、蘋果酸、檸檬酸、果糖、蔗糖、維生素B1、B2、C等有機成分，還有鈣、鎂、硒、鐵等無機成分及纖維素的木質素物質。

健康功效

《本草綱目》記載「梨潤肺清心、消痰降火，解瘡毒、酒毒。」梨具有鎮靜、降壓的作用，若冠心病、高血壓、肝炎、肝硬化患者出現頭暈目眩、心悸耳鳴的症狀，食梨會得到好的康復療效，也有保肝、助消化、增進食欲的作用。

水梨抗氧化功能佳，能防止癌細胞分化並促使癌細胞凋亡。此外，果膠及高水溶性纖維也可幫助消化、排便，讓致癌因子不易存留腸道，預防大腸直腸癌、腸憩室病變。

研究也顯示，吃梨有助吸菸者將多環芳香烴的代謝產物「1-羥基芘」排出體外，預防肺癌。同時能降低西醫治療後的毒物反應，手術後體質陰虛者，吃梨可益氣養血、滋陰補陽。

適合

喉嚨痛、支氣管炎、高血壓、心臟病、高血脂、肝炎、火氣大、需解酒者。

小叮嚀

體質虛寒、腹痛、腹瀉、婦女經期間應避免食用。

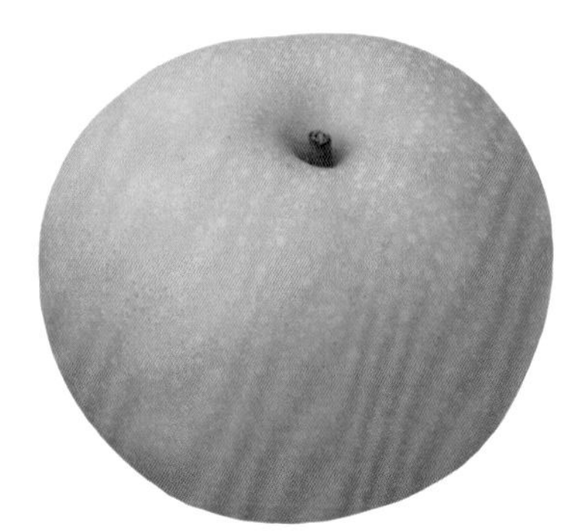

05 芭樂

抗癌成分

含蛋白質、脂肪、碳水化合物、粗纖維、膳食纖維、維生素A、B、C、菸鹼酸、微量元素鉀、鎂、鈣、鐵等及β-胡蘿蔔素、蘋果酸、檸檬酸等有機酸。另有槲皮素、芭樂柑、鞣酸、多酚等及8種人體必須胺基酸。

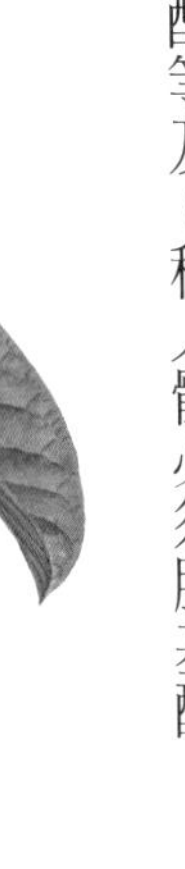

健康功效

芭樂內的槲皮素、芭樂柑等，具收斂解熱、消炎止瀉的功效。

丙胺酸、胱胺酸及維生素C能健脾胃、預防壞血症。**芭樂的維生素C含量是柑桔的8倍，比番茄、木瓜、香蕉等多出30～80倍，是天然美白聖品，同時有助牙齦健康，也能減少放療及化療期間的腹瀉。**

維生素C存在於皮下，在清潔上必須小心清洗，以免散失。芭樂低熱量、高纖維、水分高，易產生飽足感之特性，很適合糖尿病和減肥者，無籽芭樂更推薦給小孩、老人和腸胃系統較差的人。

同時，芭樂內的抗氧化物質，可避免身體受活性氧傷害，使癌細胞有機可乘。豐富的纖維素亦能調節腸蠕動，排除有害物質。微量元素也能幫助調整血鉀。

適合

牙齦出血、腹瀉、胃痛、感冒、風濕痛、糖尿病患者，需美膚、減重者。

小叮嚀

芭樂一次食用的分量以一個自己拳頭大小即可，不必多吃，籽太硬宜取除，以保護腸道。癌症患者若有便秘，要少量食用，或改吃奇異果。

06 梅子

食材簡介

別名梅實、桔梅肉。台灣非常適合種植，量多質精是台灣最具代表的健康食品之一。

抗癌成分

含豐富的檸檬酸、醋酸、兒茶酸等有機酸及微量元素鐵、鈣、鉀等，和胺基酸、各種維生素、胡蘿蔔素。還有苦杏素和梅華兩種健康物質。

健康功效

研究顯示，梅子中的兒茶酸可抑制腸道有害細菌繁殖，健全腸道環境，促進營養免疫。同時還可刺激唾液分泌澱粉酶，幫助澱粉分解，增進消化功能與腸胃蠕動，讓胃液正常分泌。

中醫臨床也發現，梅子配合其他健脾胃的中藥治療，**能促進胃液、胃酸分泌，幫助消化，具開胃消脹功效**。

還能治療久咳、久瀉、便血、尿血等狀況。苦杏素和梅華有助牙齒骨骼正常發育、促進新陳代謝、排便順暢，也能幫助養顏美容等。

梅子可除食物、水和血中的毒，亦能讓身體穩定，**使細胞不容易癌化，不但有抗菌及抗過敏作用，也能增強白血球或網狀內皮細胞的吞噬功能，提高免疫力**。

癌症患者在放射線治療後會出現口乾咽燥、心煩、尿黃等症狀，可飲用烏梅湯，能有效緩解。

小叮嚀

梅子的未成熟種子和果實有毒，要特別注意。即使成熟的果實，因為味道酸澀異常，所以都需要正確加工後再食用。梅子宜選擇如圖片所示的「青梅」，酸梅是含有添加物的醃漬物，較不建議。

10種十穀雜糧類

01 糙米

■抗癌成分

糙米營養元素豐富，如蛋白質、胺基酸、維生素、膳食纖維、無機鹽等，糙米種類也多達8種，更富含諸多健康機能性抗癌成分，如生育醇、生育三烯醇膳食纖維等。

值得一提的是，糙米中鈣的含量是白米的1.7倍，含鐵量則是2.7倍，菸鹼酸是3.2倍，維生素B1多了12倍，維生素E更是白米的10倍，纖維素也比其多出14倍。

■健康功效

糙米含有大量維生素E，能對抗自由基、防止老化；「穀維醇」則能有效緩解自律神經緊張；膳食纖維可平衡血糖、幫助排便。另外，也有降血脂、降膽固醇、預防心血管疾病的功效。

針對抗癌部分，諸多研究指出，糙米中的抗氧化機能成分具有不可思議的「藥用功效」，尤其是被稱為「T3」的「生育三烯醇」，抗癌活性最高，能良好抑制腸胃癌、肝癌、皮膚癌、子宮頸癌，及乳癌等多種癌細胞的增生。

糙米另外還具有分解農藥及放射性物質的功效，因此能有效防止體內吸收有害物質，進而達到防癌的作用。且糙米的這些抗癌化成分，都還能改善體質、調節生理機能及增進健康、預防疾病。

■適合

所有人都建議食用，尤其是癌症患者。

小叮嚀

糙米烹煮前要依據分量區分浸泡時間，最少要先泡4～8小時才能蒸煮。建議用沸騰過的開水煮糙米，洗米時注意輕且快，避免過度搓洗使營養流失。

02 燕麥

抗癌成分

含豐富維生素B群、E、葉酸、鈣、鋅、鐵等多種微量元素及亞麻油酸。同時整顆燕麥中有優質的燕麥蛋白質、水溶性纖維β-聚葡萄醣，以及8種必需胺基酸。

健康功效

可降低膽固醇、**血糖與三酸甘油酯**，有助改善血液循環，消除疲勞。同時有潤腸通便、預防腦血管疾病的功效。更是防止骨質疏鬆症、促進傷口癒合，和減輕貧血的利器。

03 蕎麥

抗癌成分

含必須胺基酸的離胺酸、可溶性纖維，微量元素鉀、鎂、鈣、鐵、硒，維生素B1、B2和E等。且有膽鹼素、泛酸、菸鹼酸等成分。

健康功效

蕎麥具有殺腸道病菌，**消積化滯**、**涼血**、**除濕解毒**、**治胃炎等功效**，其中的鎂能抑制癌症發展、硒則能加速體內過氧化物分解，抑製癌細胞的增生。大量的纖維還能減少結腸癌和直腸癌發病率。

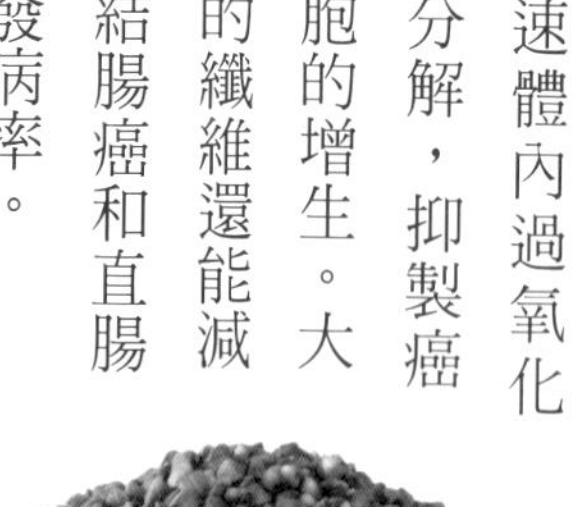

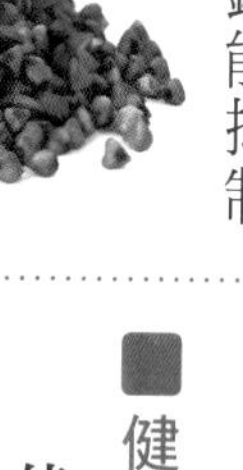

04 大麥

抗癌成分

含可溶性膳食纖維、B族維生素和木酚素，α、β兩種澱粉酶、轉化糖酶。還有微量元素銅、鐵、鎂等。

健康功效

能治胃病、**預防腳氣病**、**助消化和緩解便秘**。大麥中的木酚素能抑制腸道形成致癌毒素，預防腫瘤。空腹時不要喝大麥茶，還有產婦也不宜，否則可能導致回奶。

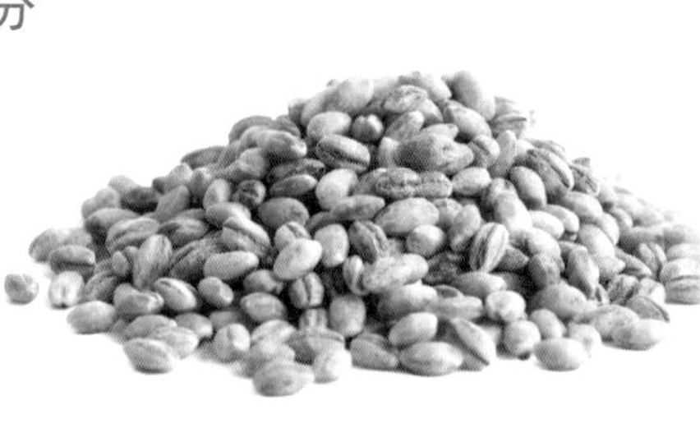

05 小麥

抗癌成分

含膳食纖維卵磷脂、精胺酸及多種酶類。還有維生素B、E、K，及微量元素鈣、鐵、鎂、等。

健康功效

小麥是抗憂鬱食物，可以緩解精神壓力和緊張情緒，**調控女性荷爾蒙的含量，預防乳腺癌**。更年期婦女應多吃未加工的小麥以緩解更年期綜合症，還能嫩膚、除皺、祛斑。其中不可溶性膳食纖維可預防便秘和癌症。

06 小米

抗癌成分

含碳水化合物、膳食纖維、維生素B1、B12、E、色胺酸、胺基酸，及微量元素鉀、鋅、鐵、磷等。

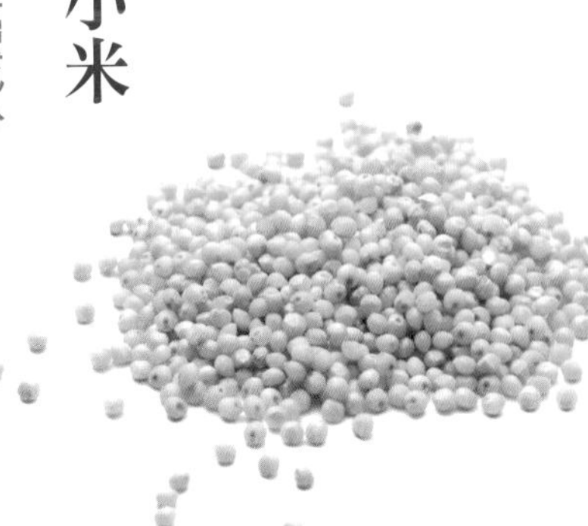

健康功效

能防止消化不良及口角生瘡，調節睡眠、預防女性陰道發炎，**同時增強免疫力、清除體內過量自由基**、補血、健腦、對預防高血壓也有幫助。

07 薏仁

抗癌成分

有相當多的膳食纖維、蛋白質與油酸、亞麻油酸、維生素B1、B2，及鈣、鐵、磷等微量元素，還含有多種植化素。

健康功效

能降血脂血糖、讓皮膚光滑、消除色素斑點。另外**還可促進血液和水分的新陳代謝，有利尿、消腫、抗過敏作用。植化素具增強免疫力、抗過敏、殺死癌細胞等功能。**但薏仁易使身體虛冷，懷孕及月經期間應避免食用。

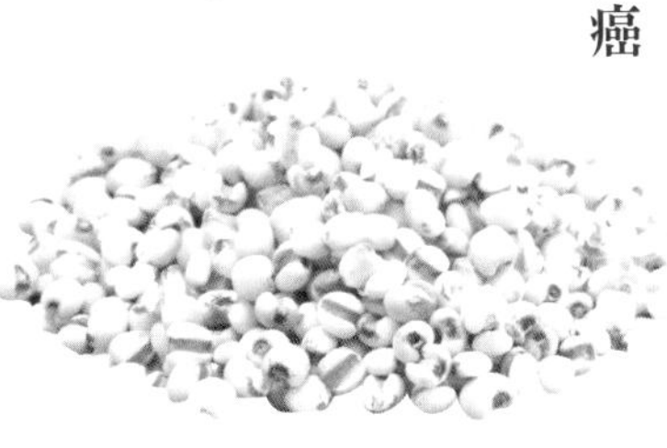

08 黑糯米

抗癌成分

又稱紫米。其中錳、鋅、銅等無機鹽比大米多出1～3倍，更含有大米所缺乏的維生素C、葉綠素、花青素、胡蘿蔔素等營養成分。

健康功效

具清除過量自由基、改善缺鐵性貧血、調節免疫、防止血管破裂和止血的作用，也能抗菌、**降血壓**、**抑制癌細胞的生長**、**滋陰補腎**、**補肝明目**等。

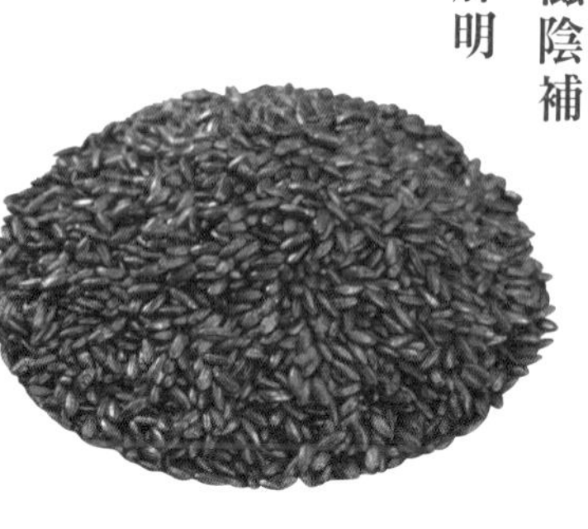

09 紅薏仁

抗癌成分

紅薏仁是指沒有去麩皮的薏仁，成分和薏仁類似，但營養價值更高。其中的麩糠含較多維生素B群和膳食纖維。

健康功效

具**調整免疫**、**抗過敏的功效**，**可降低膽固醇與三酸甘油酯**，**有助穩定血糖**、**刺激腸胃蠕動**、**促進脂肪代謝**。懷孕及經期間應避免食用。此外，其所含的醣類黏性較高，吃太多會妨礙消化。

10 芡實

抗癌成分

芡實除了含豐富的碳水化合物之外，還有粗纖維、鈣、磷、鐵、硫胺素、核黃素、菸鹼酸、維生素及少量胡蘿蔔素等。

健康功效

可加強小腸吸收功能，有利尿作用，還能**增加血清中胡蘿蔔素濃度，使肺癌、胃癌的發病率下降**。

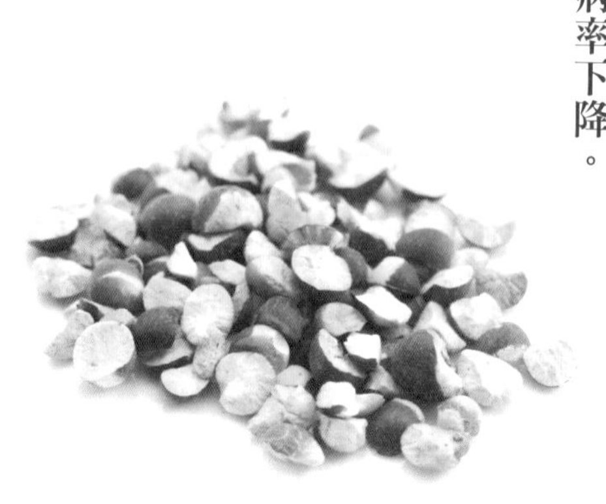

5種菌菇類

01 白木耳

食材簡介

白木耳又叫銀耳、雪耳，因外形酷似人的耳朵而命名，是一種生長在枯木上的膠質真菌，其效用和燕窩差不多，但相對平價，故有「窮人的燕窩」之稱。

抗癌成分

含微量元素鈣、磷、鐵、硒。另外還含有多種維生素和銀耳多糖體、菸鹼酸、白木耳麥角甾醇等成分，同時富含植物性膠質蛋白質。

健康功效

白木耳能養陰潤肺、改善久咳喉癢、月經失調、大便出血、飲食不振等。白木耳的多醣體，可以提高免疫力，還能**促進蛋白質與核酸的合成與代謝，對抗放化療對人體造血機的破壞，舒緩治療期不適**，因此也常被用來配合癌症的相關療程。

其中豐富的微量元素硒和多糖類化合物，有很好的抗癌效果，多糖類化合物能阻止致癌物在體內的硝化反應，對鼻咽癌和肺癌、白血病等癌症都有預防和改善之功效。

適合

肺炎、肺癌、支氣管炎、咳嗽、喉嚨痛、關節炎、經放射線治療者、需美膚、延緩老化者。

小叮嚀

外感風寒、胃腸脹滿者不宜多食。發黴或不新鮮的白木耳會產生高溫也無法去除的「酵米麵黃桿菌」，嚴重會導致死亡，因此選購時要特別留意。

02 黑木耳

食材簡介

別名木菌、木耳等，是食用菌的一種，營養豐富，滋味鮮美，因此有「素中之葷」的稱號。

抗癌成分

具豐富蛋白質、鈣、磷、鐵，還有充足的胡蘿蔔素、維生素B1、B2和菸鹼酸。另外，也含有麥角甾醇、維生素D2。其中多糖體主要有甘露聚糖、木糖、葡萄醛酸等成分。

健康功效

黑木耳味甘、性平，有滋養益胃、活血止血、養陰潤燥等功用。同時，其中的膠質具有強吸附力，能幫助吸附雜質和清滌胃腸，且能促進排便，改善痔瘡、血便等症狀。

經常食用木耳，還可以降低血液黏稠度、防止動脈硬化、心臟病和腦梗塞等，也能改善子宮出血及經血異常等婦科疾病，加上富含蛋白質與鈣、磷、鐵等維生素，有助造血、改善貧血。**黑木耳所含的多糖體，是一種酸性異葡萄糖，對於防癌、抗癌有一定的效果**，癌症患者在食用這些糖類物質後，體內的球蛋白會顯著增加，對癌細胞產生抗體，並抑制其發育。

黑木耳還能協助對抗放射線，避免化療所引起的白血球下降，同時促進血清蛋白合成。

適合

放化療後、患心血管疾病、婦科疾病、貧血、腸胃道虛弱、便秘者。

小叮嚀

經常排稀便、易腹瀉者不宜吃。此外，黑木耳的抗凝血功能會使得血液凝固變慢，所以要避免手術及拔牙前後大量食用。

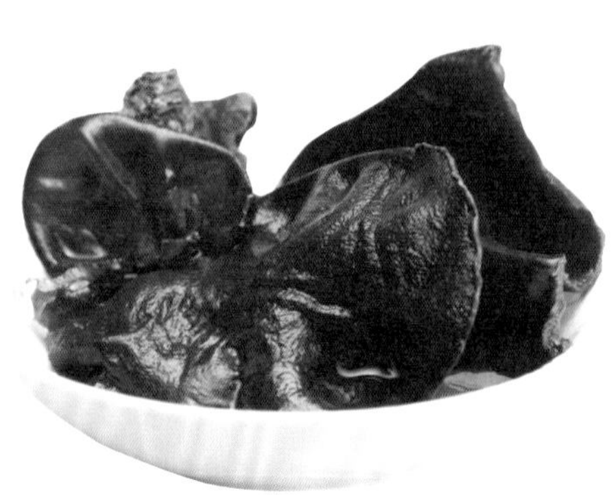

03 蘑菇

食材簡介

又稱洋菇或口蘑，是目前世界上栽培最普遍的菇類之一。同時營養價值高、熱量低，蛋白質含量更是一般蔬果的3～6倍，對素食者來說，是蛋白質、胺基酸的主要來源，被許多營養學家稱為「蔬菜牛排」。

抗癌成分

內含有豐富的纖維素、蛋白質、必需胺基酸，以及豐富的維生素B、B2、C、D，菸鹼酸、葉酸和微量元素鈣、磷、鉀、鍺等。尤其是甘露醇含量特別高，更有β-葡聚糖等多醣體。

多醣體中的β-葡聚糖能輔助治療胃癌、大腸癌、肺癌等，也能增進T細胞及巨噬細胞的活性，增加消滅腫瘤能力。其中的「葉酸」有助降低罹患心血管疾病、癌症風險，對老年人和準備懷孕的女性皆是很重要的營養素。

健康功效

蘑菇熱量低、性溫和，能夠活化肝、腎機能，且具消暑、健胃與平肝的功效，並有助降膽固醇、降血壓，同時對慢性肝炎也有療效。

其中維生素C比一般水果要高許多，可促進人體新陳代謝。所含的「干擾素誘導劑」可提升免疫力，降低癌症發生率。

適合

減重、便秘、乳癌、延緩老化、糖尿病、高血壓、高膽固醇。

小叮嚀

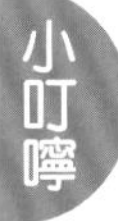

虛寒體質、消化不良、腎功能異常者不宜多食。

04 金針菇

食材簡介

金針菇因其筆直、金黃、柔嫩的細柄有如「金針」，而被命名。不僅味道鮮美、營養豐富，甚至被認為吃了就會變聰明，所以有「益智菇」、「增智菇」等美名。

抗癌成分

金針菇豐富的蛋白質當中，含有8種人體必需胺基酸，且有不飽和脂肪酸、粗纖維、維生素B2、微量元素鈣、鎂、鋅、鉀、銅等成分。此外，還含有胡蘿蔔素、植物血凝素、多糖、牛磺酸、離胺酸、香菇嘌呤、麥冬甾醇等諸多抗氧化物質。

健康功效

金針菇含許多人體必需胺基酸中的「離胺酸」，可降低膽固醇、防治高血壓、胃腸道潰瘍、肝病、高血脂等，還能強化內臟、調整機體、促進食欲。此外，也有促進新陳代謝、增進營養吸收與利用的作用。**金針菇所含的多醣體，能提高人體免疫力、抗菌消炎、防禦腫瘤**。

研究更發現，金針菇菌柄中有一種蛋白，能有效抑制鼻炎、哮喘、濕疹等過敏性病症，不只增加抗病力，更能強化抗癌力。

此外，獨特的「多醣體」與菌絲所萃取提煉出的「樸菇素」，能有效抑制惡性腫瘤成長，常用於各種早、中期癌症的輔助治療。尤其對肝癌、肺癌有顯著作用。

適合

便秘、乳癌、糖尿病、高血壓、高膽固醇。

小叮嚀

虛寒體質、消化不良、腎功能異常者，不宜多食。

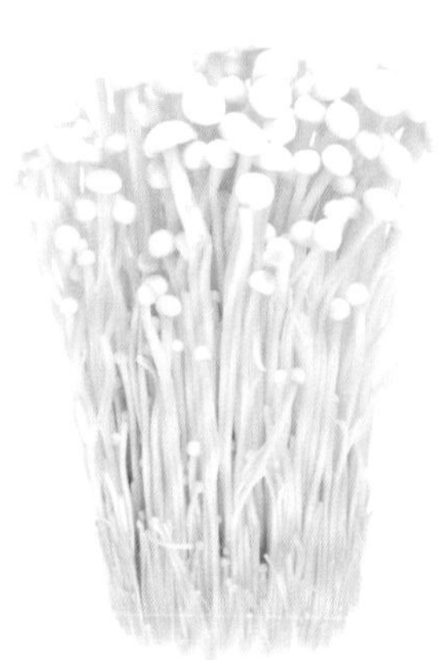

05 香菇

食材簡介

香菇因其味美、香氣高、營養足而命名之，另有冬菇、花菇、香蕈等別名。也因具藥用效果，有「菇中之秀、菌中之王」的美稱，和蘑菇同為世界上最常被食用和栽種的兩大菇類。

抗癌成分

香菇富含維生素B群、D，和微量元素鐵、鉀、磷、鋅等，且含有18種胺基酸、多量的穀胺酸、香菇多醣、干擾素、β-葡萄醣苷酶、纖維素等諸多抗氧化成分。

曬乾的香菇在泡水後，會釋放出多種胺基酸、乙醯胺、膽鹼、腺嘌呤、維生素D等有益成分。營養學家認為，香菇的營養價值是牛肉的4倍，和白木耳共稱為「防老長壽的兩大妙藥」。

健康功效

香菇可強化骨骼，也能改善糖尿病、神經痛、更年期貧血、胃腸潰瘍、過敏等。亦有消除疲勞、抗老之功效，還能保持DNA和RNA活性，防止突變成癌細胞。**香菇的多醣能強化自然殺手細胞，活化T淋巴細胞和吞噬細胞，同時使腫瘤壞死，促進抗體產生。**

香菇的β-葡萄醣苷酶也能修復損傷細胞，達到抑制癌症的目的。乾香菇的維生素D2，能減緩癌症惡化，大量纖維素可促使腸道廢物排出，干擾素則能控制EB病毒、單純性皰疹病毒和巨細胞病毒。**多吃香菇也可抵抗放化療和標靶治療期間的副作用。**

適合

骨質疏鬆症、高膽固醇、糖尿病、心臟病、肥胖症、更年期障礙者。

小叮嚀

香菇含有高嘌呤，尿酸高、痛風患者不宜多食。挑選時要選擇菇傘肥厚、內側較白、菇緣往裡捲、菇柄短粗肥者。香菇生長不需施灑農藥，所以新鮮香菇擦拭乾淨即可，乾香菇不要泡水過久，以免養分及香味流失。

8種豆類

01 豆腐

食材簡介

豆腐是由黃豆製成，平價又滋補，故有「植物肉」的稱號。常見的種類如凍豆腐、豆腐皮、豆包等。但素雞、素火腿、素鴨等精緻加工製品，因已經和單純黃豆製品相距甚遠，所以不在推薦範圍內。

抗癌成分

主要含有優質蛋白、8種必需胺基酸、微量元素鐵、鎂、硒等，還有β-胡蘿蔔素、維生素B1、B2、泛酸等。同時富含重要的抗氧化物質「大豆異黃酮」及大豆卵磷脂。

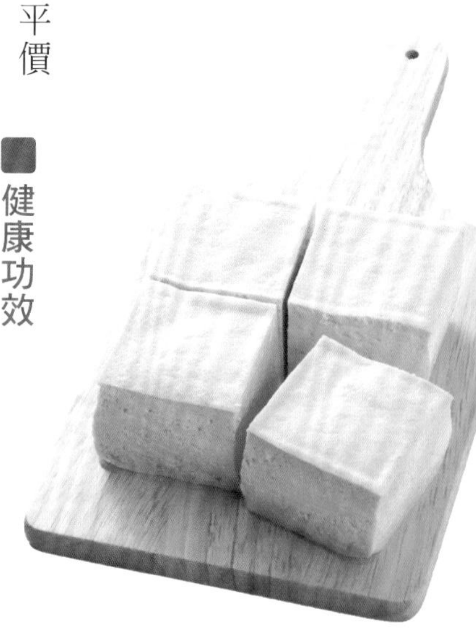

健康功效

豆腐豐富且易吸收的鐵，對缺鐵性貧血有治癒作用，成分中的「抑胰酶」對糖尿病也有幫助。「卵磷脂」和可溶性纖維有助減少體內膽固醇，適合高脂血症、動脈硬化患者，微量元素還可以促進荷爾蒙分泌和新陳代謝。

老年人常食豆腐能防骨質疏鬆症、保持體力、避免循環功能衰退。大豆中的纖維素能刺激腸蠕動，縮短潛在致癌物在腸內滯留的時間，降低癌細胞形成。**最重要的是豆腐中的蛋白質可提高免疫力，微量元素硒則能抗氧化，抑制致癌物、自由基形成。**β-蘿蔔素在人體內可轉化為維生素A，有調節免疫和抗癌效果。

適合

骨骼疏鬆症、更年期障礙、高膽固醇、動脈硬化、心臟病患者。

小叮嚀

痛風患者應慎食豆腐，因豆腐性偏寒涼，脾胃虛寒、月經期間、腹瀉者不宜多食。黃豆亦含女性荷爾蒙，有婦科腫瘤者如乳癌、子宮頸癌、卵巢癌、子宮癌等忌食。

02 紅豆

抗癌成分

蛋白質、醣類、維生素B群、鐵、磷、鋅、鉀及離胺酸等多種胺基酸。

健康功效

具清熱解毒、健脾益胃、利尿消腫功效，**可治療小便不利**、**脾虛水腫**、**腳氣症等**。同時有助降血脂、降血壓、改善心臟活動功能，能行氣補血，讓冬天手腳不寒冷。

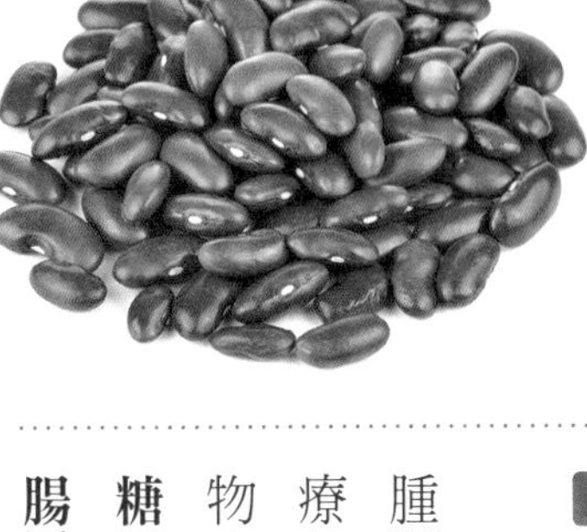

03 綠豆

抗癌成分

蛋白質、維生素B1、B2，及微量元素鈣、磷、鐵、鉀、鎂、鋅等。

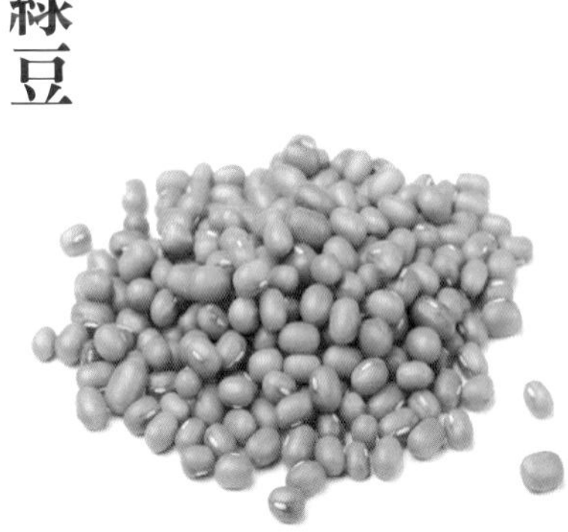

健康功效

能降血壓，同時對疲勞、腫脹、小便不順、視力減退有療效，並有緩解發炎症狀、食物中毒的作用。且**適合腎炎**、**糖尿病**、**高血壓**、**動脈硬化**、**腸胃炎**、**咽喉炎的患者**。

04 黑豆

抗癌成分

蛋白質、維生素A、E，及微量元素鉀、鈣、鎂等。

健康功效

有助調節免疫力，**讓白髮變黑**、防脫髮，並增進骨骼、皮膚和牙齒健康，還有**提高新陳代謝**、活血美顏、去水腫、祛斑等作用。

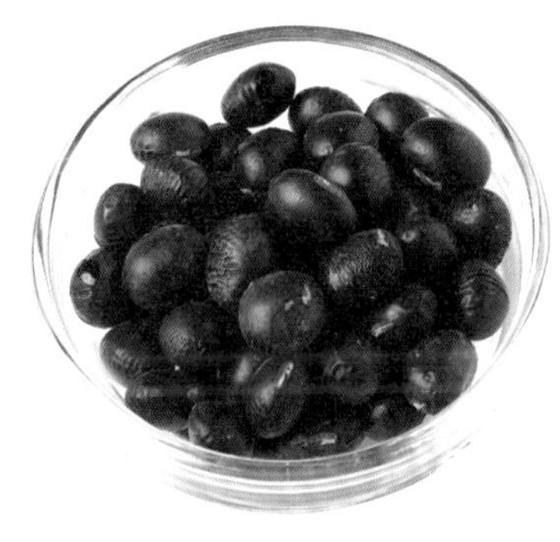

05 花豆

抗癌成分

蛋白質、維生素B群，及微量元素磷、鐵、鈣、澱粉等。內含蛋白質的比例高達18%，並富含17種胺基酸。

健康功效

具健脾壯腎、增強食欲、抗風濕的作用，**對高血壓、冠心病、糖尿病、動脈硬化有幫助**。烹調時還能分解食材中肉類脂肪，是神奇的煲湯絕品。

06 米豆

抗癌成分

又稱眉豆、白豆。含蛋白質、醣類，及微量元素鈣、磷、鐵等，還有食物纖維、維生素A原、B1、B2、C和葉酸、菸鹼酸、酪胺酸酶等。

健康功效

止腹瀉、消水腫、去白帶、抗病毒、解毒排毒，同時對糖尿病有緩解作用。**能調節免疫力、促進食欲**。

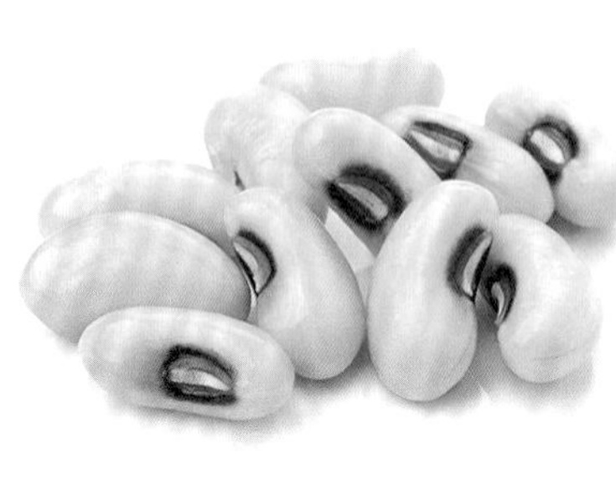

07 豌豆

抗癌成分

蛋白質、維生素A原、B1、B2、C、止杈酸、胡蘿蔔素、葉綠素、菸鹼酸，及微量元素鈣、鐵、鎂。

健康功效

維生素A具潤澤皮膚作用。優質蛋白質能提高抗病力和康復能力。**胡蘿蔔素可防止致癌物質合成，減少癌細胞形成，降低罹癌率**。粗纖維可促進排便，防止便秘和大腸癌。

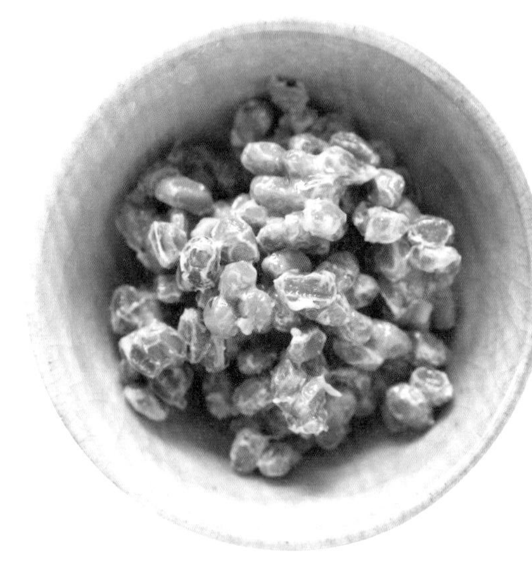

08 納豆

食材簡介

納豆是枯草桿菌加至熱的黃豆中，並在攝氏35～38度下繁殖製造出來的。香味獨特、能拉出細絲，這些都是因菌種作用而引起的。納豆是日本人最喜愛的發酵食物之一，且至今也被認可有促進消化等諸多功效。

抗癌成分

含異黃酮、不飽和脂肪酸、卵磷脂、葉酸、食用纖維，及微量元素鈣、鐵、鉀和多種胺基酸、二砒啶酸等。對人體有益的活性因子包括大豆卵磷脂、皂苷、納豆激酶、納豆菌維生素B、E、K2等。

健康功效

常吃納豆可增強免疫力、調節血脂和血糖、降低罹患心血管疾病和糖尿病風險。納豆菌可以調節腸道菌群平衡、抑制大腸桿菌等有害菌，解決便秘、腸炎、腹瀉問題。**納豆激酶具溶解血栓功能，可以延緩阿茲海默症等腦部退化疾病**。

常吃納豆對維持骨密度也有幫助，如能減少骨鈣流失，降低老年人發生骨類疾病的風險。尤其異黃酮可以增加體內「成骨細胞」的數量和「血清骨鈣素」的濃度，**預防並改善女性絕經後骨質疏鬆症的問題。其也有非常良好的抗氧化能力，能顯著增強過氧化氫酶活性，提升營養免疫力、防止並對抗癌症**。

適合

糖尿病、心血管疾病、腸胃道疾病、腦部退化、骨質疏鬆者、絕經後婦女。

小叮嚀

服用抗凝血劑患者不要食用，其中的維生素K會影響藥效。痛風患者也勿食，因納豆有普林，吃了會影響尿酸值。甲狀腺患者也不宜吃，避免甲狀腺荷爾蒙分泌異常。

15種堅果類

01 杏仁

抗癌成分

分為甜杏仁和苦杏仁，苦的稱為「北杏」，甜的稱為「南杏」。苦杏仁含苦杏仁甙，而甜杏仁多用於蛋糕、餅乾和菜餚中，相當美味。皆富含葉酸和維生素E、鎂、鉀、鈣、鋅及蛋白質。

健康功效

苦杏仁甙可**幫助抗癌、避免心臟病發及其他身體衰老問題**。因此杏仁又稱抗癌之果。

02 腰果

抗癌成分

因呈腎形而得名。含油酸、亞麻油酸、不飽和脂肪酸、蛋白質、澱粉、糖、鐵、鈣、鎂、鉀和維生素A、B1、B2、B6。

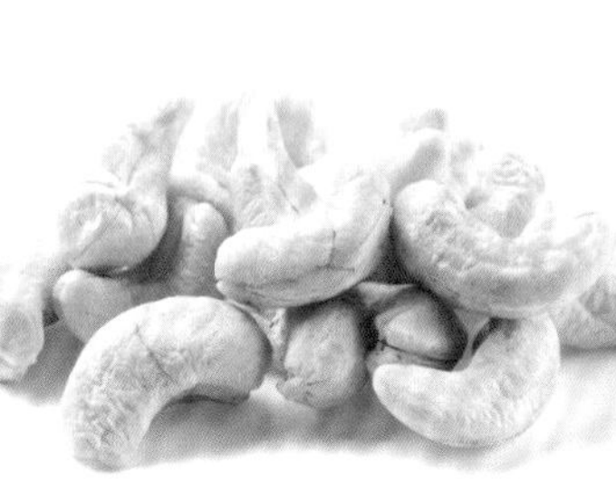

健康功效

具預防動脈硬化和心臟疾病的效果，**亞麻油酸可有效預防腦中風、不飽和脂肪酸能防止心肌梗塞**。豐富的維生素B1可以補充體力和消除疲勞。

03 榛果

抗癌成分

又稱山板栗、尖栗、棰子等，有「堅果之王」之稱。含豐富維生素A、B1、B2、E、葉酸及抗癌物質紫杉酚。

健康功效

其中**維生素E是強效抗氧化成分。每天吃約14克榛果，有助降低心血管疾病風險**。

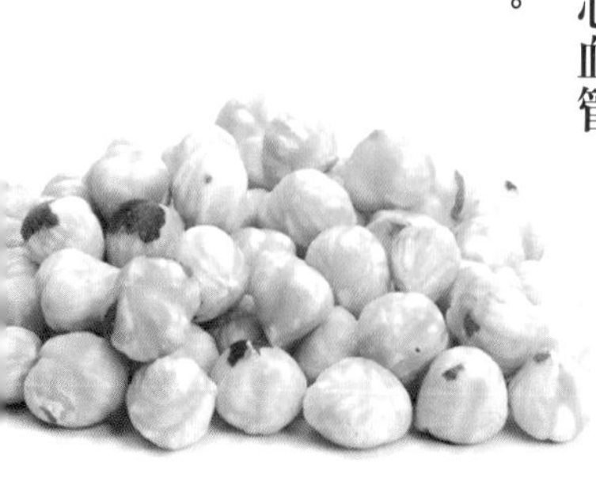

04 核桃

抗癌成分

含維生素E、不飽和與單元非飽和脂肪酸、Omega-3脂肪酸、亞麻酸以及植物甾醇。

健康功效

其抗氧化成分在堅果中是最高的，能降低心血管疾病風險、對抗糖尿病及癌症。磷脂有保健腦神經作用，不飽和脂肪酸能防治動脈硬化。

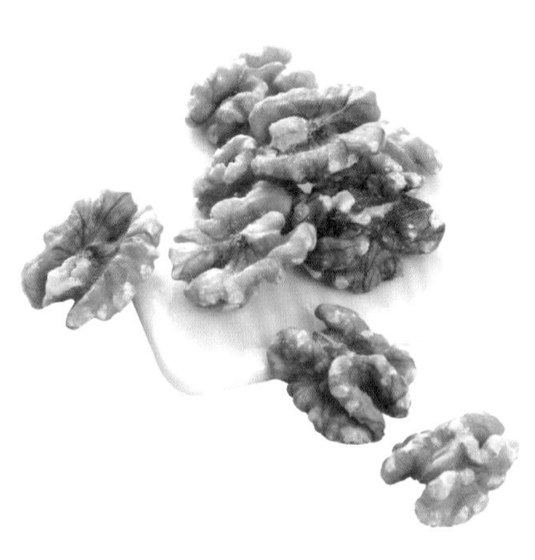

05 栗子

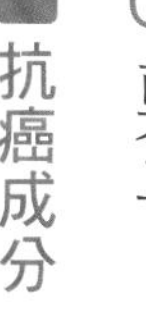

抗癌成分

又稱板栗，有「乾果之王」之美譽。生的栗子含豐富的維生素C，比番茄和蘋果都還要多。

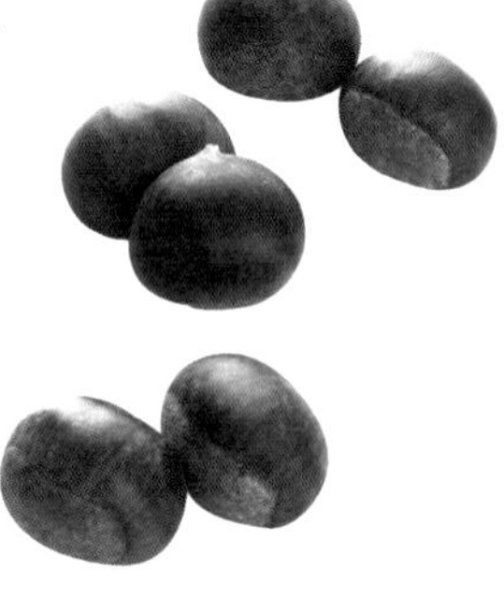

健康功效

有效**預防高血壓**、**冠心病**、**動脈硬化等心血管疾病**。更能維持牙齒、骨骼、血管肌肉的正常功能，並有助延緩人體衰老，是老年人理想保健品。但脾胃虛寒者，不宜生吃栗子，炒熟食用較佳，也可用大米煮粥食用。

06 白果

抗癌成分

又名銀杏，是營養豐富的高級滋補品，含粗蛋白、核蛋白、微量元素、粗纖維及多種維生素成分，還有植化素物質黃酮甙、苦內脂。

健康功效

白果可滋陰養顏、**抗衰老**，**對腦血栓**、**老年性癡呆**、**高血壓等疾病具預防和治療效果**。同時其中的銀杏酸具有抑制痘痘生長及消炎作用。

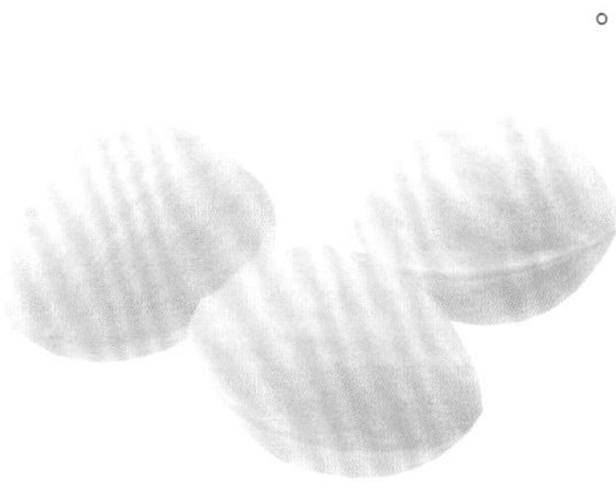

07 開心果

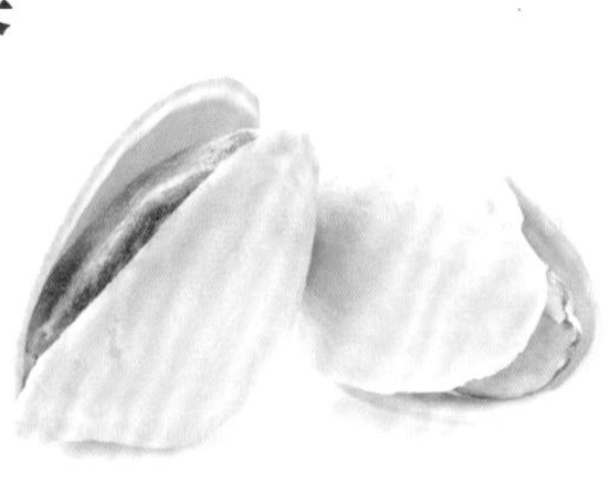

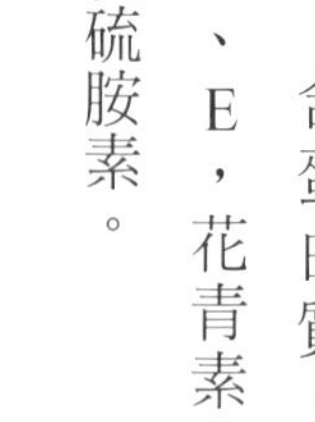

抗癌成分

含蛋白質、維生素B1、B6、E，花青素、葉黃素、鉀及硫胺素。

健康功效

吃開心果能幫助控制血壓。同時每日攝取，**有助減少罹患肺癌和其他癌症的風險**。對心臟病、肝炎及胃炎等疾病均有療效。

08 夏威夷果

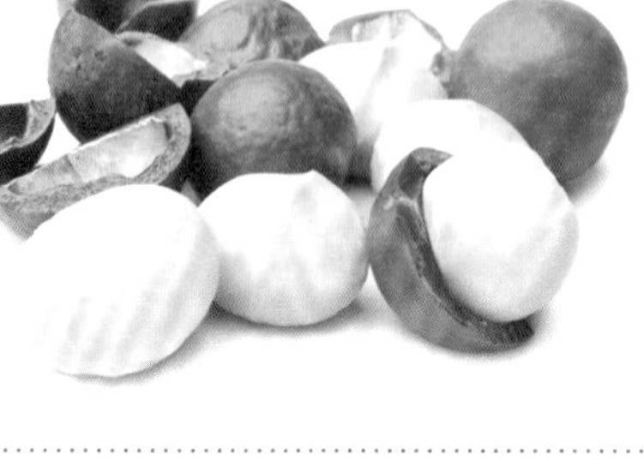

抗癌成分

富含不飽和脂肪酸，豐富的鈣、磷、鐵，維生素B1、B2和人體必需的8種胺基酸。

健康功效

經常食用夏威夷果，有助降膽固醇、降血壓，預防心臟病，**減少乳腺癌和胃腸系統癌症的發病率**，對糖尿病患者也有很大的益處。

09 扁桃仁

抗癌成分

又稱「巴旦木」，是扁桃的內核。含蛋白質、膳食纖維、維生素E、胡蘿蔔素等抗癌物質。

健康功效

具助肺、解飢、散寒、止瀉之性能，通常用於止咳去痰，**是治氣管炎、哮喘、胃腸炎和酸鹼中毒的良品**，且可保護心臟和腸道健康。

10 巴西堅果

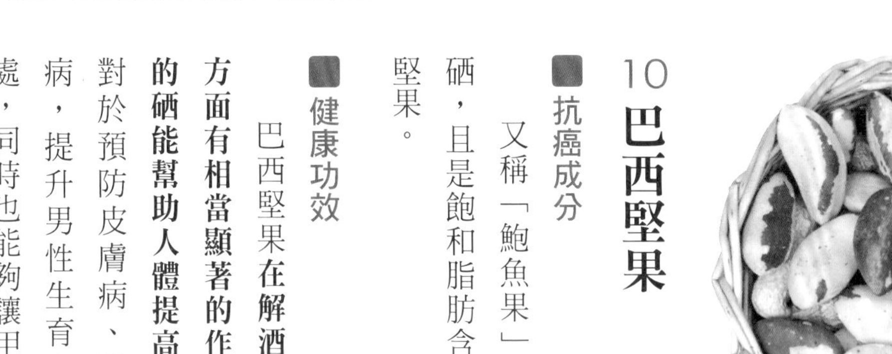

抗癌成分

又稱「鮑魚果」，含有機硒，且是飽和脂肪含量最高的堅果。

健康功效

巴西堅果**在解酒、護肝等方面有相當顯著的作用。其中的硒能幫助人體提高免疫力，**對於預防皮膚病、呼吸道疾病，提升男性生育力都有好處，同時也能夠讓甲狀腺更加健康。

11 花生

抗癌成分

花生被人們譽為「植物肉」、「長生果」，含油量高達50％，還具抗氧化成分、維生素E。其中蛋白質含量比絕大多數堅果都多。

健康功效

花生的抗氧化成分可保護細胞健康，**有助預防心臟病和癌症，同時能維持血糖、預防第2型糖尿病**。花生的維生素E含量在堅果中特別高，對皮膚健康很有好處。

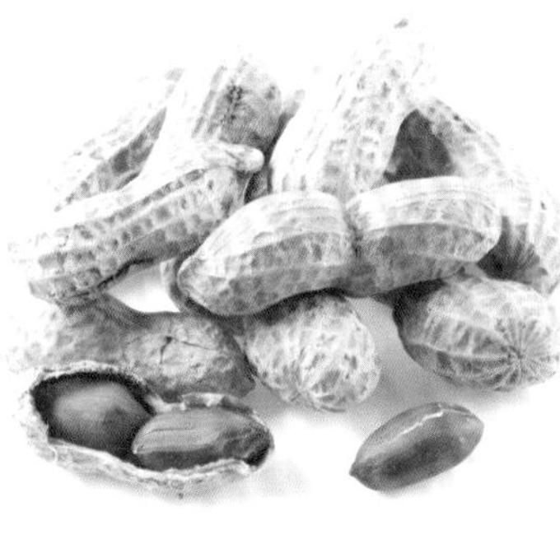

12 葵花籽

抗癌成分

是向日葵的果實，可供食用或製油。其中蛋白質的質與量媲美肉類。脂肪比例達50％，且主要為不飽和脂肪，不含膽固醇。亞油酸含量可達70％，是維生素E最多的食品之一。

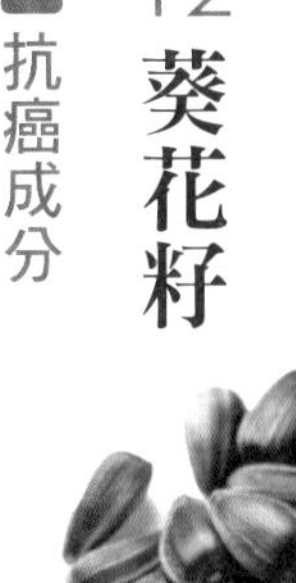

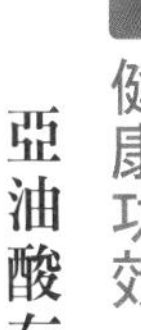

健康功效

亞油酸有助降低膽固醇，保護心血管健康。維生素E屬抗氧化劑，能對抗自由基，除皺防老，對安定情緒、防細胞衰老都有好處。

13 南瓜籽

抗癌成分

南瓜成熟的種子，含豐富的脂肪（亞麻仁油酸、油酸等）、蛋白質、胡蘿蔔素、維生素B1、B2、C、泛酸，及南瓜子氨酸等成分。

健康功效

每天吃50克南瓜籽，可防止攝護腺疾病和攝護腺癌。還能緩解靜止性心絞痛，並有降血壓作用。但有輕微毒性，會影響肝臟功能，所以慢性肝炎、脂肪肝的患者不宜食用。

14 松子

抗癌成分

被視為「長壽果」，也有「堅果中的鮮品」之名。所含的脂肪主要是單元不飽和脂肪酸。同時也是很好的蛋白質和食物纖維來源，且維生素K、E含量都很豐富，鎂、鉀含量也不少。

健康功效

有利抗老防衰、增強記憶力、防止心血管疾病，且具通便效果。還可促進人體分泌「縮膽囊素」，抑止食欲，達減肥目的。早餐前吃一把松子，可使一天飯量降低37%。

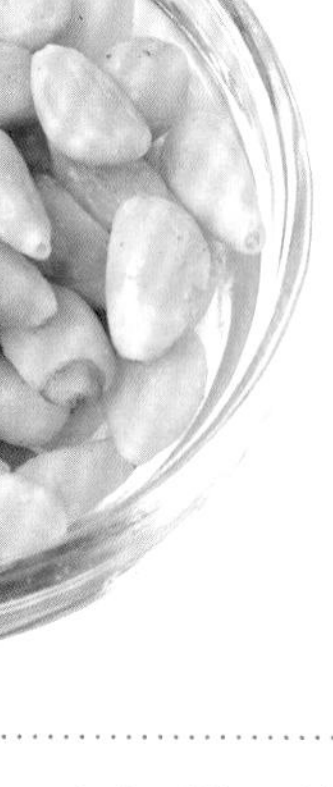

15 西瓜子

抗癌成分

為特殊品種的西瓜種子，一般就直接稱「瓜子」。含豐富蛋白質、維生素B群、E，及鉀、鐵、硒、戊聚糖、粗纖維、皂甙樣等。

健康功效

具利肺、潤腸、健胃、止血等功效。其中的**不飽和脂肪酸有降血壓、預防動脈硬化功效**。皂甙樣成分能緩解急性膀胱炎，而其中的油脂則有助保胃及通便。

11種抗癌藥用植物

01 魚腥草

食材簡介

由於葉子會散發出魚腥味而得名，有「藥草之王」的美名。**雖聞起來有腥味，水煮後卻口感鮮美，能幫助開胃理氣。**若想去除其味，可以洗淨後用少許食鹽醃漬30～40分鐘，再反覆泡洗去鹹，瀝乾水分即可。

抗癌成分

新鮮魚腥草營養價值高，含微量元素鉀、鈣、鎂、鐵等，及維生素A、C，並含膽鹼、乙醯膽鹼、草酸、蘋果酸、延胡索酸、多種胺基酸酮類的芸香甙、槲皮甙及油酸、亞油酸等。

健康功效

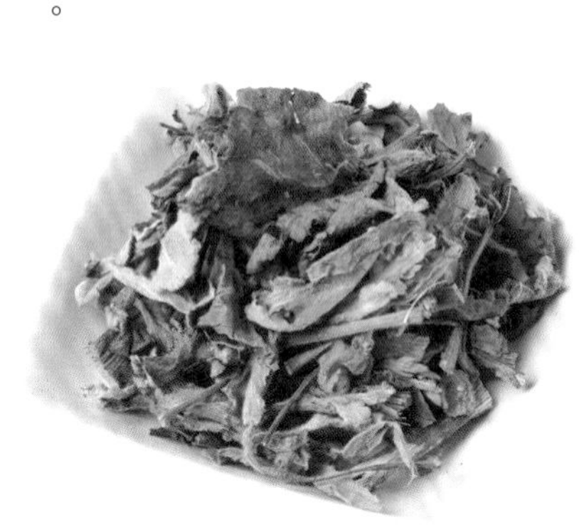

能促進血液循環，改善水腫、鬆弛的肌膚，同時也有很強的利尿作用，**能增加腎的血流量及尿液分泌，對尿道炎具療效**。針對濕疹、香港腳等皮膚病也有效果，還有鎮痛、止血、抗菌、抗氧化、降血壓諸多好處，也常用於支氣管、肺部、鼻部及癌症的治療。

研究顯示，**魚腥草的槲皮甙能抑制結腸癌、白血病等腫瘤細胞。其活性成分能增強巨噬細胞吞噬功能，對肺癌、肛門癌、癌性胸腹水症狀等有良好療效，尤其能預防肺癌感染**。對食管癌、胃癌、甲狀腺癌、乳腺癌、腦部腫瘤等各類惡性腫瘤也有幫助。

適合

呼吸道疾病、婦科疾病、過敏性皮膚病者。

小叮嚀

虛寒體質不宜服用，容易出現胃口不佳，大便稀等問題。此外，魚腥草的來源很重要，不要在城市人口密集區、工廠及受汙染河流附近採摘，受汙染的魚腥草反而對身體有害。

02 明日葉

■抗癌成分

維生素A、B1、B2、B6、B12、C、E、H，及葉綠素、植物纖維、鹽素、β-胡蘿蔔素、葉酸、16種胺基酸，還有微量元素鈣、鐵、鉀及蛋白質、膽鹼、以及優良抗氧化物質「有機鍺」。

■健康功效

具調節免疫、降膽固醇、降血脂等功效，同時能防癌抗癌。**鍺能增加血液中氧氣含量、葉綠素可淨化血液，維生素C和β-胡蘿蔔素能去除自由基，錳則可增強免疫系統能力。**

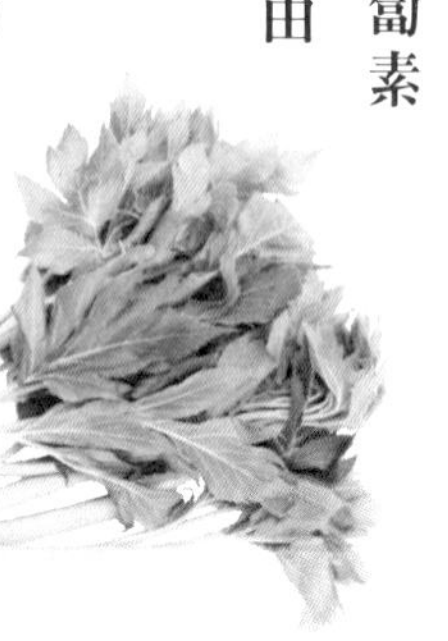

03 香椿

■抗癌成分

含蛋白質、維生素B群、C、E及微量元素磷、鉀、鈣、鐵、鎂等，還有胡蘿蔔素、香椿素、楝素、性荷爾蒙等營養物質。

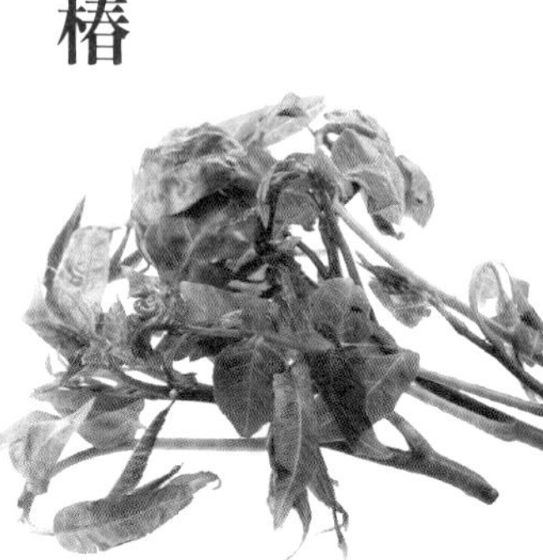

■健康功效

香椿萃取液具有良好**抗氧化能力，有助促使血癌、乳癌、卵巢癌和子宮頸癌癌細胞死亡**。還有穩定血糖、血壓，提升記憶力、清熱解毒等作用。

04 左手香

■抗癌成分

又稱到手香、藿香、印度薄荷，含諸多揮發油成分，如香芹酚、百里香酚等，具抑菌作用。

■健康功效

早期在民間已被用於**治療耳炎、喉嚨不適、中暑嘔瀉、寒熱頭痛等問題**，在印尼則作為催乳劑。目前研究證實，有消炎消腫、止癢、美白防皺等功效。雖可消腫但有傷口時不宜使用，以免中毒。

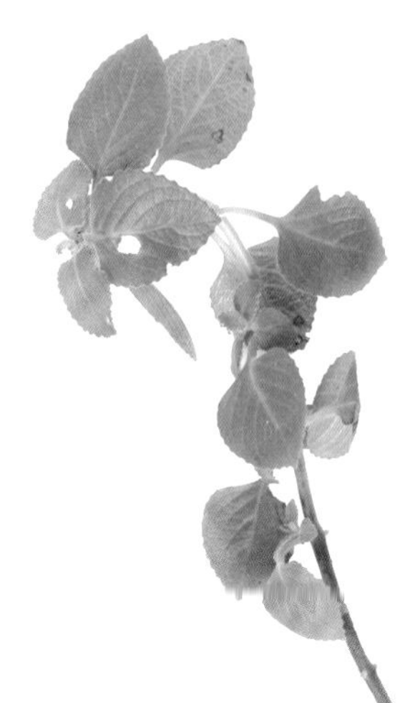

05 半枝蓮

抗癌成分

又稱韓信草，含生物鹼、黃酮類甙、甾體及酚類、鞣質等。其中「半枝蓮素」是一種黃酮類化合物，還有黃芩素甙、紅花素和異紅花素等黃酮類化合物。

健康功效

半枝蓮具鎮痛、抗發炎、抗癌、調節免疫力作用，**對金黃色葡萄球菌、大腸桿菌、綠膿桿菌等有抑制作用**，而且能治療慢性氣管炎。

06 白花蛇舌草

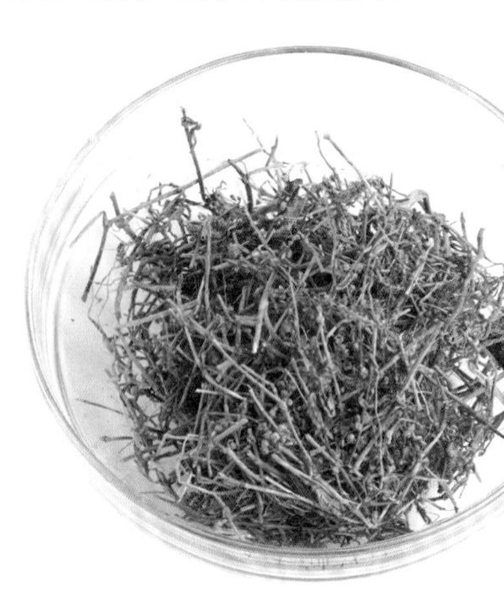

抗癌成分

含三十一烷、齊墩果酸、β-穀甾醇、對位香豆酸，及黃酮甙、白花蛇舌草素等。

健康功效

癌症腫瘤治療多會配合半枝蓮及其他藥物，**有一定抑制腫瘤效果**。對於扁桃腺發炎、咽喉腫痛，流行性腮腺炎、急性闌尾炎等都可以煎服大量白花蛇舌草治療。

07 羅漢果

抗癌成分

果實和葉均含有三萜皂苷，能作為天然甜味的來源。亦有谷氨酸和天冬氨酸等17種胺基酸、黃酮類化合物、維生素C，及微量元素鉀、鈣、鎂、硒等。

健康功效

羅漢果的甜味完全不產生熱量，**是糖尿病、肥胖等不宜吃糖者的理想替代甜味劑**，豐富維生素C有抗衰老、抗癌及美容作用，還能夠輔助治療高脂血症。

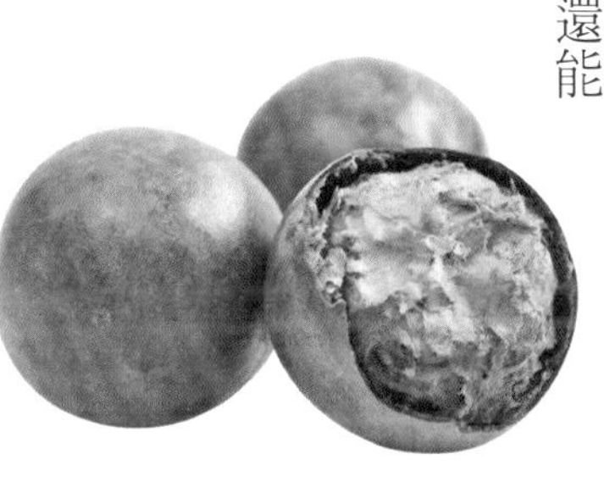

08 艾草

■抗癌成分

含葉綠素和膳食纖維外，也有維生素A、B1、B2、C及鐵、鈣等微量元素。

■健康功效

具抗氧化、淨化血液功效，是婦科的良藥。**抗菌及抗病毒作用**可以鎮咳袪痰、改善皮膚過敏，亦**有護肝利膽效用，對呼吸系統疾病也很好**。艾草除常用於驅蟲、針灸、泡澡外，也可以製成艾草粿、艾葉茶等藥膳，增加抵抗力。

09 紅牧草

■抗癌成分

含纖維素、多種維生素電解質，及鈣、鉀、鈉等微量元素、蛋白質與胺基酸和多種酵素。

■健康功效

屬牧草的一種。能轉變體質、對抗自由基、降膽固醇、降血壓，同時提升免疫力、**預防大腸癌**。

10 酸棗仁

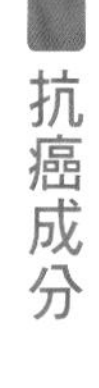

■抗癌成分

主成分為三萜皂苷、三萜類及黃酮類。含有豐富的維生素C。

■健康功效

具催眠、鎮痛、降血脂、抗血小板聚集、**增強免疫功能，同時防止心肌缺血、心率失常等**。

11 淡竹葉

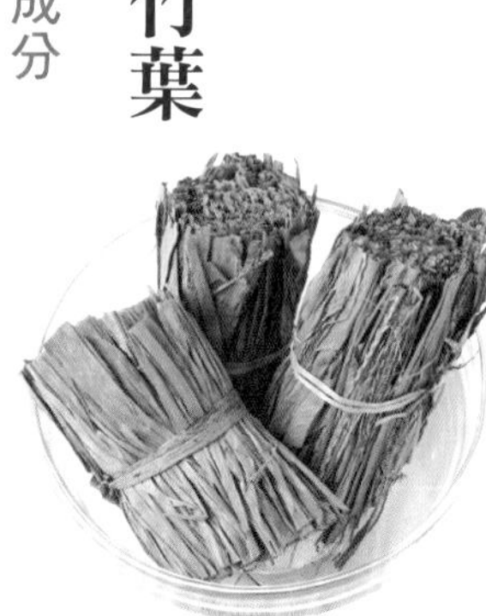

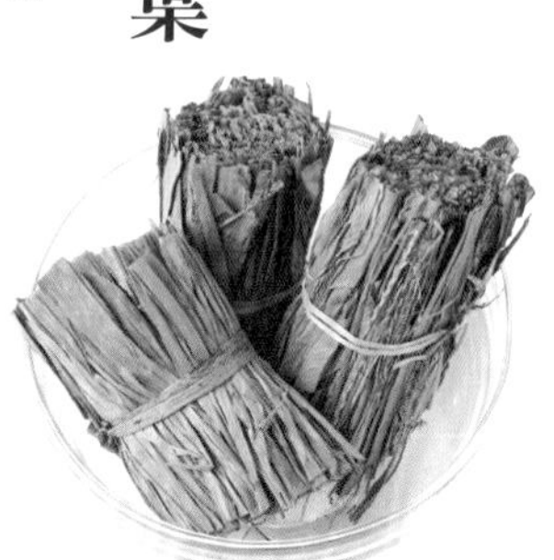

■抗癌成分

含酚性成分、胺基酸、有機酸、蘆竹素等，及大量黃酮類化合物和錳、鋅、硒等微量元素。

■健康功效

為中醫臨床常用之中藥，主治煩熱口渴、口舌生瘡，牙齦腫痛、小便赤澀。現代藥理學更證明其**具有解熱、利尿、抑菌等作用**。

6種其他抗癌食材

01 寡糖

食材簡介

寡糖包括果寡糖、異麥芽寡糖、木寡糖、半乳寡糖，是由2～10個單糖分子組成的醣類，洋蔥、香蕉、蘆筍等許多食物中也都含有寡糖成分，但用萃取物攝取，更為方便。

以濃度60%的市售寡糖來說，成人一次吃30克，就能攝取到18克寡糖，足夠每天一天所需。

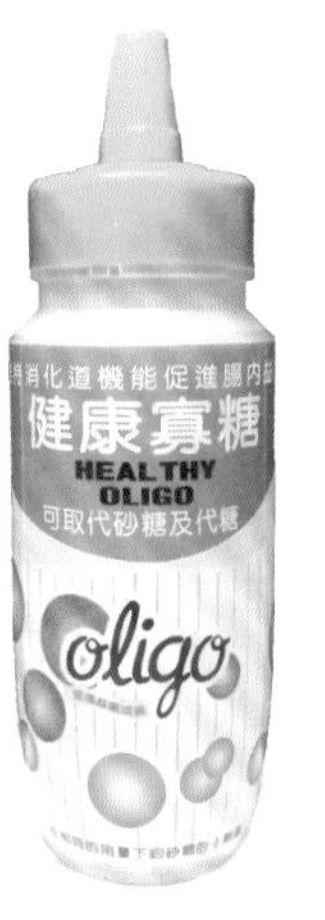

健康功效

具調節腸道菌群的特性，能提供腸道益菌營養，增加排便次數及分量，能有效預防大腸癌發生。

寡糖產生的酸性物質，能抑制有害菌增殖、改善腹瀉。與乳酸菌一起使用療效更佳。

寡醣的分子較大，難被口腔中的細菌分解利用，所以不會造成蛀牙問題。

其熱量低，對血糖值與胰島素分泌沒有影響，適合糖尿病者，另外還具有降低血脂效果，同時能促進微量元素鈣、鎂吸收，預防骨質疏鬆。

研究已證實，蘋果中的寡糖可殺死46%的人體大腸癌細胞，也沒有嚴重副作用。此外，以寡糖取代其他糖類的話，可避免血糖飆升，刺激胰島素分泌導致癌細胞增生及腫瘤惡化的狀況。

適合

便秘、過敏、洗腎、糖尿病患者、欲減肥瘦身者。

小叮嚀

目前市售含有寡糖的飲料中，除了寡糖往往也含有大量糖分，故不宜飲用過多。建議可自行選購純度高的寡醣，添加於牛奶、果汁及飲品中。

02 發酵液

食材簡介

又稱為「酵素」，和人體本身的酵素不盡相同，體內酵素是體積很小的蛋白質催化劑，從眨眼、消化到修復DNA、免疫系統運作等，每個動作都是酵素催化的成果。

但這裡介紹的「發酵液」是由科技發酵技術製成，用來幫助體內酵素發揮到最大作用。

抗癌成分

標準的發酵液具酵素、核苷酸、有機酸、微量元素、維生素、蔬果多酚、植化素、菌種的二次代謝物，及漢方本草等9大類物質。

健康功效

發酵液就是幫助細胞，利用「代謝↓修補↓再生」的良性循環，打造健康體質。

食用酵素後能減少發炎反應、保護細胞完整、增加抗氧化能力。同時清除自由基、提升白血球和淋巴球含量及免疫力，達到防癌抗癌的目標。

發酵液含有人體細胞不可或缺的營養素，更能增強原本體內千種酵素的催化作用，且**能吸附加工食物、菸、酒、檳榔等產生的致癌物質。其中的優質蛋白質能修補及重建身體組織，尤其是手術或放化療的受損細胞。**

同時，還含有超高濃度的抗氧化物，能徹底清除體內自由基，並改善放化療後造成的副作用。

適合

有代謝相關問題者，包含心血管疾病、高脂血症、糖尿病、高血壓等。

小叮嚀

發酵過程超過兩年，會比較不甜，適合癌友吃。太甜的發酵液反而會助長腫瘤。

03 天然釀造醋

食材簡介

以無農藥有機植物、蔬果、穀物當原料，加上過濾的純淨好水和天然穀物製成的酵母，不添加其他合成物且不經蒸餾或低溫殺菌，靜置陶缸曝氣發酵4個月到1年。

天然釀造醋的顏色渾濁中帶有沉澱物，香氣有不刺鼻酸氣形成的濃與香，口感上酸酸香香的，會在喉嚨化成甘味，可用這些特性辨別是否「天然」。

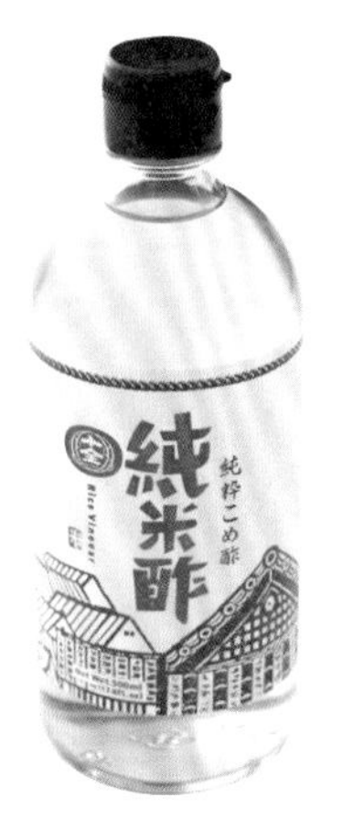

抗癌成分

主要含有1～5%的醋酸，此外有乳酸、蘋果酸、檸檬酸、葡萄酸、琥珀酸、胺基酸、糖份、甘油、醛類化合物和鹽類等，也含有少量酒精，因此醋能產生熱能。

研究顯示，**天然釀造醋能抑制癌細胞生長，抵消黃麴黴素致癌作用。其中的酶可以抑制鎘和真菌的致癌作用。日本也因為天然釀造醋對胃的療效，開發出「胃癌醋飲」**。其配方是：糙米醋30～40%，蜂蜜10%，礦泉水40～60%。長期飲用能抗胃癌。

健康功效

醋能萃取食物養分，幫助胃消化和吸收，補充各器官必須營養素，改善體質。醋酸菌與有機酸能有效減少胃壁黏膜上的壞菌，改善發炎、胃脹氣與嘔酸水，還能驅除腸道蛔蟲。

天然釀造醋不僅有調味作用，還可促進食欲。加入涼拌菜能滅菌解毒，炒菜時加點可避免蔬菜中的維生素B損失。

適合

3歲到120歲者都可以喝。三餐飯後喝能延年益壽；酒後喝可解酒；運動後喝能消除乳酸堆積。

小叮嚀

空腹不要喝醋，以免引起腸胃不適。醋原液每次餐後的建議量是30cc，每天的建議量是90cc。怕酸的人可以用涼開水稀釋20倍後飲用，不怕酸者稀釋5～8倍即可。

04 茶葉

食材簡介

茶葉為茶樹的乾燥嫩葉或葉芽。最普遍分類為依未發酵、半發酵、全發酵分為綠茶、青茶（烏龍茶）和紅茶。

抗癌成分

茶葉的嘌呤類生物鹼中以「咖啡鹼」為主，且大部分與「鞣質」結合，其餘為微量可哥豆鹼、茶鹼等。此外亦含有維生素C、胡蘿蔔素等。

健康功效

研究顯示，**婦女停經後每天飲用2杯以上紅茶，發生消化道癌和泌尿道癌機率顯著較低。男性的膽固醇數值與綠茶的飲用量呈負相關。**

烏龍茶和綠茶有抑菌作用，且茶汁愈濃抑菌愈佳。茶葉對心臟均有增速心搏、增強心室收縮的功能，其中綠茶效果最強。

茶葉中的咖啡鹼能加快血液循環，促進新陳代謝及胃酸分泌、清醒頭腦。茶葉中的茶鹼，尤其是氨茶鹼，有鬆弛平滑肌作用，可用於防治哮喘和膽絞痛等疾病。咖啡鹼和茶鹼皆有利尿作用。茶的維生素C活性強，能抑制脂質過氧化、清除自由基。

茶葉中的鋅、硒等微量元素也有防癌作用。從癌症死亡率資料來看，血中「硒含量」與「癌症死亡率」的關係，呈極高度負相關。

適合

體寒濕重、腸胃不佳、常看手機和電腦、常熬夜、有抽菸和喝酒習慣者。

小叮嚀

空腹飲茶，尤其是濃茶，對胃會太刺激，易引起不適。飲茶宜溫服，太熱或太冷均不適當。夜間或睡眠前不宜飲茶，以免影響休息。

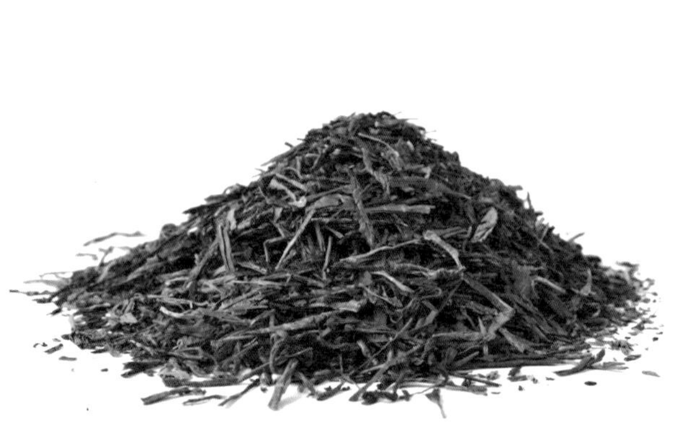

05 螺旋藻

食材簡介

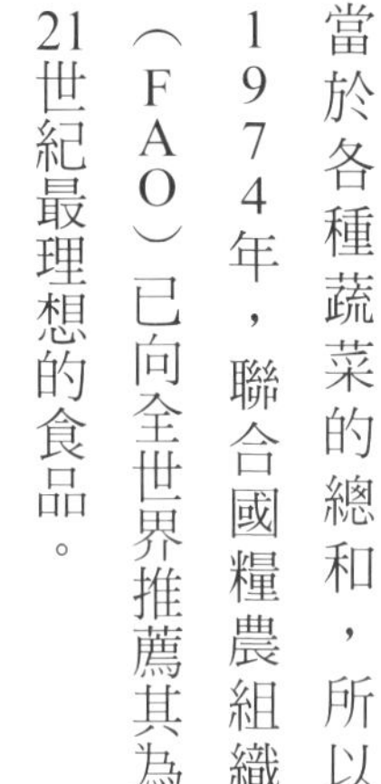

又稱藍藻或藍綠藻，屬「微型藻類」，營養成分相當於各種蔬菜的總和，所以1974年，聯合國糧農組織（FAO）已向全世界推薦其為21世紀最理想的食品。

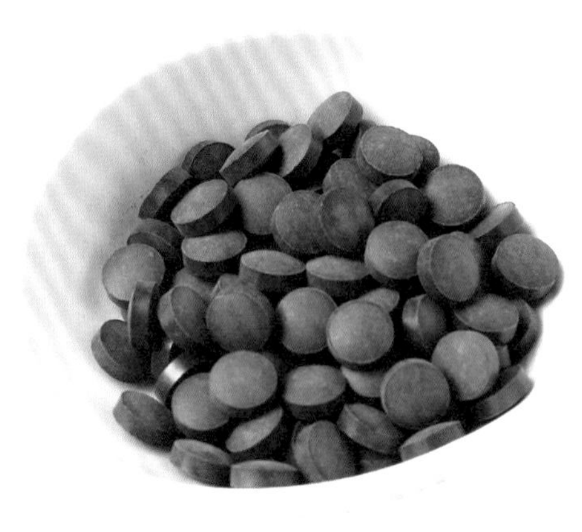

抗癌成分

蛋白質含量是天然膳食中最豐富的，約為大豆的2倍，牛肉或雞蛋的3.5倍。具8種人體必需氨基酸、維生素B1、B2、B6、B12、E，其中維生素B12含量是動物的20倍。泛酸、葉酸、菸鹼酸、肌醇、生物素、類胡蘿蔔素，微量元素硒、鋅、鈣、磷、鈉、鐵、鉀等，以及亞油酸、γ-亞麻酸、藻藍素、葉綠素等。其所含的18種胺基酸中，其中8種是人體必需胺基酸。

健康功效

有治貧血、糖尿病、肝病，降高血脂，預防心血管疾病之功用。

抗癌方面可抑制腫瘤生長，並對抗放化療後的毒副反應，有助升高白血球、紅血球、血小板。豐富的葉綠素、藻藍素等具有抗黏膜組織炎症，能修補損害細胞，且已被用於製作胃藥和治療胃潰瘍。

螺旋藻還能使腸內益菌成長，預防腸癌。對癌細胞DNA、RNA和蛋白質有抑制作用。內含的多種抗脂質過氧化物質，能保護細胞膜不受自由基影響，達到抗癌功效。

適合

貧血、糖尿病、高血脂、肥胖、胃潰瘍、胃腸道不適患者、孕婦。

小叮嚀

因蛋白質含量較高，脾虛、消化不良者酌量食用。

06 海藻

食材簡介

藻類種類非常多，經常被食用、生長於潮間帶或潮下帶礁岩上的「大型藻類」，這裡泛稱「海藻」。包含裙帶菜、海帶芽、昆布、紫菜等。

抗癌成分

蛋白質、諸多抗氧化物質，如褐藻醣膠、親糖蛋白、食物纖維、維生素B12、C、E，亦有微量元素碘、鈉、鉀等、20幾種胺基酸等。

健康功效

藻類是強鹼性食物，其中的高碘、高鈣對孕婦、老人和小孩的身體都很好。胺基酸能防止皮膚乾燥，纖維也遠遠多於豆類、穀類、蔬果平均含量，**常吃可降血壓、膽固醇，及調節血糖值，對心臟、血管健康相當有幫助，也能預防癌症**。

海藻含有一種被稱為「親糖蛋白」的特殊蛋白質，能調節免疫力、預防癌症。

藻類的黏液成分「藻膠酸」，也就是現在火紅的**抗癌物質「褐藻醣膠」，能吸附並排出體內有害物質如重金屬、微塵、農藥等，可以當作標靶治療中的一種療法，亦有助恢復化療後疲倦、胃口差等副作用**，還能啟動癌細胞中DNA的自我毀滅程式、阻斷癌細胞血管增生，截斷癌細胞吸收養分。也能壓制身體的發炎反應，預防細胞癌化。

適合

頭暈、貧血、小便不順、胃炎、胃酸過多、便秘、淋巴結腫大、高血脂者。

小叮嚀

體質虛寒者，食用時可加薑片去寒。痛風、腎功能不佳者不宜多食。甲狀腺亢進、甲狀腺結節及甲狀腺癌患者不宜食用。其中鈉、鉀含量較高，故高血壓、心臟病者要酌量攝取。

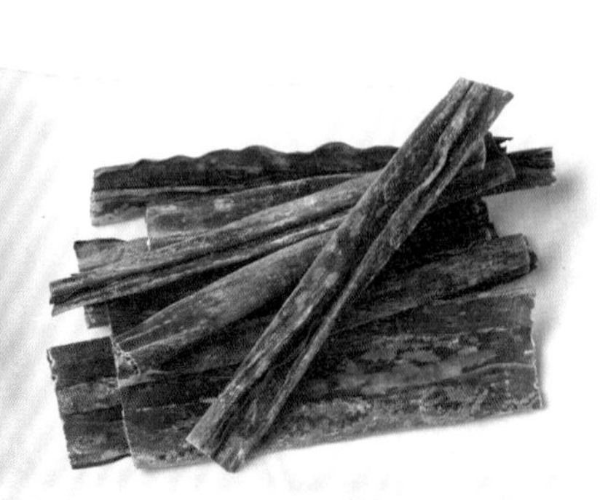

▲圖為昆布。

嚴選營養食材總整理

蔬菜類	**瓜類：**瓢瓜・苦瓜・絲瓜・冬瓜・黃瓜 **粗纖維：**蘆筍・竹筍・蓮藕・芹菜 **類胡蘿蔔素：**茼蒿・甜菜根・菠菜・紅莧菜・胡蘿蔔 **十字花科：**白蘿蔔・綠花椰菜・芥藍菜・高麗菜・小白菜 **根莖類：**南瓜・地瓜・薑 **芽菜類：**綠豆芽・香椿芽・蘿蔔嬰
水果類	綠肉奇異果・白肉火龍果・蘋果・梨・芭樂・百香果・柳橙・柚子・橘子・檸檬・金橘・李子・梅子
菌菇類	白木耳・黑木耳・蘑菇・金針菇・香菇
抗癌藥用植物	防風・蓮子・枸杞・何首烏・川貝・魚腥草・薄荷葉・菊花・玉米鬚・蒲公英・明日葉・左手香・決明子・薏仁・小金英・益母草・半枝蓮・白花蛇舌草・洛神花・羅漢果・黃耆・紅牧草・艾草・酸棗仁・淡竹葉・茵陳・石上柏・浮小麥・陳皮
豆類	豆腐・豆腐皮・豆包・豆乾・紅豆・綠豆・黑豆・花豆・白豆・豌豆・納豆
十穀雜糧類	糙米・燕麥・蕎麥・大麥・小麥・小米・薏仁・黑糯米・紅薏仁・芡實
堅果類	杏仁・腰果・榛子・核桃・松子・板栗・白果・開心果・夏威夷果・葵花子・南瓜子・西瓜子
其他抗癌食材	酵素・天然釀造醋・梅子・茶葉・螺旋藻・珊瑚草・海藻

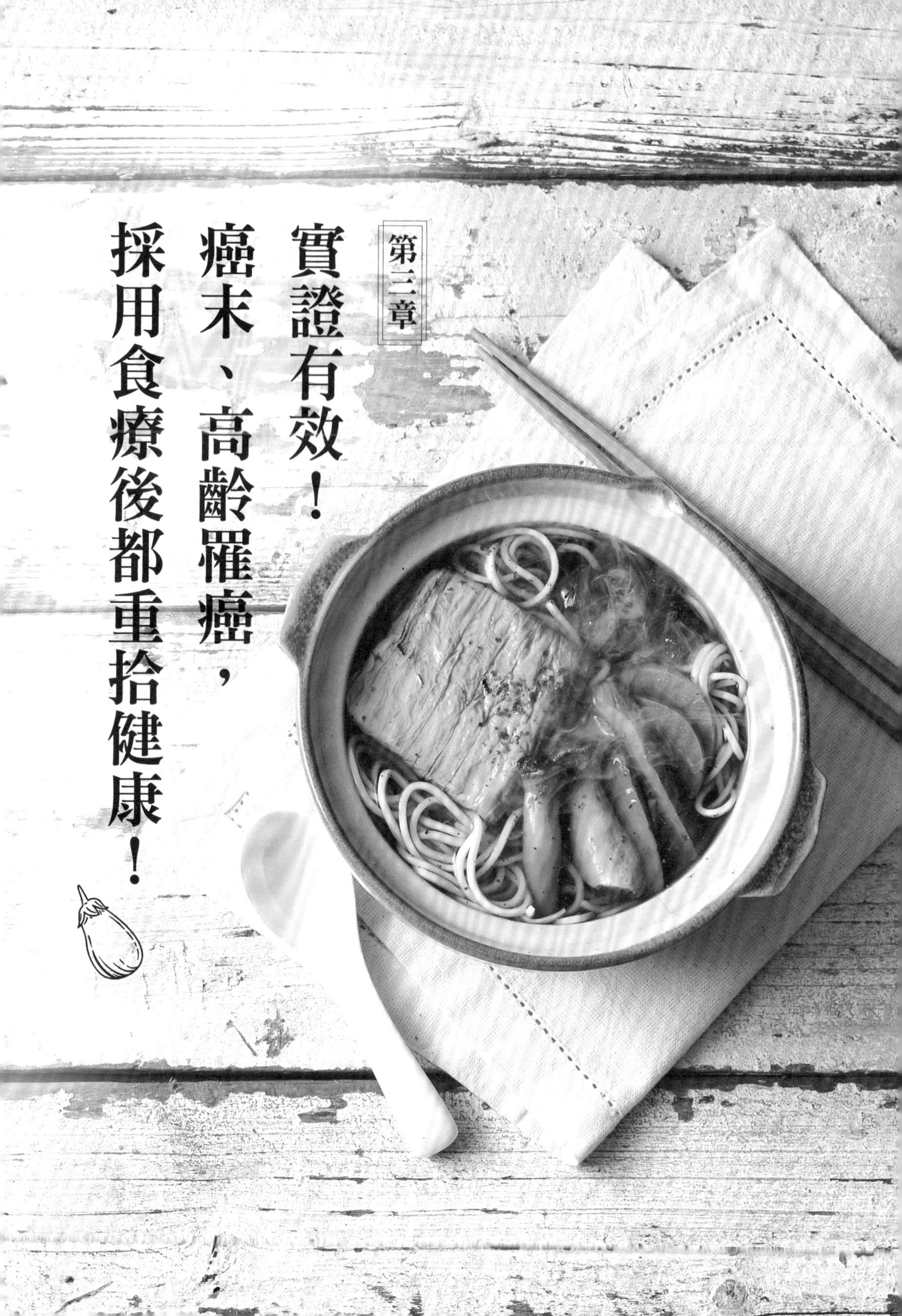

第三章 實證有效！癌末、高齡罹癌，採用食療後都重拾健康！

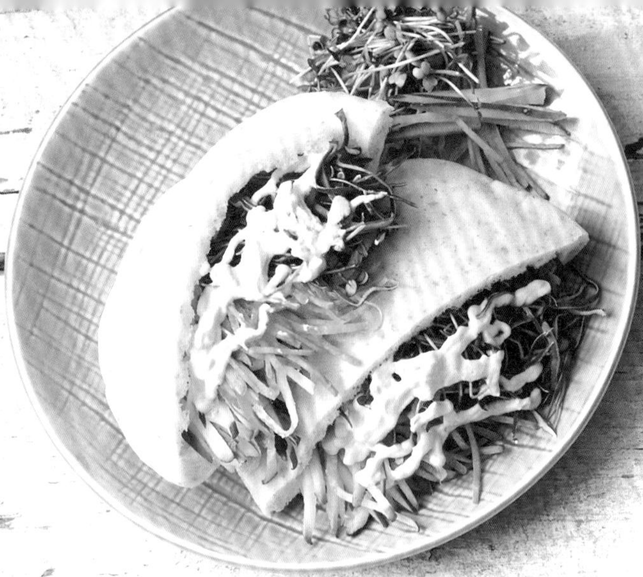

推廣這套「抗癌、防癌模式」多年，最高興的就是看到大家恢復健康的笑容，也是我們持續推行的最大動力。在這裡提供一些成功案例，同時也要說明，每個人的健康狀況都不同，參考之餘，最主要的是學習見證者不放棄和耐心尋求改善的精神。這套食療也不是要取代醫學治療，而是要和醫療搭配，相輔相成互補疏漏處。萬一真的輪到自己或身邊親友，有個方向依循，才不至於手忙腳亂、病急亂投醫。

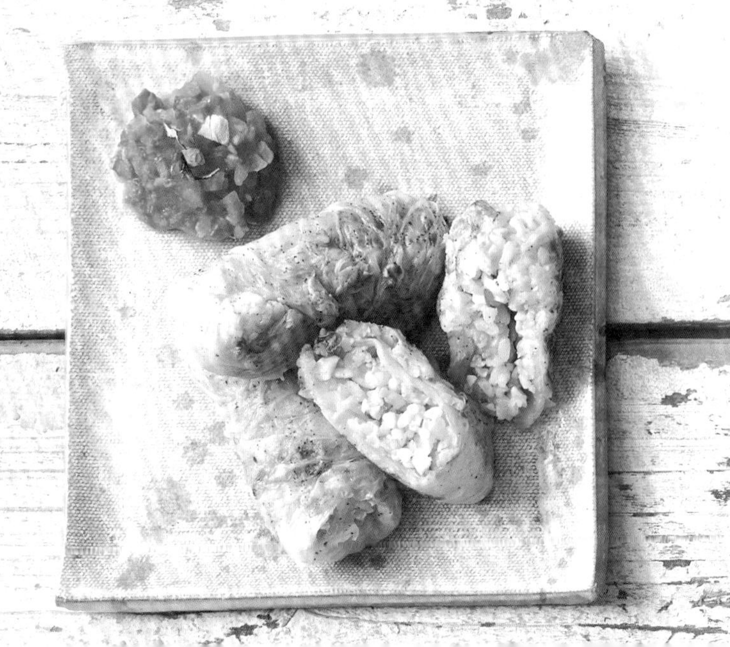

案例1

乳癌早期，在醫學治療和食療相輔相成下，半年康復

基本資料▼王小姐・52歲・業務人員

王小姐是做業務的，除了時常要四處跑、很多交際應酬，飲食和作息也不正常，再加上業績壓力，常常容易喘、疲勞且睡不好，不知不覺就成為罹癌的高危險群。

但她的警覺心很夠，自覺摸到乳房硬塊便馬上做檢查。確診罹患乳癌後，在友人的介紹下來到我這裡進行食療。慶幸是她的乳癌算早期發現，所以治癒機會非常高。

不過王小姐很喜歡吃甜食，對甜食沒有抗拒力，而糖正是癌細胞最喜歡的。**因此，我們特別叮嚀她「一定要戒甜食」，否則病情可能更嚴重**。在了解這點後，她接受了全盤的食療計畫，並很認真地付諸執行。此外她也很喜歡問問題，一有疑問就打電話給我，所以飲食上也進行更適切的個人化調整。半年後，效果就非常明顯。

當然，在這過程中，我們一直和她強調，**該做的治療和服用的藥物不能停。食療不是和任何中醫或西醫治療作對，而是希望相輔相成，達到幫助患者恢復健康的終極目的**。所以，在這個原則下，王小姐切實實行食療之餘，也接受醫學治療，同時調整生活作息、養成運動習慣。不僅最終康復，也等於開始了一個全新的健康人生。

案例2 改善飲食和生活習慣，4個月肝腫瘤萎縮，10個月徹底消失！

基本資料▼張小姐．57歲．計程車司機

張小姐是名計程車司機，工作時間長且不固定，長期下來都坐在小小的駕駛空間，漸漸很容易感到疲累，且無法消除。就在一次靠行公司的體檢中，證實身體狀況不佳，體檢內容一堆紅字，讓她很沮喪也想逃避，甚至說出「看很開」等負面字眼。

所幸，女兒得知後拉著她再去教學醫院做複檢，及早發現罹患肝癌，在女兒的支持下，也勇敢面對病情，但除了栓塞治療，她其實不太願意開刀，怕痛之外也是希望有其他的治療方式。張小姐身為廣播電台食療節目的長期聽眾，她找上我們。

我們經過深切的討論後，決定暫緩開刀，**先認真食療看看結果如何。4個月後回診，結果非常令人振奮：兩顆分別是1.8公分和3.8公分的肝腫瘤，前者竟然不見，後者也只剩2公分大小！我們再接再厲幫她搭配出另外的食療方，經過10個月的耐心調養，就完全康復了。**

這場病痛徹底將張小姐的飲食習慣改成「抗癌防癌模式」。如**吃生食的比例大幅增加，烹調方式以水煮、蒸或涼拌取代油煎、燻、烤、炸。每天早上起床一定喝一杯對肝病和肝癌患者最好的「小麥汁」（P236）**，難怪身體愈來愈健康，一點也看不出曾經是癌症患者。

案例3 進行純淨飲食3個月，消除鈣化點，乳癌第三期末恢復健康

基本資料▼陳太太・63歲・家管

陳太太被診斷出乳癌後，因為害怕開刀，拖延了幾個月，等到真正要動刀時，已是第三期末，有些組織也壞死。因此先做化療後才正式動刀，切除一邊乳房，術後也持續做化療和放療。同時在友人介紹下，看了我們的文章，並開始自己實際DIY實行。

經過三個月的執行，回診發現原本擔心還要切除的另一邊乳房，鈣化點竟都一一消失。陳太太和先生都好高興，回家也持續進行食療。在實際找到我們後，她搭配著更符合病情的個人化純淨飲食療法，在**癌症患者術後存活觀察期的五年內，病情都很穩定。一直到現在二十多年，身體都非常健康。**

更可喜的是，陳先生因此開始栽種有機蔬菜，並通過認證，陳太太則負責賣菜，同時推廣食療。若是遇到同樣有需求的患者，也會引薦我們，如此幫助了更多人！

其中一位得肺癌的楊先生，在用西醫治療同時，透過調整飲食和生活作息，三年多病情都控制得很好；另一位是陳先生的外甥，罹患「慢性白血病」後，實行食療不到一個月，白血球指數就從19萬多迅速降到1萬多。由此可見，遵循這套食療法並認真耐心執行，恢復健康指日可待。

案例4

高齡罹患肺癌，未經開刀和化療，用飲食徹底掃除腫瘤、癌細胞！

基本資料▼楊先生・79歲・退休人士

楊先生在兩家教學醫院都確診是肺癌，**腫瘤大小約3公分，因為旁邊還有較小的腫瘤**，同時評估年紀和健康狀況，認為開刀風險較大，而希望以化療作替代治療。

但因為年紀大，進行化療諸如嘔吐等副作用，可能會嚴重影響到身體。於是醫師推薦口服的化療藥物，服用四個月後，又發現胃部有出血情形，緊急安排照胃鏡。結果雖然出血已結痂，但楊先生仍舊擔心口服化療藥物的副作用。

因為肺部的癌細胞已被控制得不錯，所以患者和家人討論後，**決定先暫停吃藥，同時經由介紹來到我們這裡**，進行飲食和日常**生活調整，希望從改善體質做起，將肺癌這樣的身體垃圾，從根本消失和排出體外**。

經過這些年的耐心和毅力，楊先生飲食和日常生活調整得非常好，也非常信任我們這套「防癌抗癌模式」。**至今不只是在「控制」癌症，可以說「徹底掃除」，健康狀態理想**，氣色、活動力和精神都很不錯，接受採訪時記憶力更是驚人，好多年前的檢查數字和細節都記得很清楚，身體狀況或許還贏過許多年輕人呢！真的可以說是一個「重新做人」的好例子。

案例5

斷食療法1個月，淋巴腫瘤萎縮，肺癌末期最終奇蹟康復！

基本資料▼王先生・80歲・退休校長

王先生是退休校長，大家也都叫他王校長，兒女皆學有專精，移民到國外，他和老伴兩人就是有空時去看看兒媳、孫子女，享受天倫之樂。

在紐西蘭和兒女過年時，王先生開始不停地咳嗽，吹冷氣也咳（南半球是夏天），於是回台灣做檢查，整整抽出2500cc的腹部積水。但沒過多久又開始不舒服，於是到了中部的教學醫院，經過多次檢查後，**確診是肺癌末期，同時還有轉移到骨頭的跡象。評估壽命最快半年，最多一年。**面對這樣晴天霹靂的消息，老校長和老伴也一時慌了手腳，感覺世界末日一般。

好在兒子是醫師、媳婦是資深護理師，也經常閱讀和關心健康養生相關話題和書籍，因此得知我們的療法，尤其有關斷食等事項知之甚詳。儘管人在紐西蘭，還是特別聯繫上我們，請求協助。

就這樣，**王校長就在當年4月23日到了我們這裡，開始進行整整一個月的「斷食療法」**。簡單講，斷食就是「辟穀」，「辟」是排除之意，「穀」指的是五穀。亦指在斷食期間，不吃穀製類的食物，只喝水和吃蔬菜、水果，保持身體對能量的基本需求。

我們認為，「斷食」就是一把斬斷以前身體種種病痛、困擾和不適最好的劍，也是重新讓身體開機的最佳方式，更是身心靈獲得新能量的開端。因此，整整一個月的時間，經過斷食的重新淬鍊，就讓王校長的身體變得不一樣。

王校長在6月5日回診檢查時發現，淋巴結不僅沒有繼續腫大，還停止生長，兩顆肺癌的腫瘤也略微變小！面對這個結果，醫師也覺得非常不可思議，幾乎是不可能的事情竟然就這樣發生了。

王校長自然是大為振奮，於是回去繼續進行食療，**一個月後（7月5日）再回診一次，利用斷層掃描檢查，發現結果更好，小顆的腫瘤只剩一點點，大顆的則縮小了一半。**這時醫師再也耐不住好奇心，問王校長到底是如何辦到的？王校長將整個食療過程告訴醫師，醫師在讚嘆之餘，也告訴他不需要每個月回診複查，三個月後再回診即可。

這三個月中，**王校長非常認真地按照我親研的食療食譜吃，按部就班地運動和遵循生活作息，等到複檢時（10月23日），成果當然令人非常高興，不僅淋巴結正常，兩顆肺癌腫瘤完全消失，腹部積水也都沒有了。**

前後短短半年時間，王校長就從病危的癌末人生谷底，重新回到人生的正常軌道上，徹底恢復健康。這正是斷食＋食療＋運動＋生活作息的「防癌抗癌模式」所發揮的強大威力。所以其實愈簡單、自然的東西，功效愈強大。王校長恢復健康的例子正是最好的見證。

為期1個月食療，徹底解決失眠困擾與胃食道逆流

基本資料▼張小姐・約50歲・教育訓練人員

張小姐的工作是教育訓練人員，常常需要飛往東南亞，吃飯的時間也不太固定，再加上長期居住大陸，飲食較油膩、辛辣，時間一長，就出現胃食道逆流的症狀。

她找了耳鼻喉科醫生，也做過內視鏡治療，一段時間才發現整個食道已被灼傷，導致喉嚨完全啞掉、沒辦法繼續工作。後來朋友知道她的狀況後，就推薦她用食療改善，並介紹她到我這裡來。在進行生機飲食的期間裡面，**我教她用昆布加三、五片薑片煮成「昆布薑水」，並拿來當開水喝，因為昆布薑水可以中和胃酸。**

張小姐在持續喝了一個多月後，胃食道逆流情形就完全好了！

另外，張小姐因工作關係，每次上課都要面對很多人，壓力大造成她常常失眠，需要靠安眠藥入睡。後來我除了讓她喝昆布薑湯外，**也建議喝可以安神的「金針湯」，輪流替換，幫助她改善睡眠品質。如今，她已經不再需要服用安眠藥就能入睡**，也沒有出現任何胃食道逆流、胃痛或是吃不下的症狀，聲音也不再出現異常。食療不僅能治療癌症，也能解決生活中常見疾病與諸多困擾。

案例7

2週食療，讓糖尿病與躁鬱症好轉，從輪椅上站起來

基本資料▼劉先生・88歲・退休人士

原本劉先生住在大兒子家裡，突然有一陣子，劉先生在廁所裡昏倒了好幾次，吃不下飯，也因為要仰賴輪椅而幾乎沒有下床活動，身體一日不如一日。

後來發現，劉先生長期血糖過高，幾乎都在260，不但有糖尿病，還衍生出各種問題，像嚴重腳部水腫、高血壓和代謝性白內障。也因服用降血糖的藥，造成腎臟不好，甚至影響心理，長時間被躁鬱症所苦。

劉先生的二兒子是食療師，因此他決定接爸爸回家進行飲食療程。前幾天，他先**用「淡竹葉瓠瓜飲」顧腎**，避免長期服藥而需要去洗腎，或出現尿毒現象。**接著再和利尿的「蓮藕湯」、「冬瓜湯」交替喝，幫身體排出多餘水分，中午則喝能安神的「金針湯」，調節躁鬱症**。

除此之外，他也在劉先生喜歡吃的白飯中加紅豆、薏仁，將煮飯水換成冬瓜湯，避免血糖飆升，並搭配早晚2次按摩。**經過14天調整，血糖已經降到138，腳部水腫也好轉**，甚至完全不用輪椅代步，可以自己撐雨傘到公園散步。由此可知，食物不僅是人的營養來源，吃對了還能為身體帶來療效。

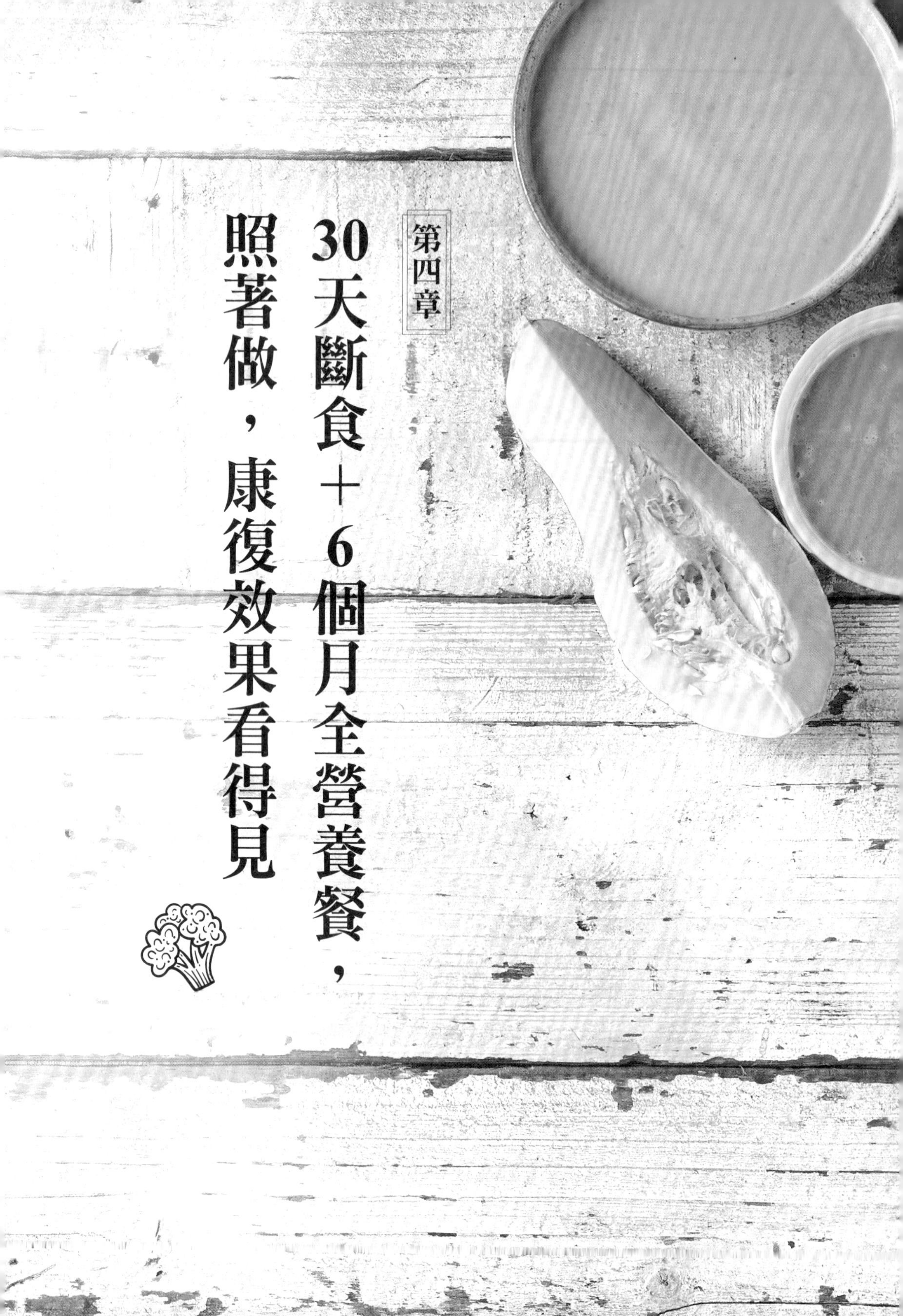

第四章

30天斷食＋6個月全營養餐，照著做，康復效果看得見

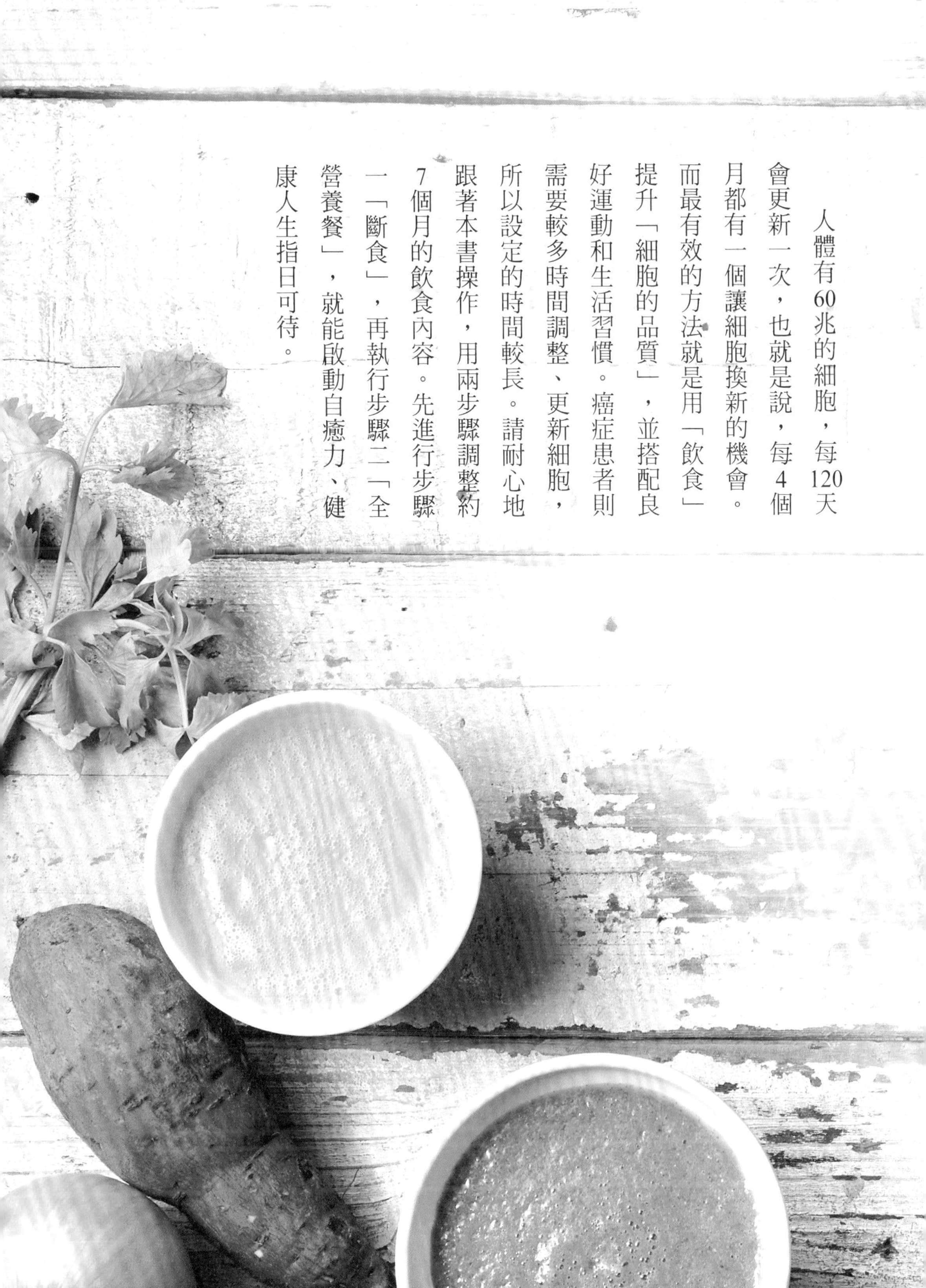

人體有60兆的細胞，每120天會更新一次，也就是說，每4個月都有一個讓細胞換新的機會。而最有效的方法就是用「飲食」提升「細胞的品質」，並搭配良好運動和生活習慣。癌症患者則需要較多時間調整、更新細胞，所以設定的時間較長。請耐心地跟著本書操作，用兩步驟調整約7個月的飲食內容。先進行步驟一「斷食」，再執行步驟二「全營養餐」，就能啟動自癒力、健康人生指日可待。

步驟 1

30天簡易斷食——三大階段阻斷癌細胞

斷食就是所謂的「辟穀」。「辟」是排除之意，「穀」指的是五穀。也就是**在斷食期間，不吃穀製類的食物，只攝取水、蔬菜、水果，保持身體對能量的基本需求**。

斷食的好處是可以將體內毒素、廢渣排出，也能夠去除身體多餘脂肪，並且降低血液中的膽固醇。缺乏糧食在過去經常發生，因此人體也發展出獨特的應對方式，能夠忍耐斷食的過程。

完整的斷食分為「第一減食」、「第二蔬果斷食」和「第三輕食斷毒」三個階段，利用30天的時間來實行。請大家務必詳細閱讀方法，並留意執行的注意事項，為往後的自癒之路打好堅實基礎。

斷食為何能抗癌？

斷食能夠啟動並增強身體的免疫系統機制，讓細胞重新開啟健康的旅程。依階段任務的不同，有不一樣的身體反應與原理依據。而這些反應機置，能幫助身體好轉。我整理出5大功效如下所述。

功效1 抑制腫瘤生長

斷食在起步階段，因只攝取熱湯、果菜汁，約進行6～24小時後，**血糖與胰島素會開始下降**，而胰島素降低，能夠抑制IGF-1（類胰島素生長因子）產生。研究證實IGF-1濃度降低，可抑制腫瘤生長。若體內IGF-1濃度偏高，罹患癌症風險將增加。

功效2 平衡身體血糖

為了獲取能源，肝臟會分解原先儲存在肝臟的肝醣，轉成葡萄糖。庫存的肝醣大約能維持24～36小時。斷食後的24小時至第2天，肝醣庫存耗盡，肝臟會把**胺基酸轉換成葡萄糖，這就是所謂的「糖質新生」，能保持身體的血糖處於正常水平。**

功效3 自體分解癌細胞

斷食進行的第2～3天，低胰島素會刺激「脂肪分解」以供應能源。脂肪的儲存型態是「三酸甘油酯」，簡稱「三酸」。「三**酸」會分解成「脂肪酸」與「甘油」，其中「甘油」經糖質新生作用會轉換成「葡萄糖」，取代「胺基酸」的糖質新生，讓胺基酸可以合成身體所需蛋白質。若蛋白質仍供應不足，會轉向分解死亡細胞、腫瘤等，這種現象如同焚燒體內垃圾，也就是自體溶解癌細胞。**

功效4 降低發炎反應

「脂肪酸」則供應除大腦外的大部分細胞。大腦所需的能源必須靠脂肪酸進一步分解成「酮體」，才能穿越血腦屏障進入。斷食約4天後，75%大腦的能源是由酮體提供，**酮體最主要的成分為「β-丁酸鹽」與「乙醯乙酸」，而β-丁酸鹽能控制身體的發炎反應。**

功效5 減緩老化、癌細胞生長

斷食到了第5天，身體為了保存肌肉與其他非脂肪組織，免於被分解當作身體能源，**「成長荷爾蒙」的分泌會增加2倍以上，因此也能連帶減緩老化。**且自體分泌的荷爾蒙是一陣一陣脈衝式的，若用人工注射，反而會產生抗阻。

另外，為避免新陳代謝率降低，「腎上腺」也會增加，啟動體脂燃燒。

簡單來說，斷食各進程的結果包括下列各個階段：血糖降低→胰島素降低→抑制IGF-1、TAF（腫瘤血管生長因子）→減緩老化、減緩癌細胞成長。此外，在癌症末期腫瘤轉移階段，斷食可以降低促炎細胞因子的活性。

斷食第①階段實踐方法

減食 第1～第10天

「減食」是斷食的起步階段，逐漸減少食物進入，並慎選攝取食材，避免驟然斷食影響生理機能。同時有以下原則要把握：

原則1 遞減食量，飲食清淡

前兩天，需遵守食量遞減法。第一天吃至七分飽、第二天五分飽。且飲食要清淡（少油、少鹽、少糖），避免任何嗜好品，如菸、酒、咖啡、濃茶、零食等。

原則2 減少葷食比例

進行至第3天到第10天，假設於星期六開始實行斷食，則週一、三、五需攝取全素且無油、無鹽、無糖的餐點，請參照本書第一階段食譜，三餐吃【雜糧腰果地瓜奶（P124）】＋【南瓜蔬菜泥（P125）】各一份。週二、四、六、日，以素多葷少為原則，比例建議素：葷＝8：2，只吃魚不吃肉，少油、少鹽、少糖，且以蒸、煮、燉的方式料理，避免使用炸、煎、燻、烤。

原則3 一天吃三次水果

每次吃200～250克。建議在上午11點、下午5點、晚上8點半吃，以通便水果為主，如火龍果、香蕉、水梨、奇異果。

原則4 調整生活習慣

減食期間一天宜喝溫開水2千cc以上，同時每天進行下述三項活動，讓健康更提升。

(1) **刮舌苔：**因舌苔是新陳代謝的廢積物，再吞入體內實無用處。所以每天早晨和睡前，可使用小湯匙或專用的刮舌板，伸進口腔，由舌根處輕輕往前刮除舌苔後再刷牙，有益健康。

(2) **熱水泡腳：**若沒有體力運動，建議在晚上8點至8點半，用約40度的熱水泡腳，幫助身體「逼汗排毒」。故意穿上厚厚的衣服，可以把身體的汗悶出來。但一有流汗記得用乾布擦乾，以免感冒。可以在水桶內放4個圓石或高爾夫球，雙腳踩上，一面泡腳一面進行腳底按摩。

(3) **乾刷身體：**截一段約7公分的天然絲瓜絡，用水泡軟再甩乾後，自腳底開始，依序往上刷身體每個部位，皆以朝向心臟的單一方向刷。例如腳部朝上刷；頸部朝下刷。背部可改以未截短的長絲瓜絡，用力反覆地刷，不必講究方向。如此能幫助身體血液循環、加速新陳代謝。注意過程中需避開新傷口、腫瘤部位和臉部，刷至皮膚泛紅，但不能刷到痛。有高血壓者在乾刷後也不可泡熱水澡。

第①階段 減食的一週建議菜單總整理

時間＼週間	週一、三、五	週二、四、六、日
起床	喝溫開水 500 cc	喝溫開水 500 cc
早餐	雜糧腰果地瓜奶 1 份 ＋ 南瓜蔬菜泥 1 份	素多、葷少的飲食
10:00	喝溫開水 500 cc	喝溫開水 500 cc
11:00	水果 200 ～ 250 克	水果 200 ～ 250 克
午餐	雜糧腰果地瓜奶 1 份 ＋ 南瓜蔬菜泥 1 份	素多、葷少的飲食
15:00	喝溫開水 500 cc	喝溫開水 500 cc
16:00	喝溫開水 500 cc	喝溫開水 500 cc
17:00	水果 200 ～ 250 克 喝溫開水 200 cc	水果 200 ～ 250 克 喝溫開水 200 cc
晚餐	雜糧腰果地瓜奶 1 份 ＋ 南瓜蔬菜泥 1 份	素多、葷少的飲食
20:30	水果 200 ～ 250 克 喝溫開水 200 cc	水果 200 ～ 250 克 喝溫開水 200 cc

斷食第②階段實踐方法

蔬果斷食 第11～第20天

第二階段的「蔬果斷食」，主要是以喝熱湯和蔬果汁，以每天攝取8餐的方式進行。持續補充身體所需的基本微量元素，同時減少腸胃負擔。本書熱湯及蔬果汁的食譜設計，還能協助患者進行身體調理。照著吃並遵循下面實踐原則，**就能達到淨化血液、讓內臟機能轉趨正常的效用**。

原則1 喝熱湯

喝熱湯的時間點及分量為①起床時500cc②早餐500cc③午餐500cc④晚餐500cc。建議間隔著食用食譜第二階段兩種湯品，如星期一、三、五喝【半枝蓮白花蛇舌草茶】（P126）、二、四、六喝【魚腥草紅棗湯】（P127）。

原則2 喝新鮮果菜汁。

新鮮蔬果汁可參照第二階段食譜，如【胡蘿蔔蘋果汁】（P128）、【高C果汁】（P129）。喝的時間點及分量為早上10點、下午3點、下午4點半、晚上8點半，各喝300cc，但可依個人身體狀況調整。

原則3 喝水充足

接下來建議的一日喝水總量計算方式為「體重公斤數×40cc」。例如60公斤的人，全天的喝水量為60×40cc＝2400cc。同時進行P105提到的三項活動，讓身體的調理效果更佳。

第②階段 蔬果斷食的一週建議菜單總整理

週間／時間	週一、三、五	週二、四、六、日	分量
起床	半枝蓮白花蛇舌草茶	魚腥草紅棗湯	500 cc
早餐	半枝蓮白花蛇舌草茶	魚腥草紅棗湯	500 cc
10:00	胡蘿蔔蘋果汁	高 C 果汁	300 cc
午餐	半枝蓮白花蛇舌草茶	魚腥草紅棗湯	500 cc
15:00	胡蘿蔔原汁	柳丁原汁	300 cc
16:00	胡蘿蔔蘋果汁	高 C 果汁	300 cc
17:00	胡蘿蔔原汁	柳丁原汁	300 cc
晚餐	半枝蓮白花蛇舌草茶	魚腥草紅棗湯	500 cc
20:30	胡蘿蔔蘋果汁	高 C 果汁	300 cc

斷食第③階段實踐方法

輕食斷食／復食 第21～第30天

斷食到了最後十天，可以開始恢復進食量，但必須逐步增加，以免腸胃無法負荷。

原則1 進食量逐漸增加

斷食的第21天：早餐吃到3分飽、午餐4分飽、晚餐5分飽。斷食的第22天：早餐5分飽、午餐6分飽、晚餐7分飽，由此循序漸進。三餐分量都要由少而多，每天總進食量也是逐漸增加。

原則2 三餐喝「五全精力湯」

第五章提供四款五全精力湯作法，可依需求功效，自行更換每日湯品，包括**【降壓降脂五全精力湯】**（P130）、**【降血糖五全精力湯】**（P131）、**【逆齡五全精力湯】**（P132）、**【保肝五全精力湯】**（P133）。

原則3 一天吃三次水果

每次吃水果的量在200～250克，吃的時間為早上11點、下午5點、晚上8點半，要多吃通便水果，如火龍果、香蕉等。

原則4 喝水足夠，另補充飲品

每天至少要喝「體重公斤數×40cc的水量」。並補充**【魚腥草紅棗湯】**（P127）和酵素稀釋液。酵素稀釋液以酵素和溫（冷）開水為1：10的比例稀釋，調勻即可飲用。兩者交替著喝的時間點及量包括①起床時500cc②運動後200cc③早上十點500cc④下午三點300cc⑤下午四點半500cc⑥睡前200cc。

第③階段 輕食斷食的一週菜單總整理

週間 時間	週一、三、五	週二、四、六、日	分量
起床	魚腥草紅棗湯	酵素稀釋液	500 cc
運動後	魚腥草紅棗湯	酵素稀釋液	200 cc
早餐	五全精力湯	五全精力湯	1 人份
10:00	魚腥草紅棗湯	酵素稀釋液	500 cc
11:00	水果	水果	200 ～ 250 克
午餐	五全精力湯	五全精力湯	1 人份
15:00	魚腥草紅棗湯	酵素稀釋液	300 cc
16:30	魚腥草紅棗湯	酵素稀釋液	500 cc
17:00	水果	水果	200 ～ 250 克
晚餐	五全精力湯	五全精力湯	1 人份
20:30	水果	水果	200 ～ 250 克
睡前	魚腥草紅棗湯	酵素稀釋液	200 cc

小叮嚀

五全精力湯可從P130～P133食譜中任選其一，自由替換。若出門在外或忙碌時，可以用市售的「有機精力湯」替代三餐。有機精力湯源自於美國有機農場，最推薦將「有機蔬菜湯」與「有機水果粉」，兩者加溫或冷開水350cc，調勻飲用，簡便又營養。

步驟 2

6個月全營養餐，補足身體營養素，吃出自癒力

全營養餐的原理和實踐菜單

在第二章食材介紹中，可以了解許多食物都具有抗癌力，也驗證了「食物正是抗癌的良藥」。每天如果都能吃進促進健康的各式營養素，且被充分吸收，假以時日，絕對能將身體調整為最佳狀態。

接下來要提倡的**「全營養餐」概念，就是將各個抗癌食材，提取出最大程度的營養，並依「每日都要攝取足6大類營養素」的原則，平均安排在飲食內容中**。

全營養餐的食譜於第五章，內容包含(1)主食（P134～152）、(2)生食（P153～167）、(3)熟食（P168～187）、(4)食養飲料（P188～202）、(5)蔬果汁（P203～214）和(6)湯品（P215～223）。照著下頁表格的進食時間，和從指定類項中選擇喜愛的餐點，即能實踐全營養餐。

另外，起床進食後，可以到戶外的綠樹下做運動，前文提到的深呼吸運動、打太極拳等氣功，都是不錯的選擇。至少要運動30分鐘。也建議一天需有三次的排便，幫助體內毒素排出。這樣的飲食和生活模式，搭配醫師安排的治療與藥物，其他時間好好休息、保持心情愉悅，自癒力自然就能帶領身體回復正軌，遠離癌症，甚至更健康。

六個月全營養餐 菜單建議＋生活模式總整理

時間	菜單內容建議	生活模式
起床	食養飲料 500 cc 或開水 500 cc	
7:00		排便
7:30		在綠樹下運動 至少 30 分鐘
運動後	食養飲料 200 cc 或開水 200 cc	
8:30		排便
早餐	主食＋配菜（生食和熟食）各 1 人份	
10:00	食養飲料 500 cc 或開水 500 cc	
11:00	水果 200 ～ 250 克或蔬果汁 200 ～ 250 cc	
午餐	主食＋配菜（生食）各 1 人份 註 這餐進食量要最多。	
15:00	食養飲料 300 cc 或開水 300 cc	
16:00	食養飲料 500 cc 或開水 500 cc	
17:00	水果 200 ～ 250 克或蔬果汁 200 ～ 250 cc	
晚餐	主食＋配菜（熟食）或湯品各 1 人份 註 這餐進食量要最少。	
20:30	水果 200 ～ 250 克或蔬果汁 200 ～ 250 cc	
21:00		排便
睡前	食養飲料 200 cc 或水果 200 ～ 250 克	

總結

三階段斷食的好處和功效

斷食可為血管大清掃、把體內老、病、廢物細胞排出，促使荷爾蒙分泌，刺激內分泌，恢復五臟六腑機能，也讓皮膚紅潤。不論在心理或生理上，都會至少年輕5歲，且精氣神與往昔大不同！以下分別說明三階段斷食的好處和功效。

階段1 減食

這個階段以強效天然食材淨化體內、排出食品添加物、重金屬毒素，分解殘留在體內的農藥，達到清腸消脂、淨化體內功效。

階段2 蔬果斷食

第二階段因只喝熱湯及果菜汁，消化功能減緩，**排泄功能會大為增強，大量沉著在體內的代謝廢物和毒素得以迅速排除**。同時因處在缺乏食物的緊急事件下，**人體會分泌「荷爾蒙」刺激生命戰鬥，進而促進組織修復及代謝功能**。斷食期間身體吸收不到外來營養，也會去消耗存留在體內的死亡細胞、腫瘤、受傷組織和脂肪沉著物等最下等的物質，等於「焚燒體內的垃圾」。

階段3 輕食斷食

逐漸恢復飲食必須喝的「精力湯」有全方位營養，包含芽菜、蔬果、堅果及其他營養補充品，能提升內臟機能，**促進新陳代謝、活化細胞、啟動自癒力**，有助逆轉疾病。

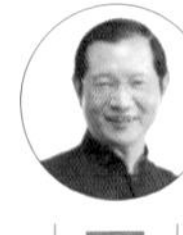

【專欄二】歐陽英的食療小教室

純淨飲食VS其他防癌食療流派

世界上有各式飲食療法。每種飲食療法，都有其理論根據與成功見證。每個人依據自己體質、病情、生活環境、家庭因素、經濟條件、學術背景的不同，會尋求適合自己的飲食療法。不論哪一派飲食療法，都是經由提倡者親身體驗，深受其惠後，用心整理歸納，才公諸於世與人分享的。

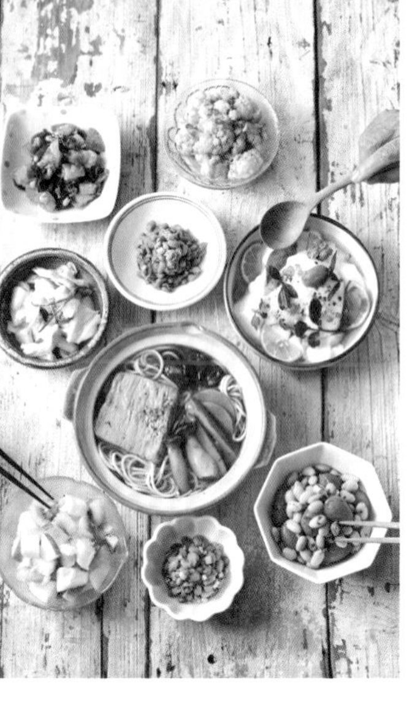

◆葛森療法

源起

德國醫師梅克斯・葛森（1881～1959）所倡創。

理論依據

認為罹患癌症是因為身體正常的鈉鉀平衡被改變，只要回歸平衡，就能找回健康。

治療方法

首要之務是幫病人瀉掉過多的「鈉」。**以低鹽、高鉀、高維生素A、C與有氧化力的酵素食物來達到鈉鉀平衡。**

◆星野式葛森療法

源起

此法延續葛森療法精神。日本精神科醫師星野仁彥發現自己罹患大腸癌後，參考葛森療法並研發改良、親身實踐出更適合現代人作息，不需住院，在家就能執行的療法。

治療方法

謹守**無鹽飲食**、**限制油脂類與動物性蛋白質**、**攝取大量而多種類的果菜汁**，禁止酒精、咖啡因、抽菸、精製砂糖、人工食品添加物（色素、防腐劑等）。

三餐以薯芋類、未精白的穀類如糙米、胚牙米、全麥粉等碳水化合物、豆類、新鮮的蔬菜和水果、堅果類（核桃、花生、杏仁果等）、海藻類為主。

◆濟陽式食療

源起

日本首席抗癌名醫，動過近三千例癌症手術，親自研發。

理論依據

認為降低癌症死亡率最快速、有效的方法，就是以食物營養為最好的藥物。

治療方法

嚴格限制鹽分、動物性食品的攝取，注意檸檬酸循環的異常、活性氧的危害。**改變以肉食為主、鹽分過多的飲食習慣，同時大量飲用蔬果製成的蔬果汁**，就能改善癌症體質。

◆甲田療法

源起

日本斷食博士甲田光雄（1924～2008）所倡導，相信「節食」才是健康的原點。

理論依據

認為「宿便」是萬病之源，宿便在體內被分解時，所產生的有害毒素，會被身體吸收，毒素又再進入血液中，運送至體內各臟器內，形成惡性循環。

治療方法

藉由**斷食**，消化管內的「動能素荷爾蒙」會大量分泌，讓宿便可排出。以少食、食生菜、斷食療法為主。

◆生食療法

源起

安・威格摩爾（Ann Wigmore 1909～1994）博士推動。

理論依據

提倡「食物當良藥」，謹守生食進食原則，虛弱的體質能夠「起死回生」，恢復健康。

治療方法

教人**以生食蔬果、菜芽類、小麥草及適當的運動來治療疾病**，讓現代人深受煎熬的慢性病，或過敏性疾病、體力差、老化等生活型症狀，能獲得良好的改善。

◆歐陽英食療家族的「純淨飲食法」

源起

歐陽食療家族很早就投入健康飲食，並汲取美國安・威格摩爾博士的「生食療法」經驗，再依據台灣人實際生活情形，設計改良推動「純淨飲食」。我的父親歐陽光為了因應生食療法需要，發明了「免電芽菜自動培育機」，並在日內瓦國際發明展覽中贏得發明大獎。二妹歐陽晶也曾前往美國波士頓「H.H.I健康中心」，在那裡待了很長的時間，並在安・威格摩爾博士旗下學習生食療法的臨床與實務。

歐陽食療家族，結合「芽菜培育」技術與「生食療法」，於家族創建的「康麗自然療法健康中心」，並將「生機飲食」概念應用在癌症患者及嚴重慢性病患者身上，重建患者免疫系統，成功幫助許多病人恢復健康。

理論依據

生機飲食的最初理念其實只有四個字——「返璞歸真」。說得更清楚，就是要「慎起居、節飲食」。注重生活模式，比如多做運動、不熬夜等會危害身體健康的事情。留心飲食內容，不暴飲暴食，並需對症飲食。

治療方法

主張**吃新鮮、當令、天然的食物，不論是否有機、生食或是熟食，只要符合天然食材的原則**，不含人工添加物、人工色素、防腐劑、也非加工食品，便可統稱為「純淨飲食」。

第五章

103道食譜＋清洗保存技巧，吃出不再罹癌體質！

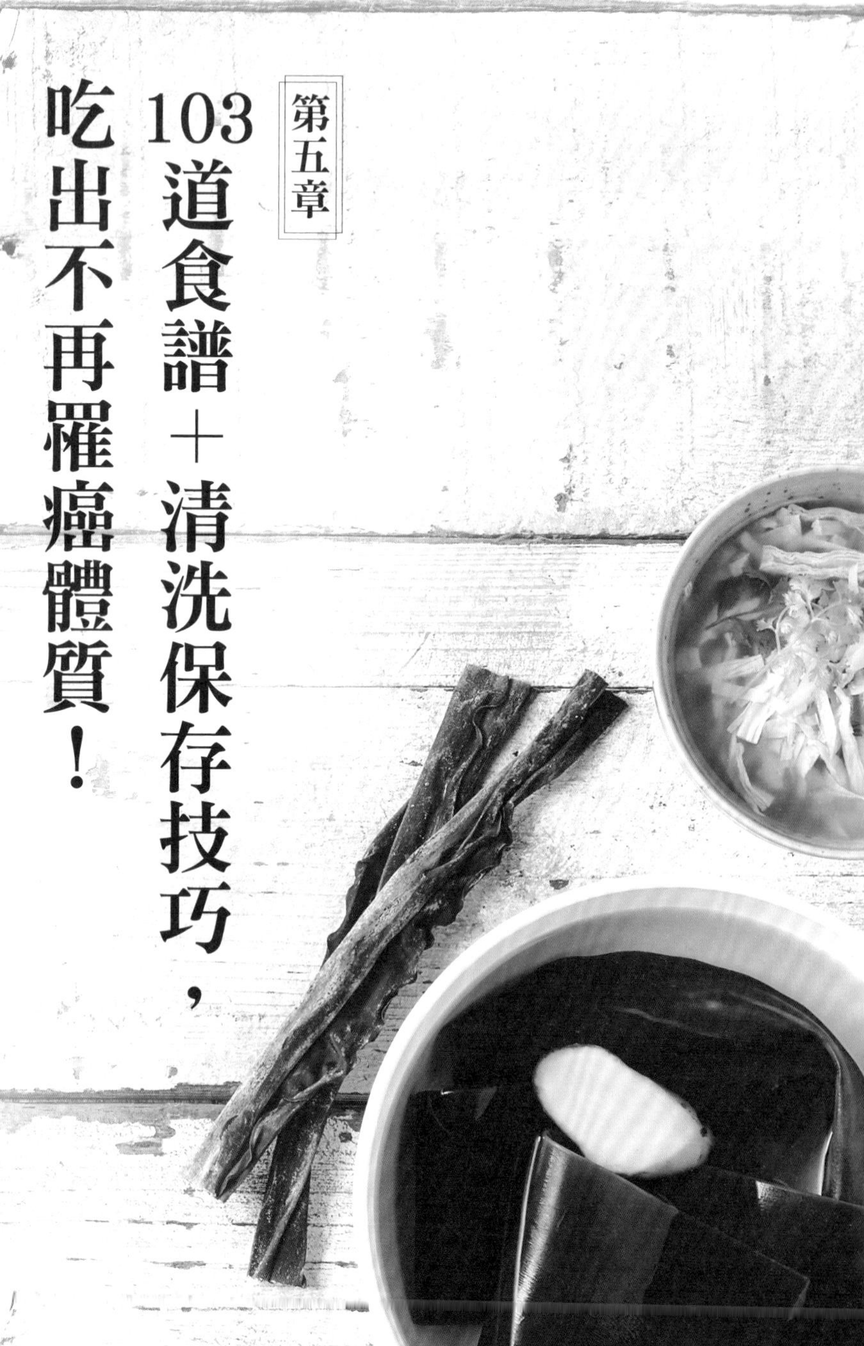

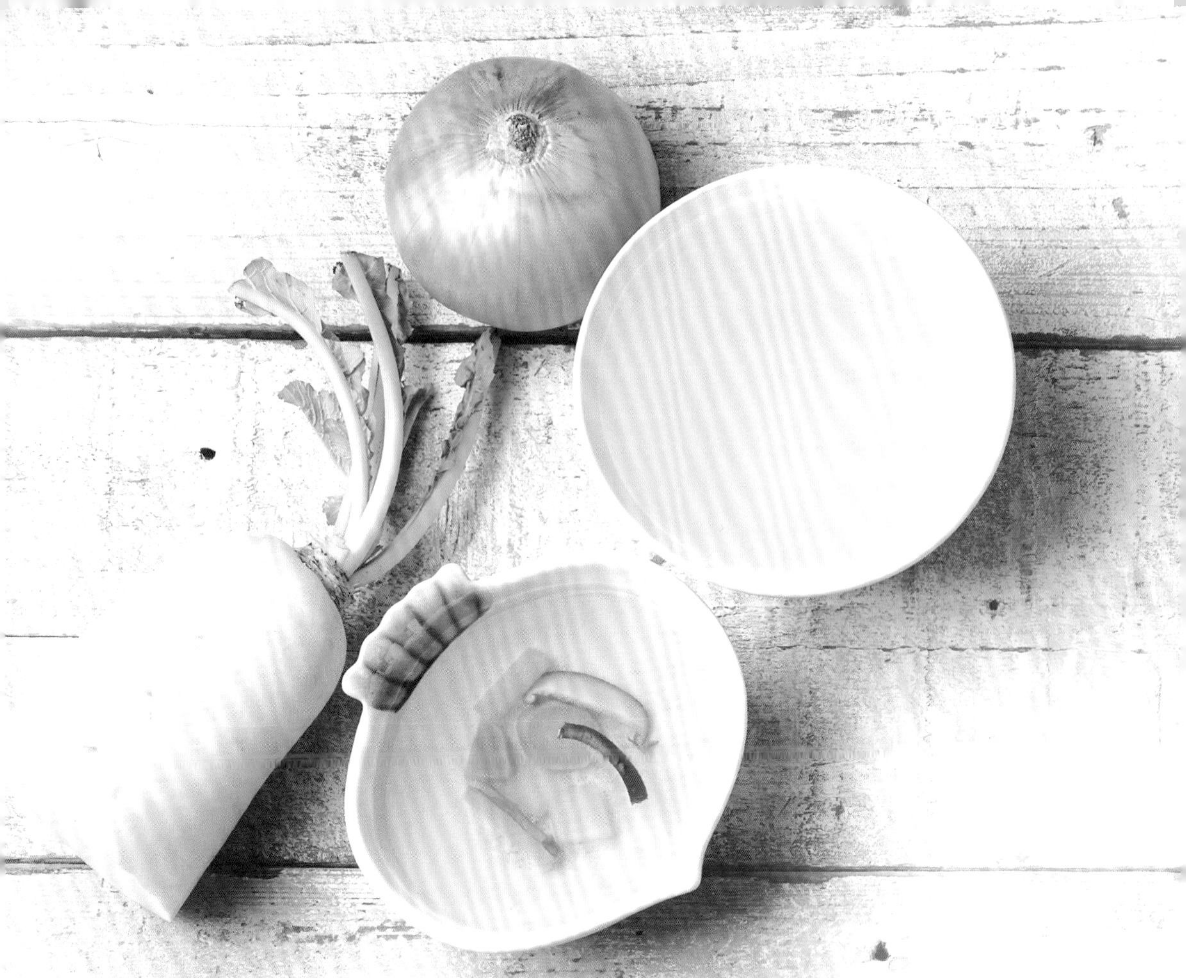

這一章就要來實際執行食療的飲食內容！先學會正確的食材選擇、清理和保存，再動手製作備用料、斷食階段及全營養餐的食譜。每道料理都以「食材天然」、「調味順口味清」、「烹調清蒸、水煮、涼拌為主」三原則設計，不僅營養，還都充滿著好味道。用這103道食譜，幫身體找回健康和元氣吧！

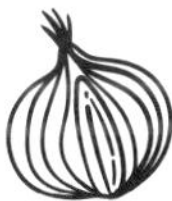

準備篇

買菜也有大學問！挑對蔬果安心吃

蔬果挑選的首要原則就是要「少農藥」，如此不用太繁複清洗，也能吃得放心。再來好吃和新鮮度也很重要，新鮮才能保留最佳養分；口感鮮脆清甜，才不會破壞食欲。以下有7種挑菜方法供大家參考：

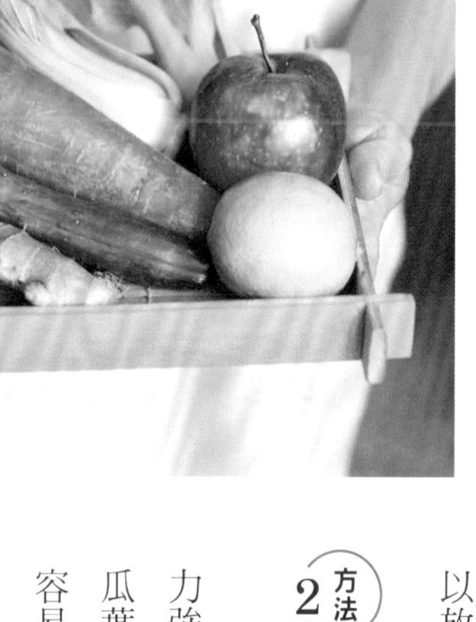

「避開農藥」的選菜妙方

方法1 挑選氣味強烈的蔬菜

特殊香氣的蔬菜，通常蟲子也不愛，如芹菜、韭菜、茼萓、洋蔥和大蒜等，這些都較不易有病蟲害，自然也不會噴灑農藥，可以放心吃。

方法2 易栽培、生長的野菜

容易栽培的蔬菜，如莧菜，抵抗蟲害能力強，不用灑農藥就能生生不息，其他如地瓜葉、龍鬚菜、紅鳳菜等都是蟲子不愛吃且容易生長的蔬菜，自然是較安全的選擇。

方法3 吃當季蔬果

當季盛產的蔬果，往往能順時生長，蟲害少、品質優良且營養多。反之，違反時令的蔬果，可能使用「強制催花法」，噴灑植物荷爾蒙，導致農藥殘留的可能性增加。為了保鮮，也會使用各種化學藥劑。

方法4 颱風天買菜要小心

颱風前夕為了搶收蔬果，容易在噴藥不久即提前採收，農藥殘留的機會相對升高。

方法5 當心太漂亮的菜

外觀完美、碩大的蔬果，很可能都是噴藥的結果。宜找有信用或熟識的商家購買。

方法6 使用套袋的水果較安心

在結果期間使用「套袋」的水果，因有袋子的隔離，能隔離農藥，降低殘留機率。如葡萄、楊桃、芭樂、蓮霧等都是。

方法7 選購有品牌的安全蔬果

購買民間或政府單位驗證合格的蔬果，如吉園圃及有機農產品。雖然合於標準也不代表農藥殘留量為零，但至少可以不必擔心蔬果噴灑了被禁止使用的農藥。最後如果還是不放心，可以選擇需削皮、剝皮的水果，吃進殘留農藥的機率自然低。

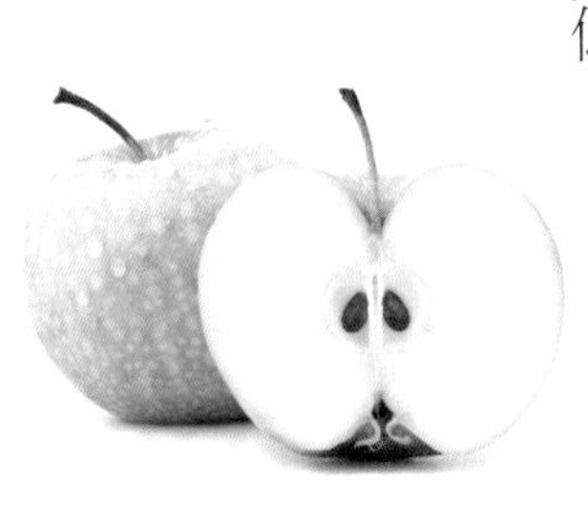

這樣挑蔬菜，最新鮮！

蔬菜要挑選根莖飽滿、莖葉新鮮的優良蔬菜，發黃、發皺的不宜食用。另外也不要挑選顏色太鮮豔、形狀或氣味不佳的蔬菜，很可能都添加了化學藥劑。

葉菜類的挑選重點以菜葉肥大、葉面光滑者為佳；芹菜、蘆筍、蔥、洋蔥等**食用莖部的蔬菜，要選擇形狀飽滿、結實且無受傷、無腐爛頹軟者；瓜果類：**如苦瓜、茄子、青椒、番茄等，**要挑選顏色鮮明、無斑點、飽滿、肉厚、蒂頭鮮綠、無外傷者；豆莢、種子類以色澤自然、表皮光滑、不會乾乾扁扁者為優**。

乾香菇要以菇形完整厚實、乾燥度佳、表面帶有深褐色、菇傘有花型裂紋、傘內呈米白色，且**聞起來有自然香氣者為優**。傘內過白或有黑點的菇類，則屬劣等品。若表面摸起來粉粉的、不酥脆，就是受潮發霉了。黑木耳則應挑選沒有異味、顏色不會特別鮮明者。

小叮嚀

買蔬果也要看產地！

買菜時可多留心產地，最好不要挑選排煙工廠、火力發電廠、焚化爐旁等在戴奧辛落塵處附近所栽種的蔬果。

另外，**易遭蟲害的蔬果**，如：高麗菜、芥藍菜、花椰菜、小白菜、玉米等，若是屬室外種植的，沒灑農藥幾乎無法收成，所以建議到熟悉的有機店購買比較安全。

水耕蔬菜若使用的培養液是化學肥料配方，使用過的廢液容易造成環境二次汙染，購買前為了環境，也要慎選。

「看・聞・拍」三妙招，買對香甜水果不出錯！

水果熟成的現象，包括果形變大、重量增加、質地變軟、果皮轉色、香氣變濃，有這些狀態即表示可以食用，這時候吃起來的糖度會增加、酸度減少、苦澀味也會消除。那如何在茫茫水果海中，選到最香甜好吃的呢？用下面方法試試看吧。

妙招 1 辨果色

水果若隨著成熟度增加，「類胡蘿蔔素」含量會增多，而使水果由綠轉橙黃色，如香蕉、橘子等；或「花青素」增多而使水果呈紅色、紫色，如蘋果、葡萄等。所以，**當這類水果的顏色愈深，表示越接近熟成，甜度愈高**。

妙招 2 聞香氣

熟成的水果會散發出特有的果香味，可以聞聞看水果的底部，如果香氣愈濃，表示水果愈甜，如香瓜、鳳梨。

妙招 3 試重量、摸軟硬

將水果分別置於左右手**上比較重量，或用手掌輕拍聽聲音，較重或聲音清脆者，水分通常較多**。水果半成熟時通常脆而硬，之後才會變軟，可以依喜好口感選擇食用的時間。但建議木瓜通常要在肉質變軟時食用，蘋果則適合在半成熟時食用。

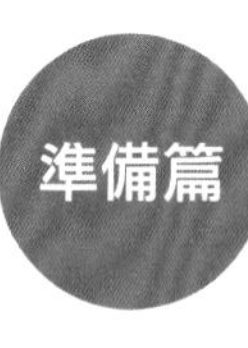

泡・沖・刷・切4字訣，把農藥和病菌清洗乾淨

很多人不知道，健康出問題其實和「飲食不潔」有很大的關係，特別是蔬果，一定要清洗乾淨，以免農藥和病菌汙染身體。

水溶性農藥的清洗方法

「水溶性農藥」多為讓蔬果不生病的「殺菌劑」，附著在表面，而正確的水洗步驟如下：「浸泡15分鐘↓以流動小水沖洗↓轉流量大的水並用軟毛刷刷洗↓切除蒂頭與根部」。

清洗的時候皮還不能去掉，且「浸泡」必須在滿水的盆子裡，接著再打開水龍頭，水量不大不小使之呈一直線，讓水不斷流動，如此浸泡15分鐘，可帶走表面大部分農藥。再進行沖洗、刷洗及切除蒂頭等動作。刷洗可使用海綿刷或軟毛刷，同時把菜葉上的蟲卵和汙穢都刷除。

脂溶性農藥的清洗方法

「脂溶性農藥」多半是「殺蟲劑」，會緊黏在蔬果外皮，不容易被水沖掉，因此需去皮者，要先去除外層皮，葉菜類則剝去外葉。若有凹陷、根蒂處都需先切除，再用小蘇打粉浸泡，最後沖水。

滲透性農藥的清洗方法

「滲透性農藥」雖也屬水溶性，但會滲透進蔬果裡面，**因此洗淨後必須切好，放點**

鹽汆燙30秒以釋出有毒物質，汆燙同時務必打開鍋蓋，讓農藥分解蒸發掉，並倒掉湯汁。農藥因屬於有機化合物，高溫會使其分解。綠花椰菜和白花椰菜、芹菜、四季豆、豇豆等都應該如此處理。

放置通風處，能幫助分解農藥

不容易腐爛的瓜果、蔬菜，如胡蘿蔔、白蘿蔔、南瓜、洋蔥、芋頭、瓠瓜等，可以放置在室溫下的通風處保存，讓蔬果用本身的酵素分解殘留農藥。但葉菜類不建議。

小叮嚀

蔬果清潔劑要慎選！

若要使用**「食用級蔬果清潔劑」**，建議慎選成分天然、100%食用級產品，以免反而吃進更多化學物質。此外，清潔蔬果時**不宜只用鹽水泡**，這樣無法洗掉農藥，洗淨力也很低。此外，**洗米水不能拿來洗菜**，因為米本身也可能有農藥殘留。

記得四字訣，簡單吃安心！

泡 浸泡在滿水的盆子裡15分鐘。

沖 以流動的小水沖洗。

刷 用海綿刷或軟毛刷刷洗。

切 若有蒂頭，切除即可。

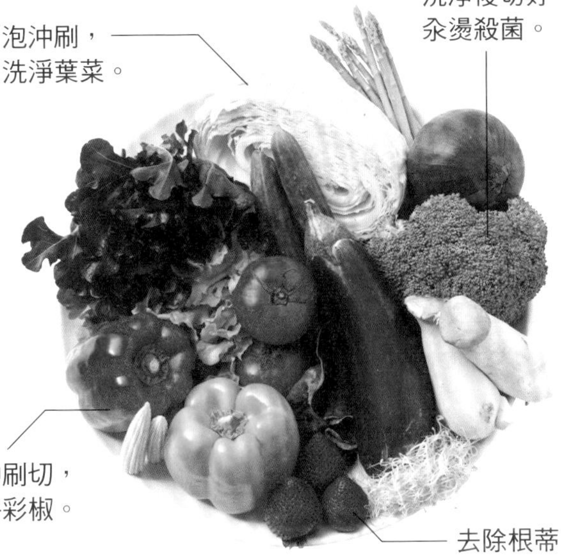

洗淨後切好，汆燙殺菌。

泡沖刷，洗淨葉菜。

泡沖刷切，洗淨彩椒。

去除根蒂，用小蘇打粉浸泡再沖水。

注意! **不同的農藥，該怎麼洗淨？**

	農藥特性	清洗方法	適用的蔬果
水溶性農藥	會附著在表面的農藥，如「殺菌劑」。	先浸泡 15 分鐘→以流動小水沖洗→開大水並用軟毛刷刷洗→最後切除蒂頭與根部。	葉菜類 青椒 彩椒 瓜果 茄子
脂溶性農藥	緊黏在蔬果外皮的農藥，不易沖洗掉，如「殺蟲劑」。	需去除外皮、外葉和凹陷及根蒂處，用小蘇打粉浸泡後再沖水。	包葉菜 葡萄 草莓
滲透性農藥	也屬水溶性，但會滲透進蔬果裡。	洗淨後切好，放點鹽汆燙 30 秒以達到殺菌消毒效果。	花椰菜 芹菜 四季豆 豇豆

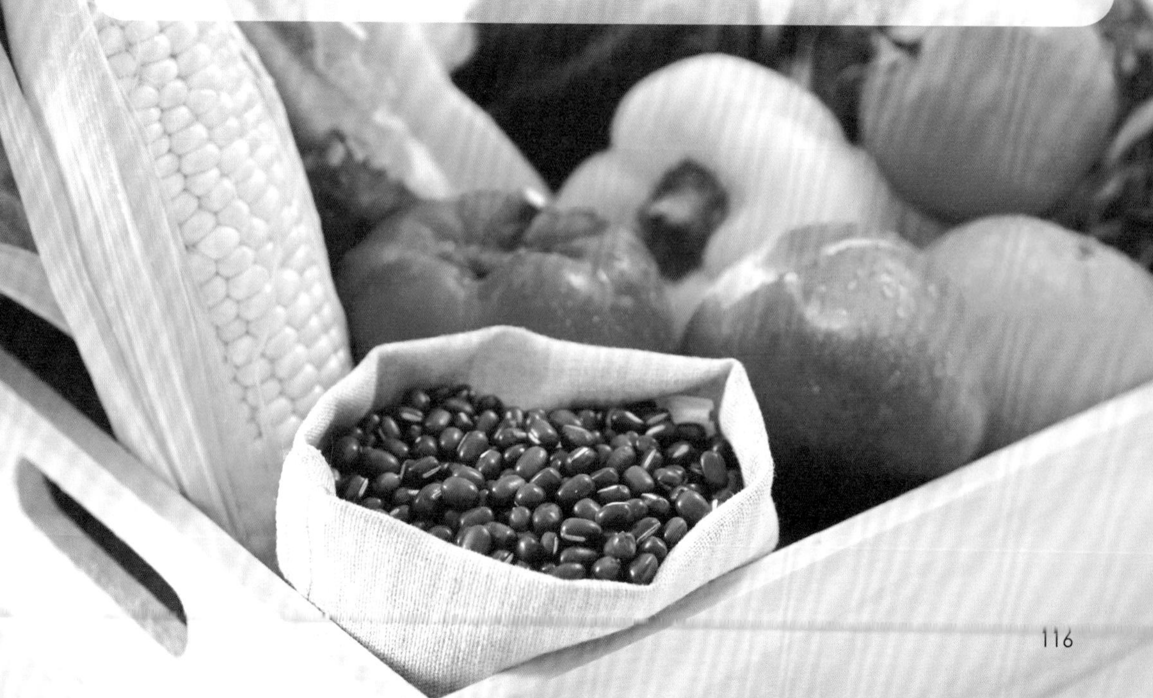

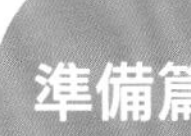

保存食材有妙方，讓蔬果維持鮮度

不是所有的蔬果都必須要放冰箱保存，下面接著說明保存食材的訣竅，照著做就不怕蔬果不新鮮，或變硬、變色了。

「葉菜類」直立豎放

菠菜、茼蒿、小白菜、蔥、青蒜等葉菜類蔬菜，在採摘後仍會繼續垂直生長，所以若平放，會導致莖葉彎曲、變形，然後開始萎倒。因此，將根莖朝下、葉片朝上放，可以保存住更多的葉綠素、維生素和水分。

「未熟的水果」放置常溫

水果如果買了但尚未熟成，應先放置於室溫下，等熟度夠了再放入冰箱保存。如酪梨、奇異果、柿子、木瓜這類水果皆是。

運用保鮮袋保存

使用保鮮袋、紙袋、白報紙或鋁箔紙包住蔬果，再放入冰箱保存，可以有效防止養分和水分的流失，如花椰菜、小黃瓜、青椒、番茄、蘋果、梨等薄皮水果，很適合這麼做。包裝時可先噴一點水在外皮，以免外皮變硬，影響口感。

汆燙保鮮

將蔬菜洗淨切好後，放點鹽汆燙30秒，瀝乾水待涼後再裝進密封容器中，放入冷藏。除了可以殺菌，還能防止蔬菜熟成變黃、變老。花椰菜、四季豆、青豆都適合此方式。

放置冷藏與冷凍

在攝氏0～4度的溫度下，能夠減緩蔬果成熟速度，減少腐敗的機會，也是最常見的保存方式。適合的水果有桃子、桑椹、李子、櫻桃、芭樂、葡萄、蓮霧、草莓、火龍果等，還有所有的葉菜類、瓜豆類、馬鈴薯和菌菇類皆合適。

此外，冰箱裡水果和蔬菜要分開放，因為很多水果會釋放乙烯氣體，加速蔬菜腐壞且流失風味。

擺放於陰涼處

含糖分較多、表皮較硬且厚的蔬菜，如地瓜、蓮藕、芋頭、馬鈴薯等，可直接放在陰涼處，放冰箱反而容易壞掉或發芽。

蔬果這樣保存最新鮮！

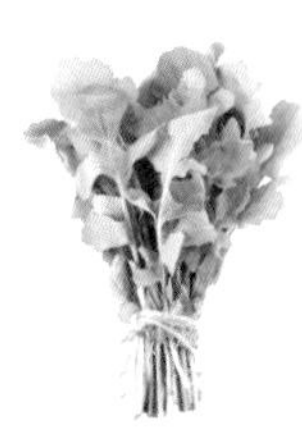

葉菜類

直立擺放於冷藏，要與水果分開。

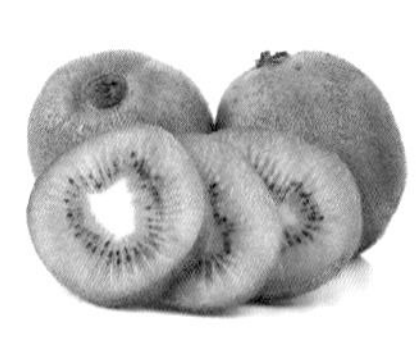

水果類

①**一般水果：**放置冷藏或冷凍。水果未熟成時要放於室溫。

②**薄皮水果：**用保鮮袋、紙袋、報紙或鋁箔紙包住，再放入冰箱。

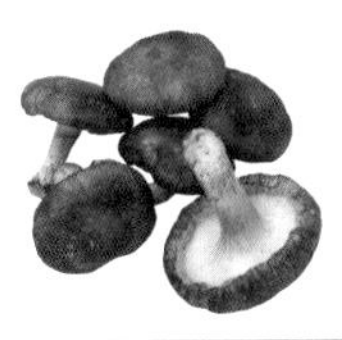

菌菇類

放置冷藏或冷凍。

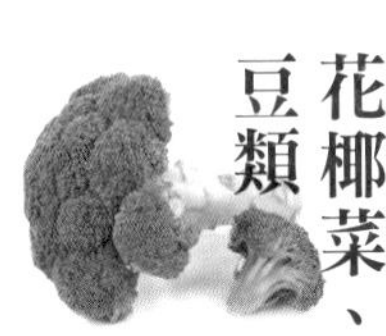

花椰菜、豆類

放點鹽汆燙30秒，裝進密封容器再放入冷藏。

香料類

①**蔥、青蒜：**直立擺放於冷藏。

②**薑、蒜、辣椒：**放於室溫下，避免接觸水氣。

③**香草：**少量可用濕紙巾包住，放進夾鏈袋中，再於冰箱冷藏；整株可以插入裝水的容器，置於通風且光線充足處。

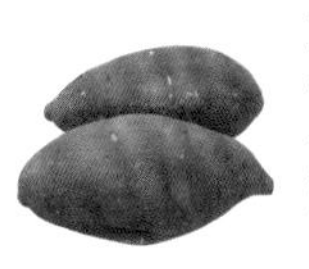

根莖類

擺放於陰涼處。

實作篇

食譜使用說明

步驟2／全營養餐 主食
15
豆包年夜麵
材料（1人份）
乾麵條70克、熱昆布高湯500cc、滷豆包1片、滷香菇2朵、滷杏鮑菇2片、滷胡蘿蔔3片、滷小黃瓜2片。
調味料
醬油1大匙、鹽1/2小匙、白胡椒粉適量、七味辣椒粉適量。
作法
①沸水投入麵條煮熟，備用。
②所有調味料放入碗中，加入熱昆布高湯，再將煮熟的麵條撈入同碗。
③將滷好的豆包、香菇、杏鮑菇、胡蘿蔔、小黃瓜鋪在上方即可。
④可依個人口味加蔥花、韭菜、芹菜或香菜等（分量外）。
小叮嚀
①滷料依家裡現有的使用。
②昆布高湯作法請參閱P122。
148

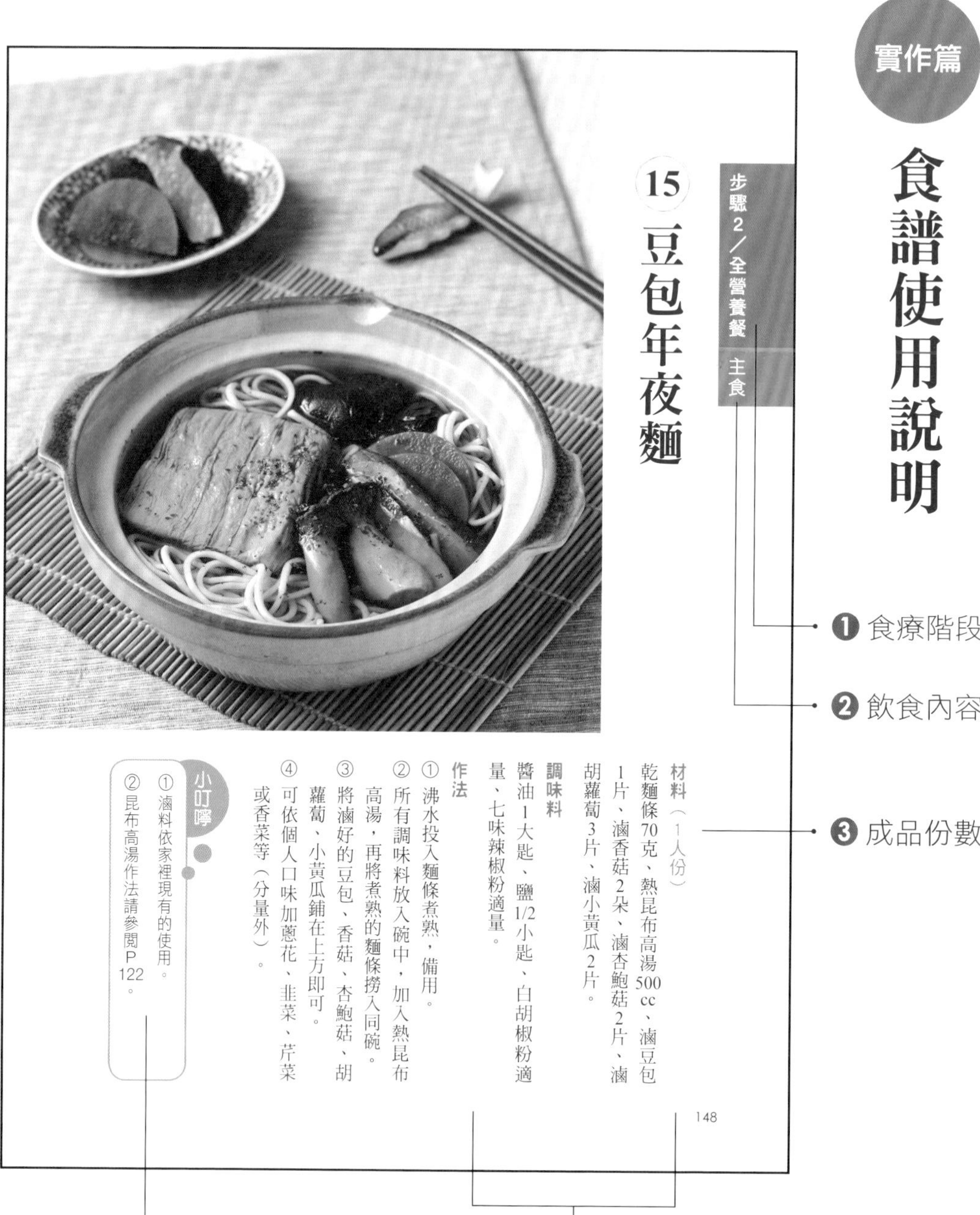

❶ 食療階段

❷ 飲食內容

❸ 成品份數

❹ 材料與調味料

❺ 飲食宜忌、料理祕訣

❶ 食療階段

純淨飲食法分為兩步驟，先進行30天斷食飲食，再進行6個月全營養餐。依據自己的食療進程，找到對應的食譜製作。

❷ 飲食內容

進行到「全餐」的食療方時，每天要吃的內容包括：主食、生食、熟食、食養飲料、蔬果汁和湯品。依照P101安排的時間點，選擇對應類項中喜歡的食譜製作。30天的斷食因為有分三階段，也會在這裡輔助說明。同樣的飲食內容會以相同顏色標註，方便大家查找。另外，「半生食」指料理中部份為生食，一樣可當作「生食」時的餐點使用。標註中食養飲料會簡稱為「飲料」。

❸ 成品份數

有特別標註份數的料理，即是為了方便製作，不是一人份。可與家人分享或留做下一餐食用。

❹ 材料與調味料

分量中1小匙＝5 ml；1大匙＝15 ml。食材也別忘了參照本章的準備篇，耐心挑選和清洗！

❺ 飲食宜忌、料理祕訣

小叮嚀的內容也要多留心！這邊提醒大家該道料理是有些疾病不能食用的，或是建議食用的頻率。也有讓料理更美味的小撇步，亦推薦能自由變化的替換食材。

讓料理更好吃的三款備用料

下面三道備用料，會應用在之後的食譜中，做為湯底、醬汁或飲料基底。建議可以一次準備比較大的量，於冰箱存放，方便料理時直接使用。

1 昆布高湯

材料

昆布10克、水1000cc。

作法

昆布不需要洗，以乾布輕輕擦拭過即可。加水煮開後，再以小火煮5分鐘，即成鮮甜的昆布高湯。

效果

促進排便，使皮膚更光澤細膩。

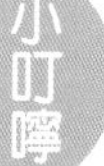

①昆布可在有機、生機店購買。

②可用來煮湯、煮麵及炒菜，任何鹹味的醬料、醬汁裡的水，皆可以昆布高湯取代。

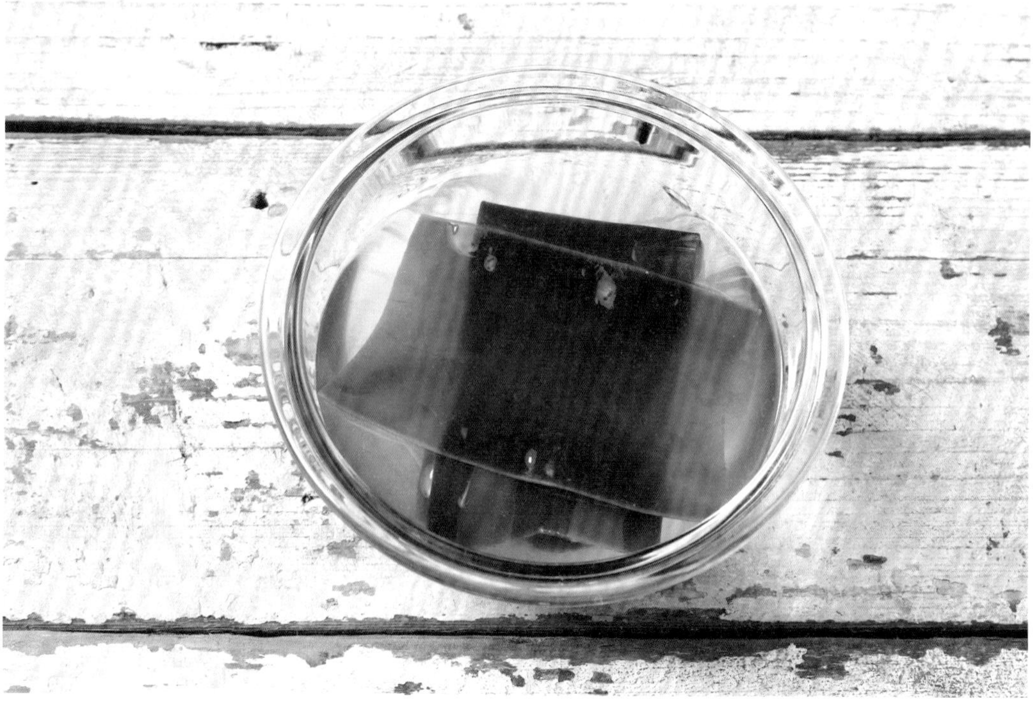

2 堅果酸奶

材料
腰果50克、去皮綠奇異果80克、鳳梨果肉150克、冷開水100cc、檸檬汁1大匙。

作法
上述材料全部放入調理機中，打至綿細即可。

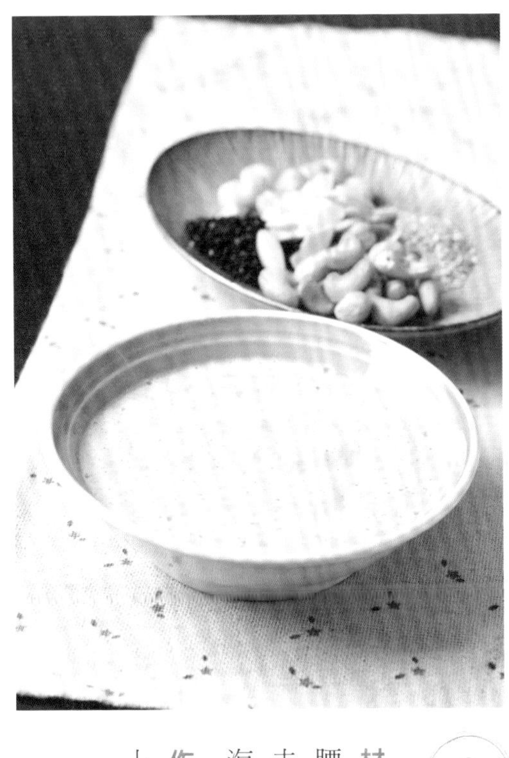

3 堅果沙拉醬

材料
腰果60克、白芝麻1大匙、去皮和籽的蘋果120克、檸檬汁2大匙、海鹽1/2小匙、蒸熟的地瓜3大匙、冷開水50cc。

作法
上述材料全部放入調理機中，打至綿細即可。

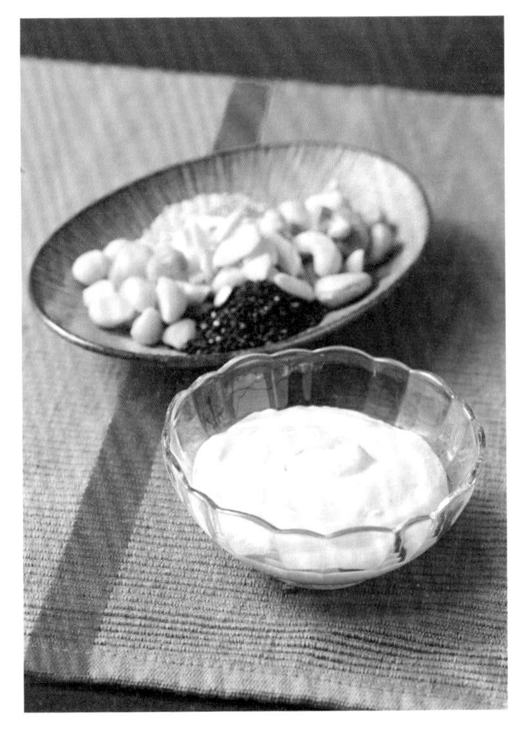

① 雜糧腰果地瓜奶

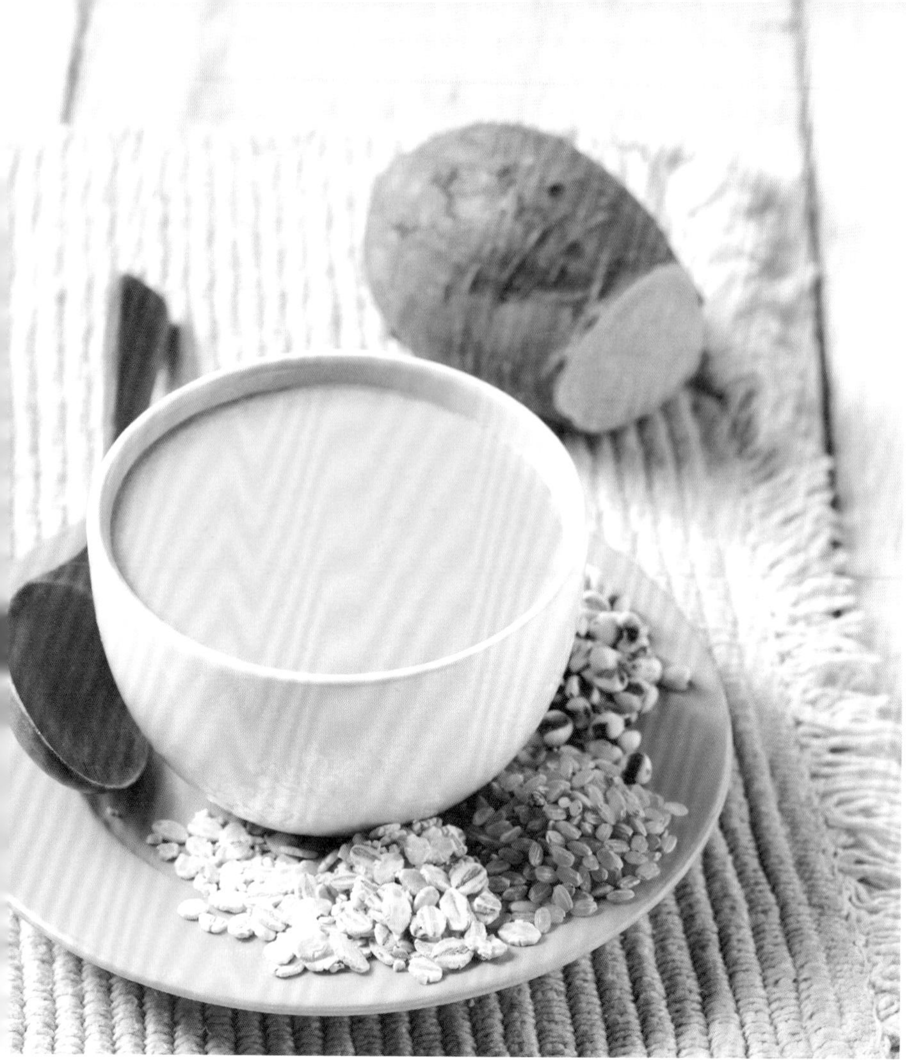

材料

糙米25克、薏仁25克、燕麥25克、腰果3粒、去皮切塊地瓜150克。

作法

全部材料洗淨，加水800cc煮熟（大火滾後，小火再煮30分鐘），再用調理機攪拌成泥，即可趁熱飲用。

功效

排除腸道宿便、增元補氣、淨血脂。

小叮嚀

配合斷食第一階段的食療規劃，在週一、三、五的三餐食用。既無鹽、無糖、無油，也不用調味，就有自然香甜，且能兼顧營養。卡路里還很低，有助控制體重。

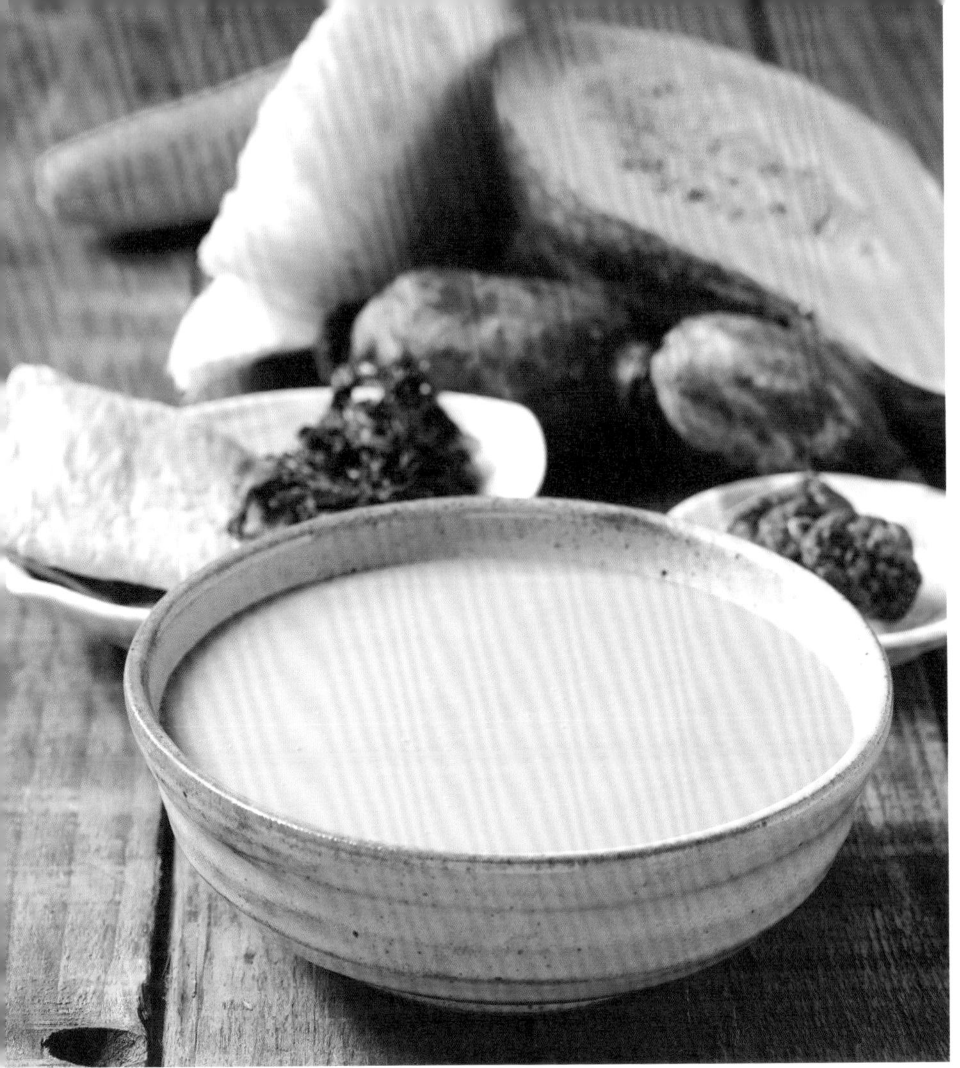

2 南瓜蔬菜泥

材料

胡蘿蔔50克、去籽南瓜150克、蓮藕50克、高麗菜50克、海苔約1/8張、香菇4朵、豆皮100克。

作法

全部材料加水600cc，以大火煮滾後，小火再煮10分鐘至熟，再用調理機攪拌成泥，即可趁熱食用。

功效

改善便秘、增元補氣。

小叮嚀

配合斷食第一階段的食療規劃，在週一、三、五的三餐食用。週二、四、六、日也可用同樣的作法，把食材替換成地瓜等根莖類，以強化體力。

1 半枝蓮白花蛇舌草茶

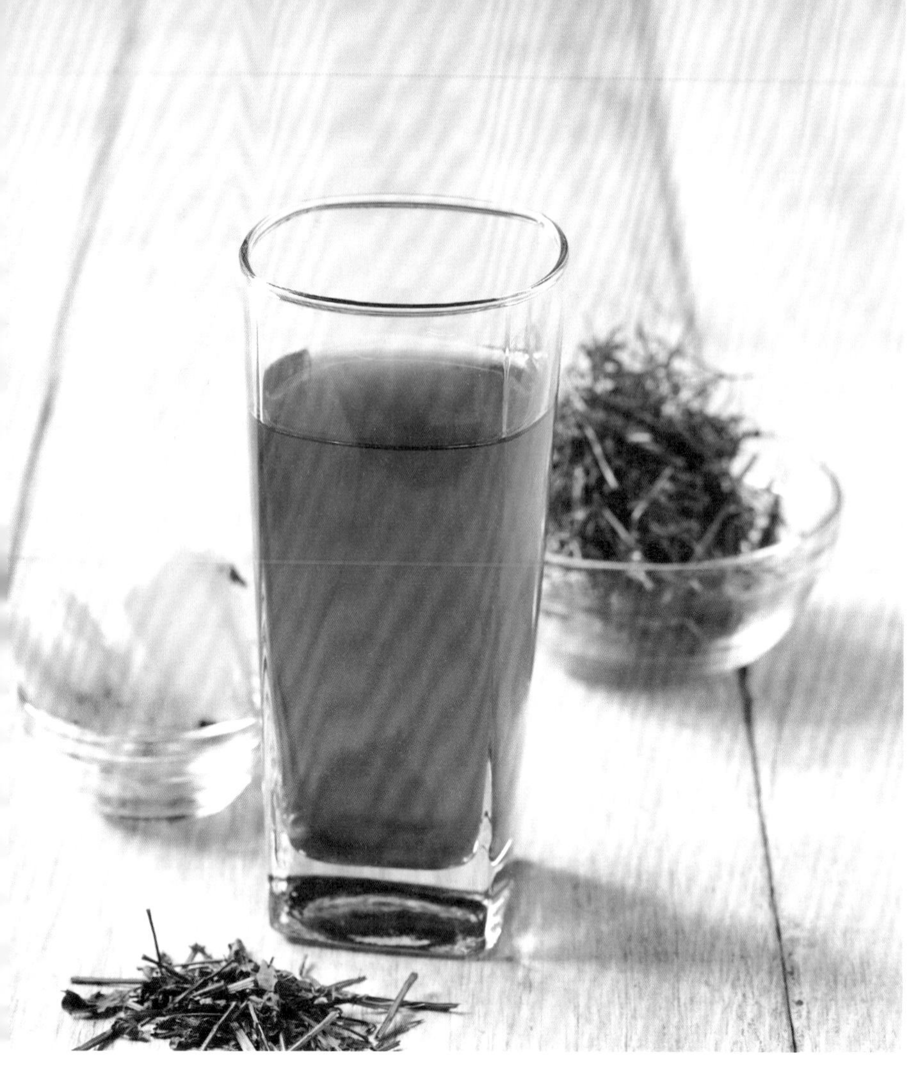

材料

半枝蓮乾品1兩、白花蛇舌草乾品1兩、生薑5片。

作法

①所有材料洗淨，加入3750 cc的水煎煮1小時，濾渣後即可當作茶飲飲用。

②可再煎煮第二次，取藥渣加水2500 cc，煮滾後再以小火煮1小時，濾渣後即可當茶飲。

功效

降火消炎。

小叮嚀

①建議連喝3天後要停1天。尿毒症患者不宜飲用。

②半枝蓮和白花蛇舌草皆可在中藥店購得。

2 魚腥草紅棗湯

材料

魚腥草（乾品）75克、紅棗15粒。

作法

①魚腥草洗淨後置於鍋內，紅棗洗淨切開去籽，同放於鍋中。

②加入3000 cc水，直接以大火煮滾後，轉小火續煮20分鐘，濾渣後即可飲用。

功效

利尿排毒、改善過敏體質。

小叮嚀

①在斷食的第二階段和第三階段，這道都適用。

②這道適合寒性體質者。熱性體質者可以把紅棗改成薄荷。

③請注意紅棗可以煮湯，但煮完的紅棗癌症患者不宜吃。

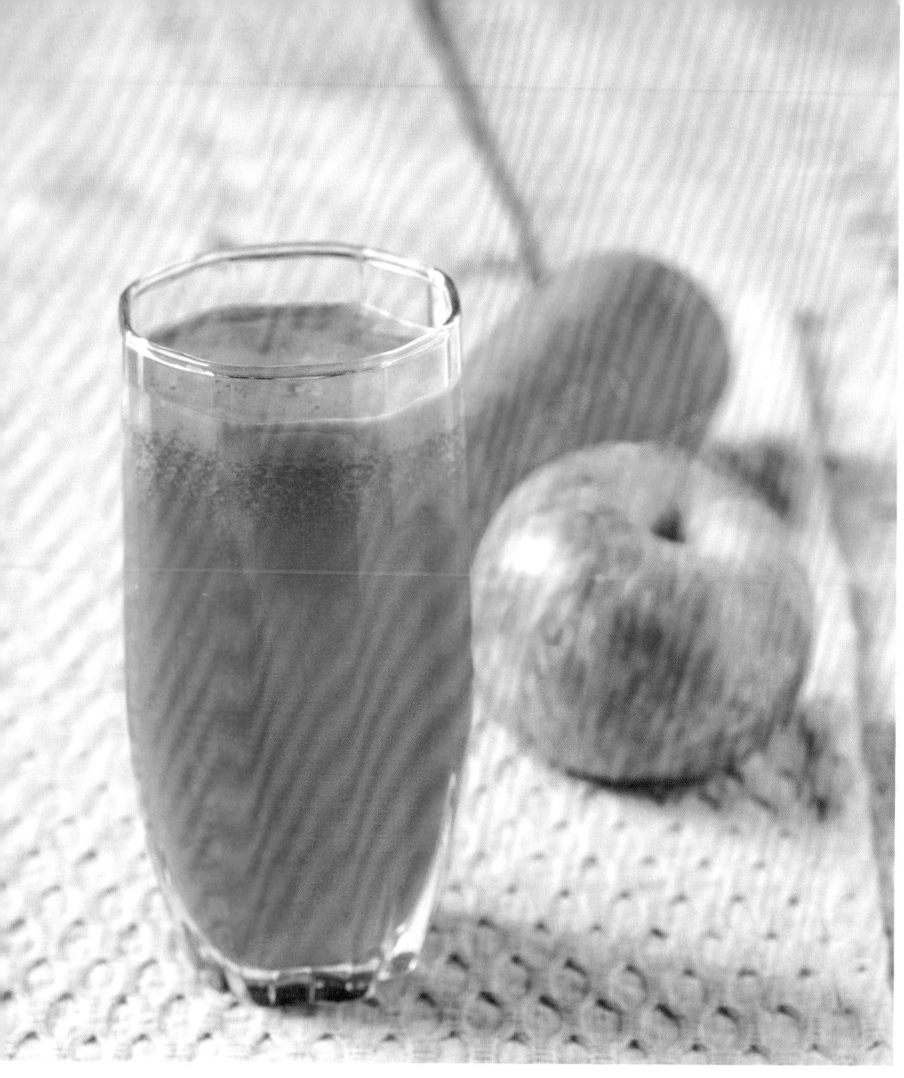

3 胡蘿蔔蘋果汁

材料

胡蘿蔔1條、蘋果1個。

作法

①蘋果去皮和籽並切塊，胡蘿蔔削皮、切塊。

②將蘋果、胡蘿蔔分別以分離式榨汁機榨出原汁拌勻飲用。

功效

整腸健胃，也有助改善視力減退、頭暈、貧血。

應用

①同樣作法，材料改成胡蘿蔔1條，即完成**胡蘿蔔原汁**。

②同樣作法，材料改成蘋果1個，即完成**蘋果原汁**。

小叮嚀

胡蘿蔔若要連皮食用，一定要買有機的。此外，過量食用胡蘿蔔會導致色素沉澱，皮膚出現黃色，因此建議連喝三天要停一天。此飲料因為含鉀量較高，腎功能不全者應少吃。

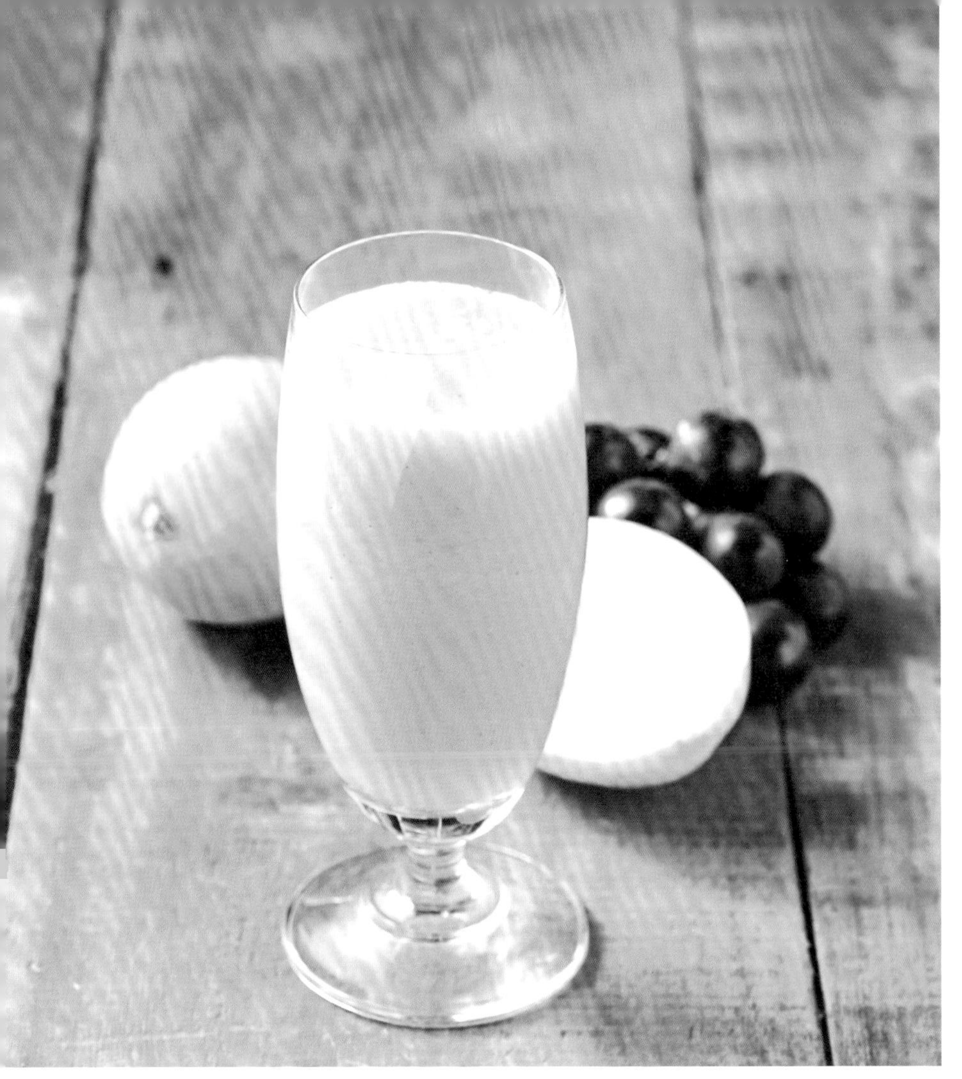

4 高C果汁

材料

柳橙2個、檸檬1粒、葡萄15粒。

作法

① 將柳橙、檸檬徹底洗淨，均去外皮但要保留白色內皮，切塊後用分離式榨汁機榨取出原汁。

② 葡萄洗淨後去皮、去籽，再將葡萄肉與柳橙、檸檬汁用果汁機攪勻，趁鮮飲用。

功效

有助退燒、增強免疫力、清除肺部累積之毒素。

應用

① 同樣作法，材料改成柳橙3個、檸檬1/2粒，即完成**柳丁原汁**。

② 同樣作法，材料改成葡萄30粒、檸檬1/2粒，即完成**葡萄原汁**。

小叮嚀

適量喝才有益，建議若連喝六天時宜暫停一天。

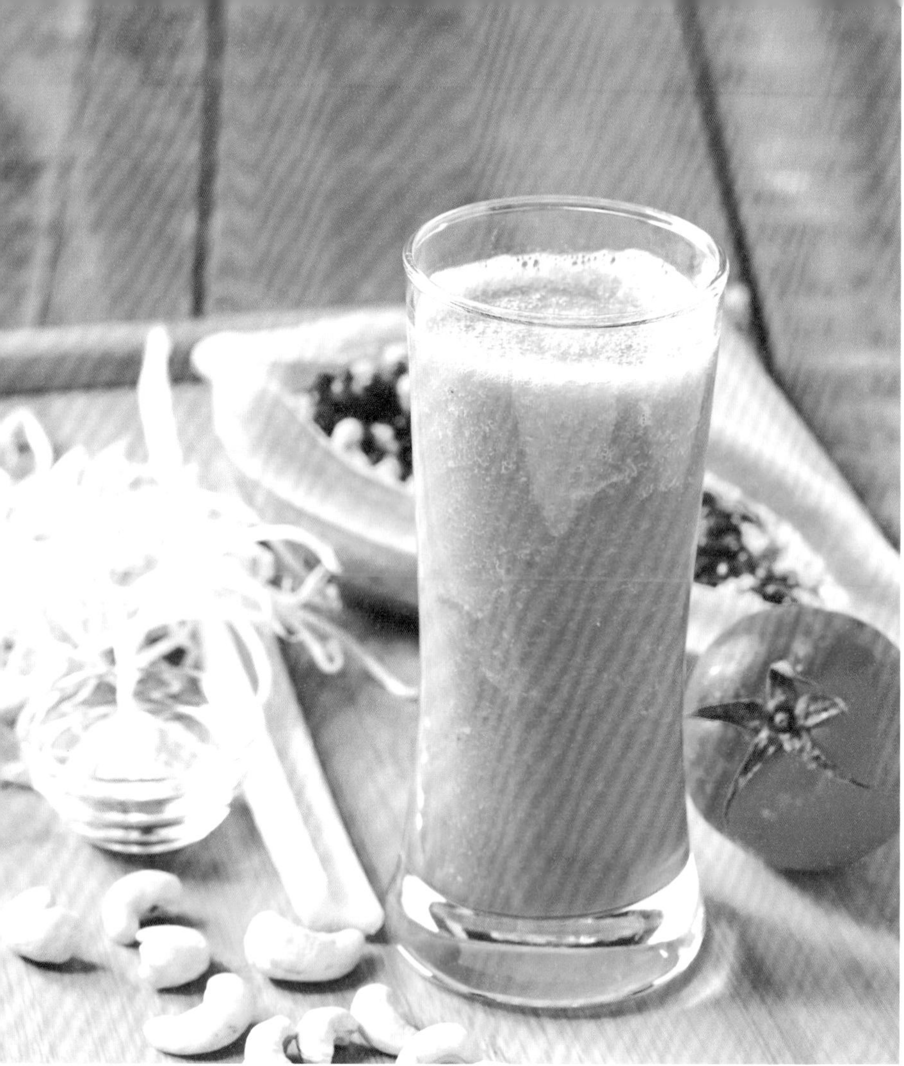

1 降壓降脂五全精力湯

材料

綠豆芽50克、西洋芹2片（約150克）、番茄（大粒）1個、木瓜（小）1個、鳳梨200克、腰果5粒、麥苗粉3克。

作法

① 綠豆芽洗淨，西洋芹洗淨後切段、番茄洗淨後切塊、木瓜去皮、去籽並切塊，鳳梨去皮後切塊。

② 腰果洗淨後用滾水燙過以滅菌。

③ 所有材料放入調理機（破壁機），加冷或溫開水300 cc充分打勻，即可趁鮮飲用。

功效

改善心腦血管疾病，有助通便排毒、淨化血液。

小叮嚀

綠豆芽可依喜好換成其他種類芽菜。

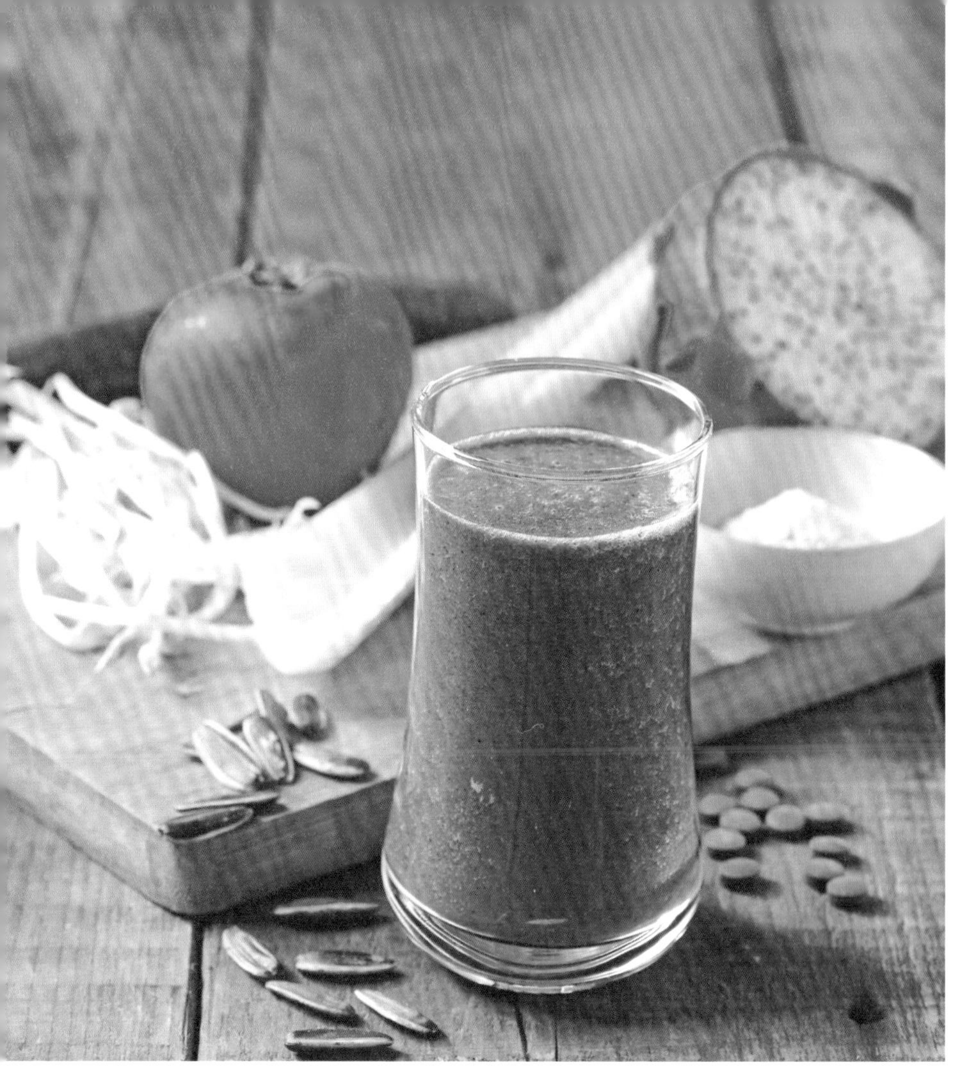

2 降血糖五全精力湯

材料

綠豆芽50克、小黃瓜1條、西洋芹2片、番茄（大粒）1個、白肉火龍果1個、葵瓜子5克、螺旋藻3克、麥苗粉3克、冷（溫）開水300 cc。

作法

① 蔬果皆洗淨，火龍果去皮並切塊、西洋芹切段。

② 所有材料放入調理機（破壁機），加冷或溫開水300 cc充分打勻，即可趁鮮飲用。

功效

通便排毒、降血糖。

小叮嚀

綠豆芽可依喜好換成其他種類芽菜。

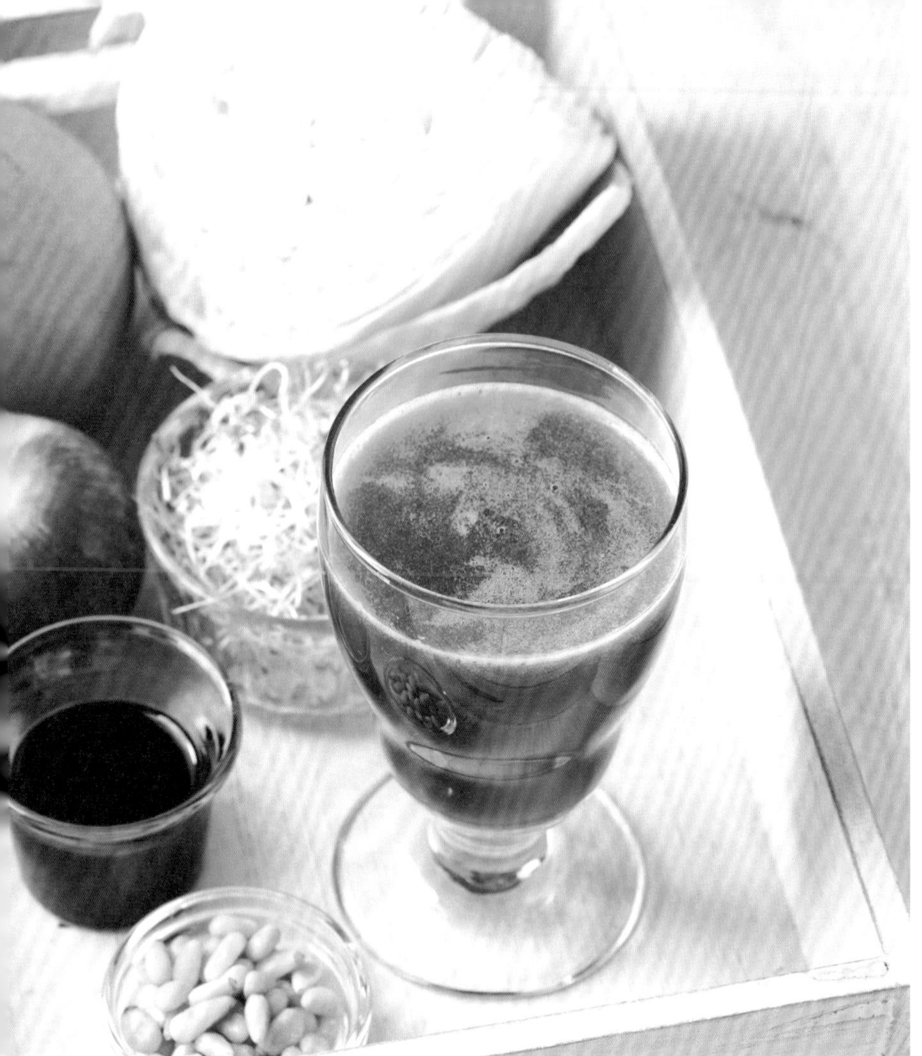

3 逆齡五全精力湯

材料
苜蓿芽50克、有機萵苣100克、蘋果1個、梨1個、腰果10克、松子15克、酵素液（甜度低的）30cc。

作法
① 蔬果洗淨，蘋果及梨子去皮、去籽。
② 所有材料連同酵素液放入調理機，加冷開水300cc，充分攪打後，趁鮮飲用。

功效
通便排毒。

小叮嚀
苜蓿芽可依喜好換成其他種類芽菜。

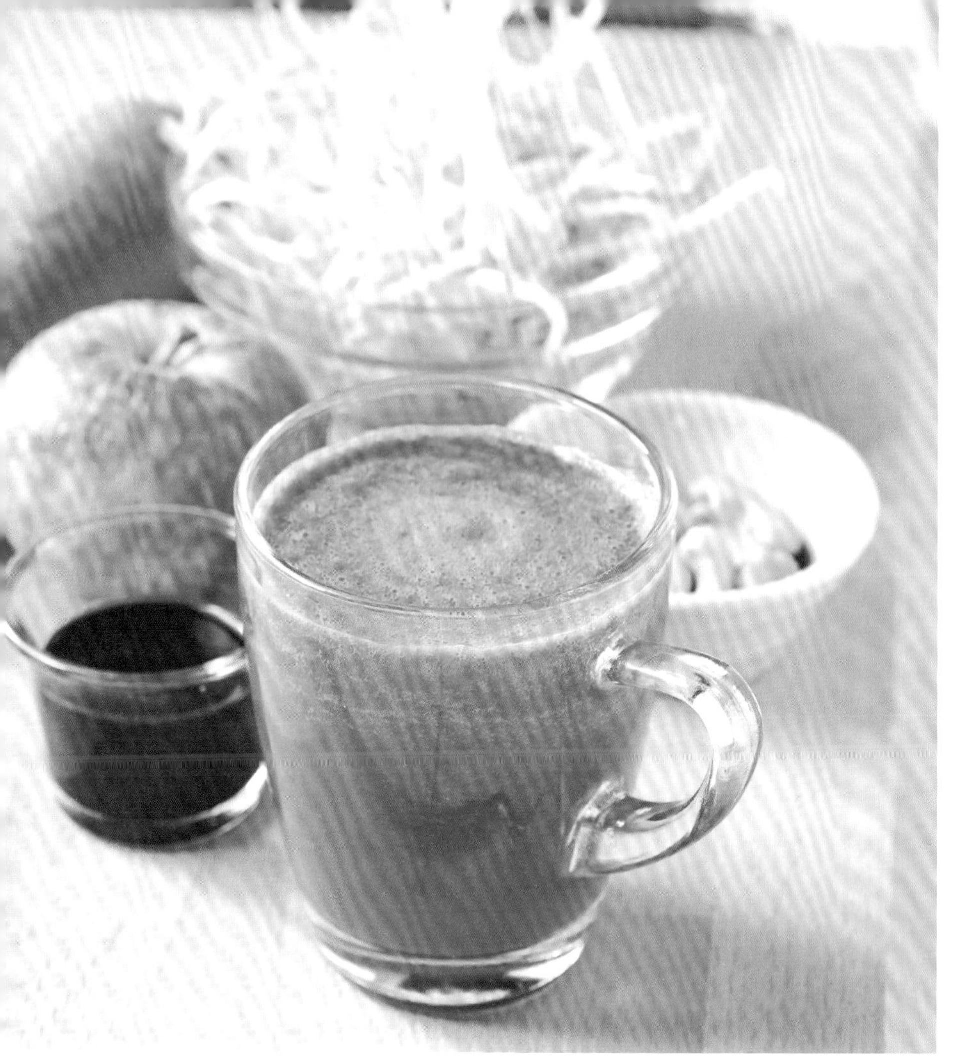

4 保肝五全精力湯

材料

綠豆芽50克、胡蘿蔔150克、蘋果1個、腰果10克、酵素液30cc。

作法

① 蔬果皆洗淨，胡蘿蔔切塊、蘋果去皮、去籽後切塊。
② 腰果洗淨後用滾水燙過以滅菌。
③ 上述材料放入調理機（破壁機），加冷（溫）開水300cc及酵素液，全部打勻即可飲用。

功效

保護肝腎、增元補氣。

小叮嚀

綠豆芽可依喜好換成其他種類芽菜。

1 什錦全麥麵

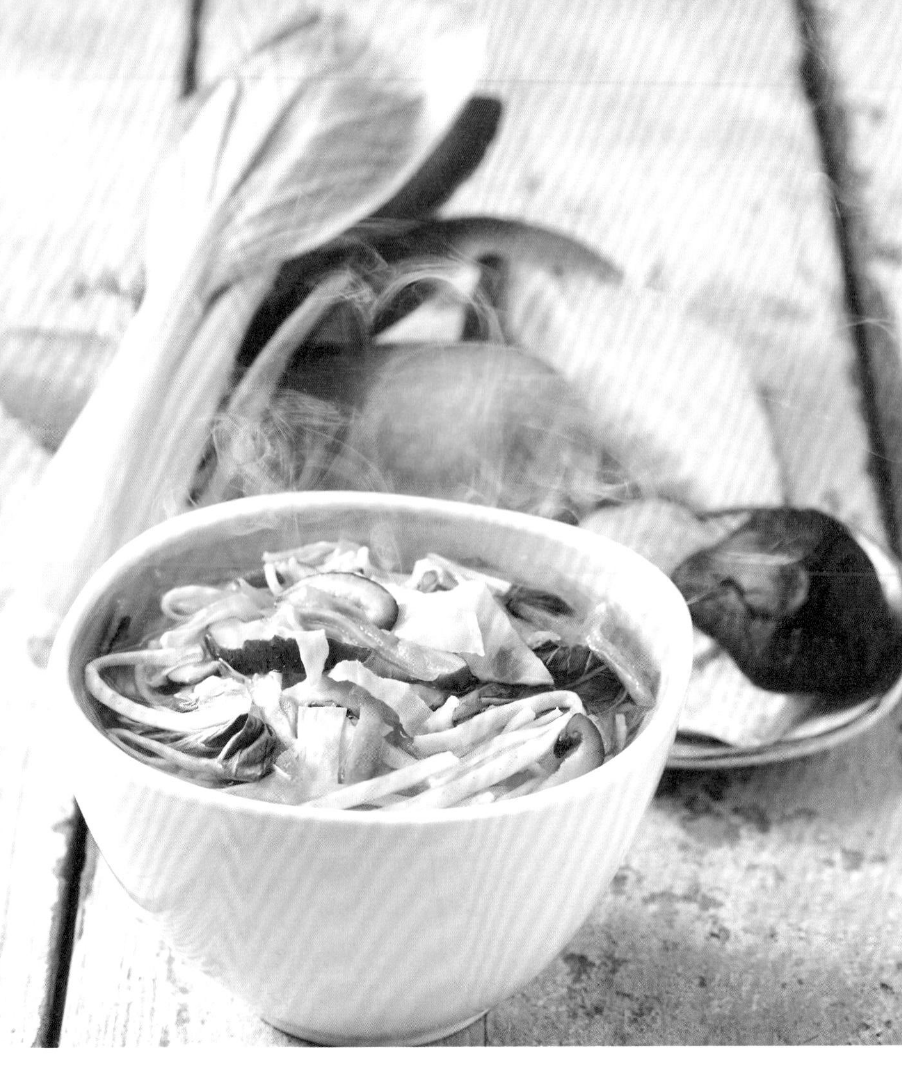

材料（2人份）

A 乾的全麥麵條100克。

B 濕豆腐皮50克、胡蘿蔔15克、乾香菇2朵、高麗菜15克、青江菜50克。

C 芹菜末15克、薑泥或蒜泥1小匙。

調味料

海鹽適量、橄欖油或純黑麻油適量。

作法

① 蔬菜洗淨。乾香菇泡軟後，和豆腐皮、高麗菜、去皮胡蘿蔔皆切絲。青江菜切段。

② 麵條投入沸水，滾5分鐘後加入材料B。待青江菜變深綠色即可起鍋。

③ 加入材料C和調味料拌勻即可。

功效

增元補氣、改善疲倦和四肢無力。

小叮嚀

① 昆布高湯作法請參閱P122。

② 材料C只要是可增添香氣的如香菜、九層塔、薄荷、韭菜、青蔥等都可以作替代。

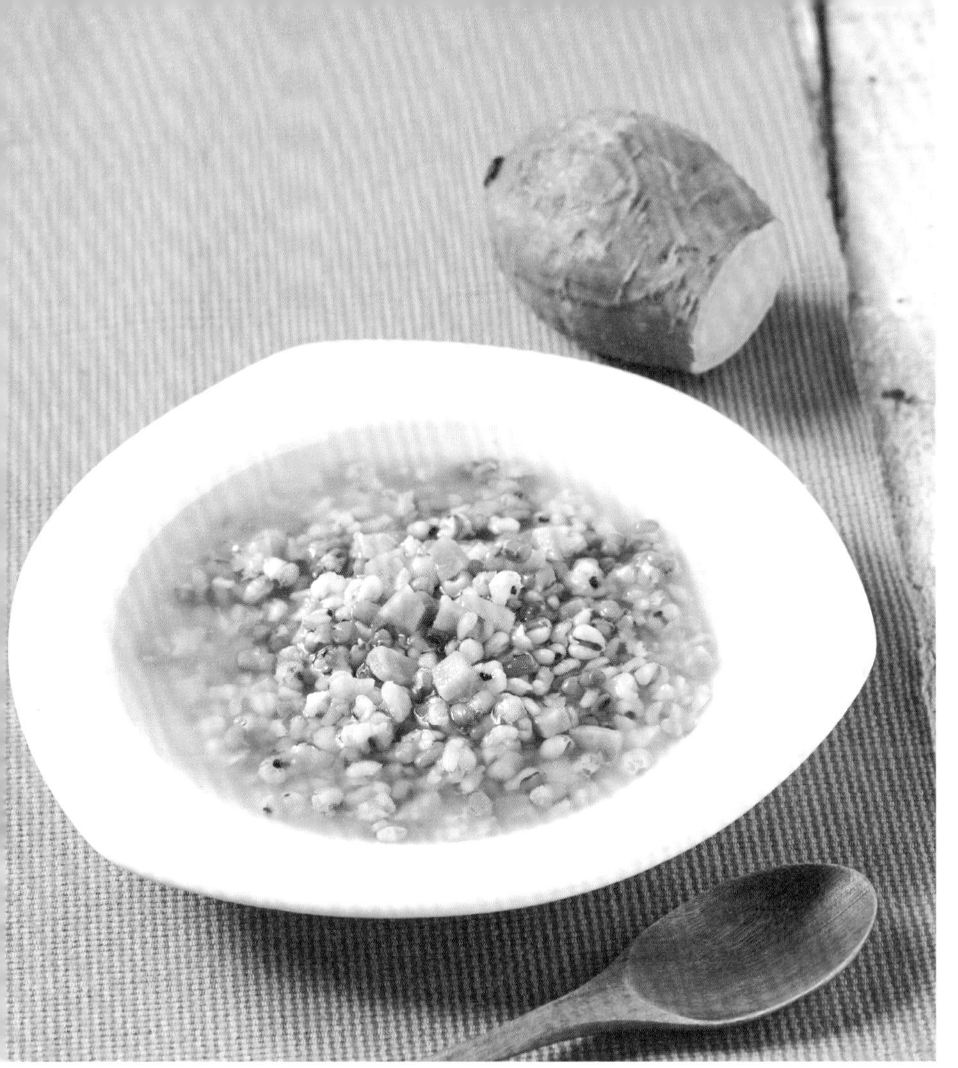

2 薏仁綠豆地瓜粥

材料（2人份）

薏仁60克、綠豆20克、地瓜50克。

作法

① 材料皆洗淨，薏仁以500 cc的水浸泡4小時，地瓜切丁。

② 薏仁用大火煮滾後，轉至小火煮20分鐘，再放入綠豆和地瓜丁，一起煮至熟軟後，即可食用。

功效

養顏美容、通便排毒、利尿消腫。

小叮嚀

① 可再加入少許寡糖提味，冬天也可另加3片薑。

② 早餐首選，但宜吃一天停一天。

③ 有婦科腫瘤者尤其不可大量食用，若為尿毒症、洗腎、腎功能不全、腎癌、尿蛋白異常、尿素氮異常、肌酸酐異常、胃酸過多者忌食。

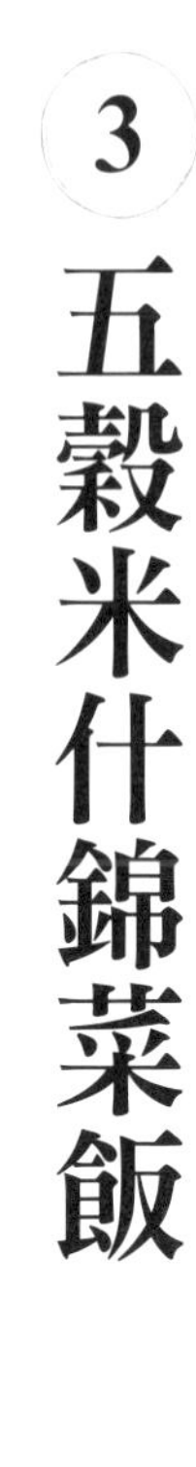

3 五穀米什錦菜飯

材料（2人份）

五穀米100克、胡蘿蔔丁、番茄丁、芋頭丁、白蘿蔔丁、馬鈴薯丁、毛豆、豌豆、香菇絲、芹菜末、玉米粒、青椒丁等各10克。

作法

① 五穀米洗淨，加1杯量米杯的水，泡4小時。

② 所有食材洗淨，拌入五穀米中，再用電鍋蒸熟，即可食用。

功效

改善便秘、益智醒腦。

小叮嚀

有過敏體質者需拿掉芋頭。

4 高麗菜絲瓜米粉

材料（2人份）

A 高麗菜50克、絲瓜200克、昆布高湯600 cc、米粉150克。

B 芹菜、香菜各少許。

調味料

海鹽1小匙、純黑麻油1小匙。

作法

① 高麗菜洗淨後切絲，絲瓜去皮後切成小塊。

② 將昆布高湯煮滾，加入高麗菜、絲瓜，再次煮滾時投入米粉，待滾後加入材料B與調味料，拌勻後即完成。

功效

整腸健胃、改善胃酸過多。

小叮嚀

昆布高湯作法請參閱P122。

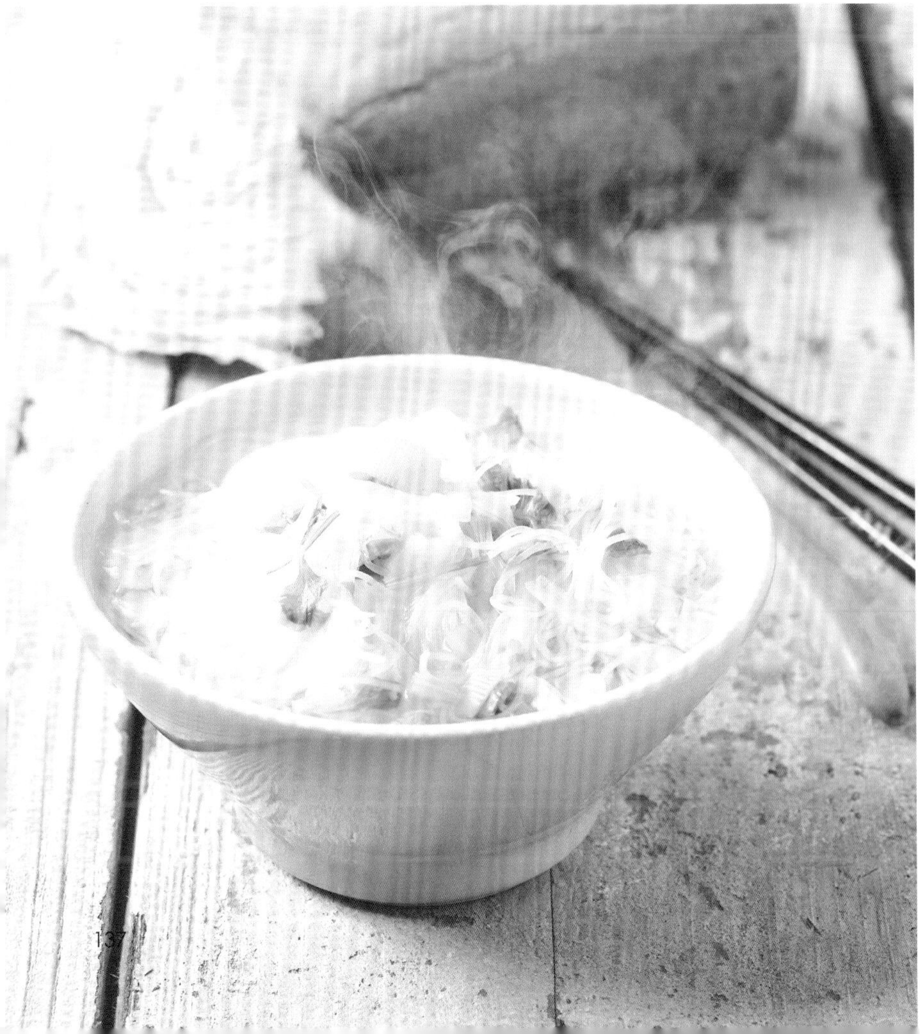

5 桑菊豆豉粥

材料（2人份）

桑葉5克、菊花5克、有機豆豉3克、糙米50克。

作法

① 糙米洗淨，以熱水泡15分鐘。

② 將桑葉、菊花加水500 cc，水滾後再轉小火熬煮10分鐘。

③ 濾渣後加入糙米和豆豉，放入電鍋，外鍋加半杯量米杯的水，蒸到熟軟即可。

功效

增元補氣，有助改善視力減退、頭暈、貧血之症狀。

小叮嚀

① 食材以乾貨為主，若使用新鮮的食材，材料的重量要加倍。

② 這道適合晚餐吃。此外，菊花要先用電解水或過濾水洗乾淨。

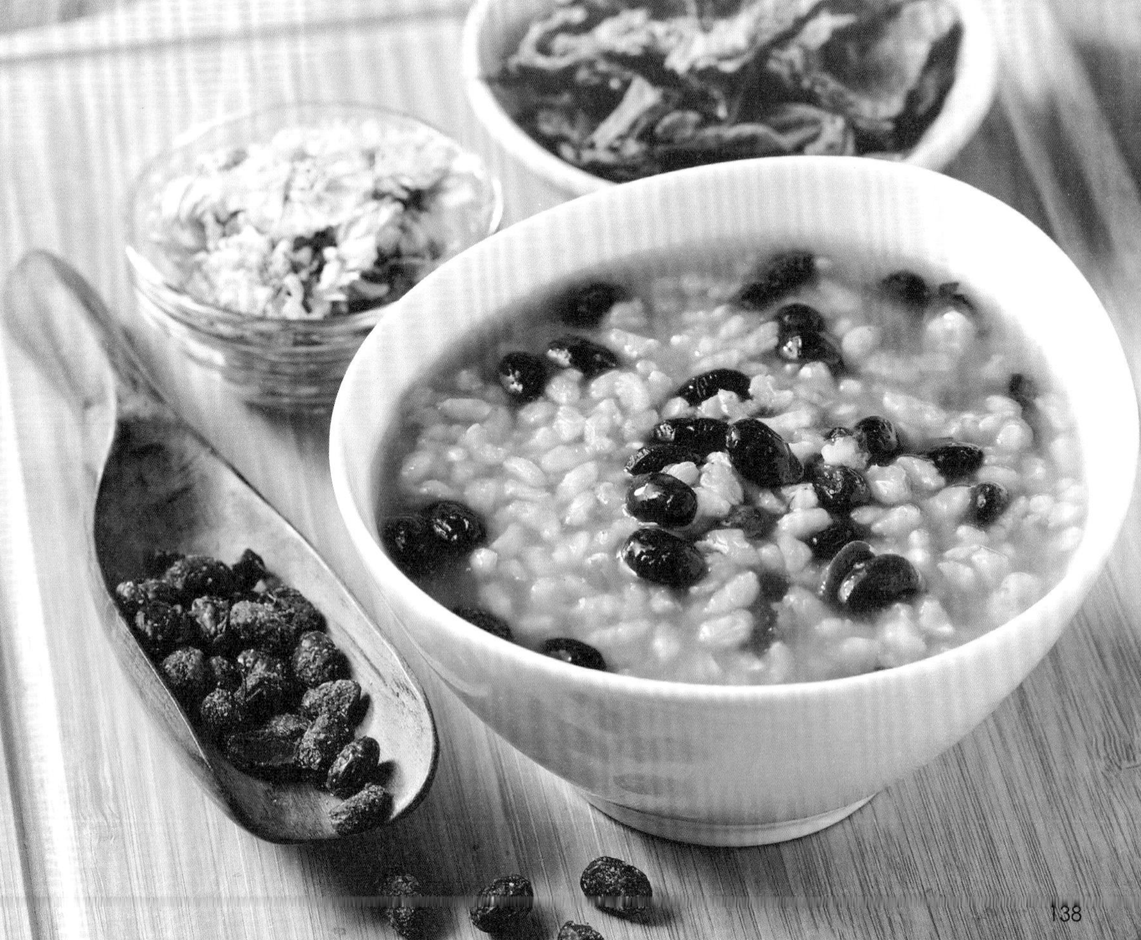

⑥ 五穀米壯骨飯

材料（2人份）

五穀米150克（量米杯1杯）、地瓜200克、乾香菇3朵、黑芝麻粒15克。

作法

① 五穀米洗淨，加量米杯1杯的水，浸泡4小時。

② 地瓜洗淨擦乾、連皮切丁；乾香菇泡軟後切絲。

③ 所有食材放入電鍋，蒸煮成熟飯，即可食用。

功效

預防骨質疏鬆、增元補氣。

小叮嚀

① 乳癌、乳房纖維瘤、卵巢癌、子宮肌瘤、子宮頸癌患者忌食。

② 有尿酸高、痛風者，要去除香菇。

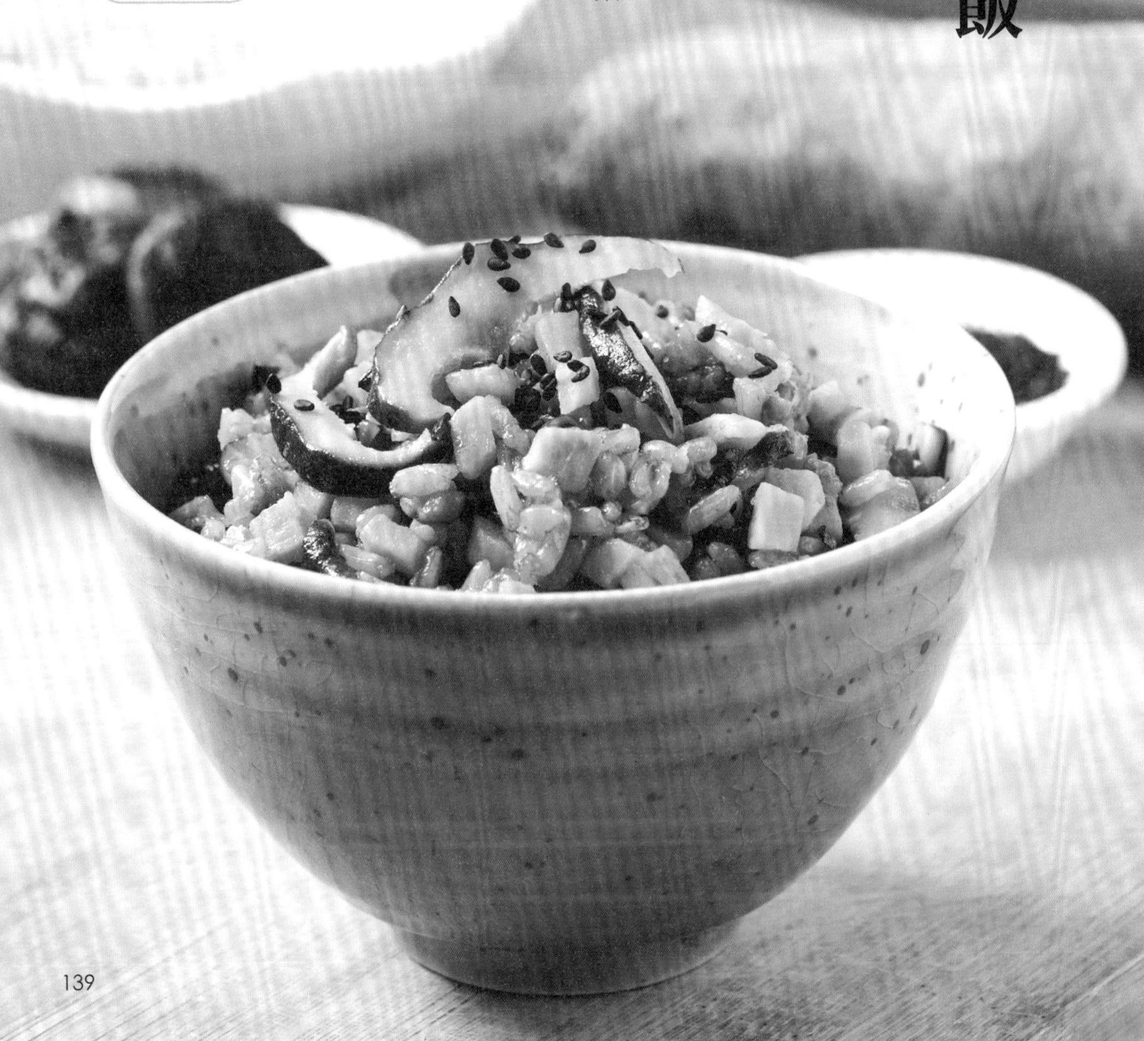

7 栗子糙米粥

材料（2人份）

糙米50克、乾栗子5粒。

作法

① 糙米加入熱水400cc，浸泡30分鐘。

② 栗子也泡至軟後切小塊，再與作法①一起放入電鍋，蒸至熟爛，即可食用。

小叮嚀

① 可以酌量加海鹽、或黑芝麻粉調味。

② 尿毒症、洗腎、腎功能不全、腎癌、尿蛋白異常、尿素氮異常、肌酸酐異常、還有胃酸過多者忌食。

8 補血雜糧粥

材料（2人份）

黑糯米75克（量米杯1/2杯）、蓮子5粒、乾燥白木耳5克、枸杞約7克、黑芝麻粒2克。

作法

① 乾燥白木耳泡開洗淨，其餘材料皆洗淨。

② 所有材料放入電鍋內鍋，加500cc的水，外鍋1杯水，待蒸熟開關跳起後，外鍋再加半杯水，續蒸第二遍。開關跳起後再燜30分鐘，完成。

功效

改善貧血、增強視力。

小叮嚀

① 若使用壓力鍋，煮開後轉小火再續煮15～20分鐘即可。乾燥白木耳要用電解水或過濾水泡一天，過程中需換3～5次水，以免有其他物質殘留。

② 尿毒症、洗腎、腎功能不全、腎癌、尿蛋白異常、尿素氮異常、肌酸酐異常、胃酸過多者忌食。

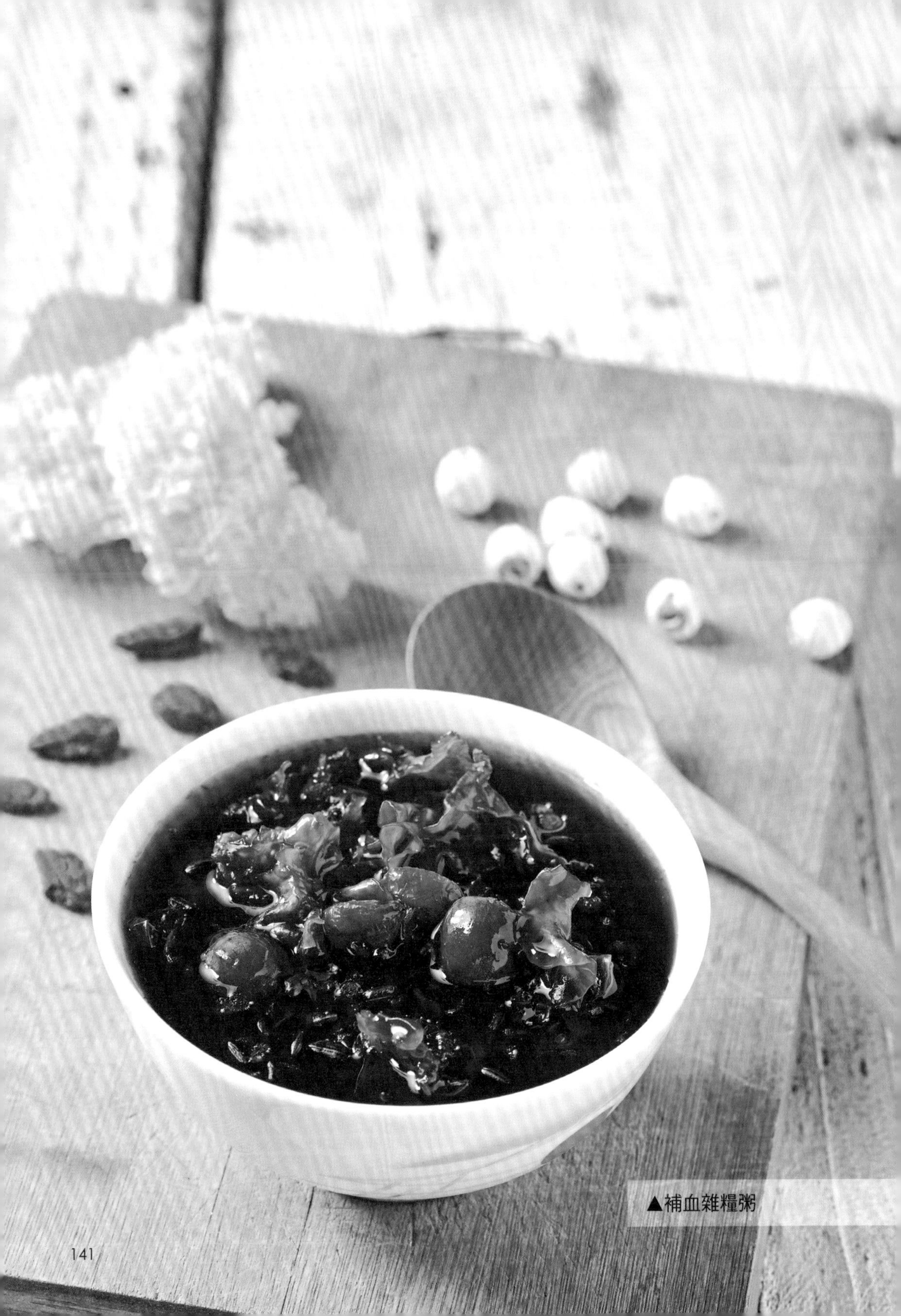

▲補血雜糧粥

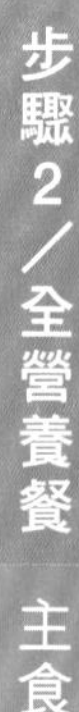

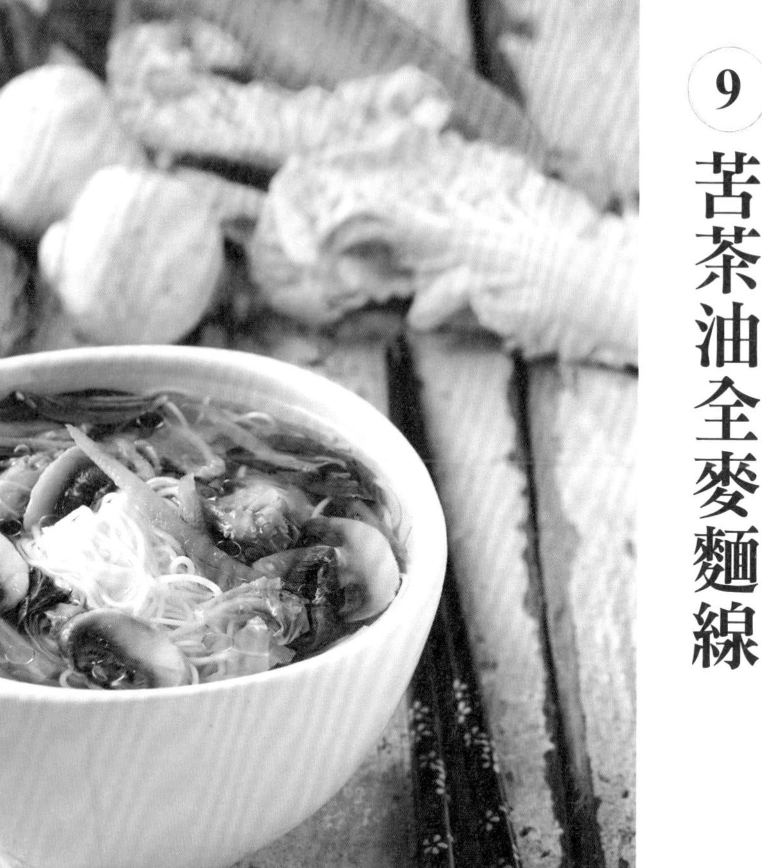

9 苦茶油全麥麵線

材料（2人份）

全麥麵線150克、胡蘿蔔15克、洋菇2朵、小白菜2片、海帶芽乾品1克、薑絲和九層塔各少許、昆布高湯1000cc。

調味料

苦茶油和純釀造醬油各少許。

作法

① 麵線下鍋煮熟，撈出放入湯碗。

② 蔬菜皆洗淨。胡蘿蔔去皮刨絲、洋菇切片、小白菜切段，海帶芽泡開。

③ 胡蘿蔔、洋菇加昆布高湯煮熟，投入小白菜與海帶芽煮滾即起鍋，加調味料、薑絲和九層塔拌勻即可。

功效

增元補氣、整腸健胃、改善胃酸過多。

小叮嚀

① 昆布高湯作法請參閱P122。

② 若為尿毒症、洗腎、腎功能不全、腎癌、尿蛋白異常、尿素氮異常、肌酸酐異常、痛風者忌食。

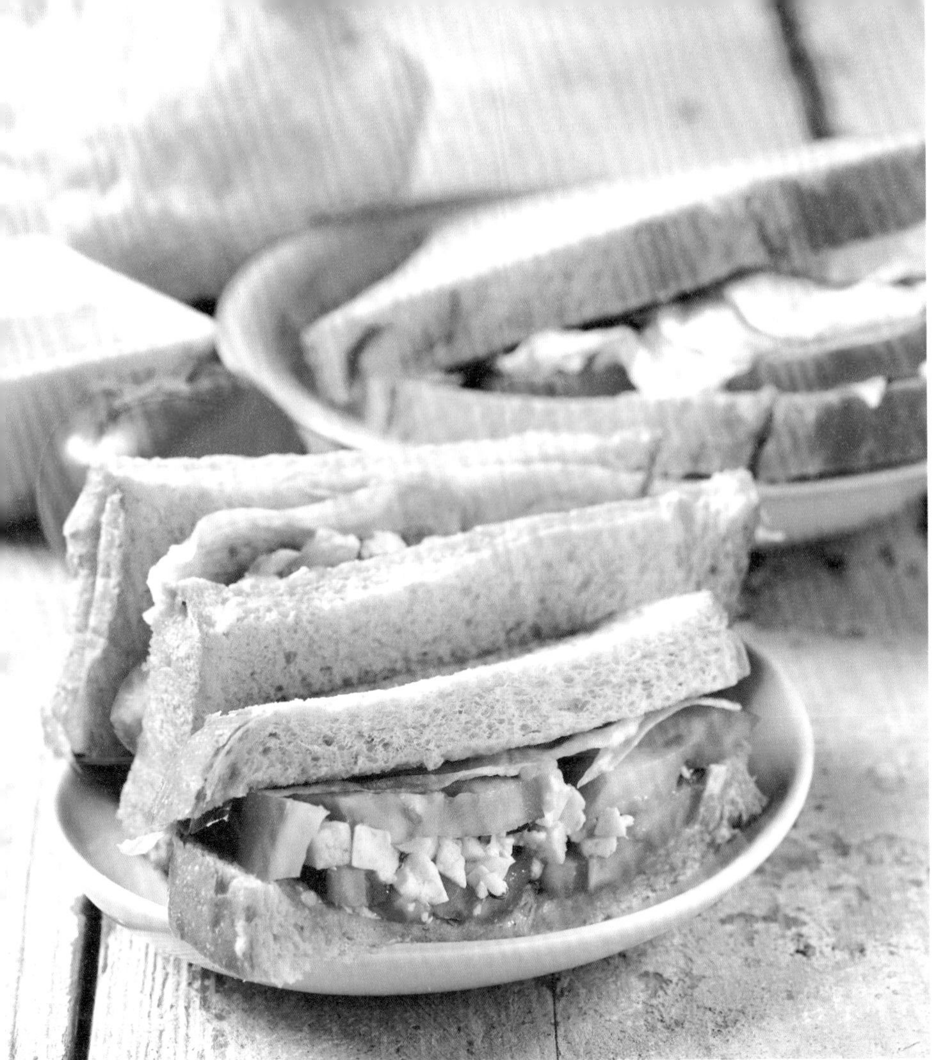

10 美味營養三明治

材料（4人份）

全麥吐司2片、硬豆腐1塊（約450克）、韭菜100克、美生菜和牛番茄各適量。

調味料

黑芝麻油1.5大匙、釀造醬油1小匙、鹽1/2小匙。

作法

① 全麥吐司烤熱，硬豆腐用手掐碎。蔬菜皆洗淨，韭菜切細短狀、番茄切成片。

② 油和豆腐入鍋，以大火炒熱，再加入韭菜、醬油、鹽拌炒幾下，韭菜熟後即可熄火盛起。

③ 將兩片吐司夾入生菜、番茄和韭菜豆腐，簡易早餐上桌！

功效

改善疲倦、四肢無力。

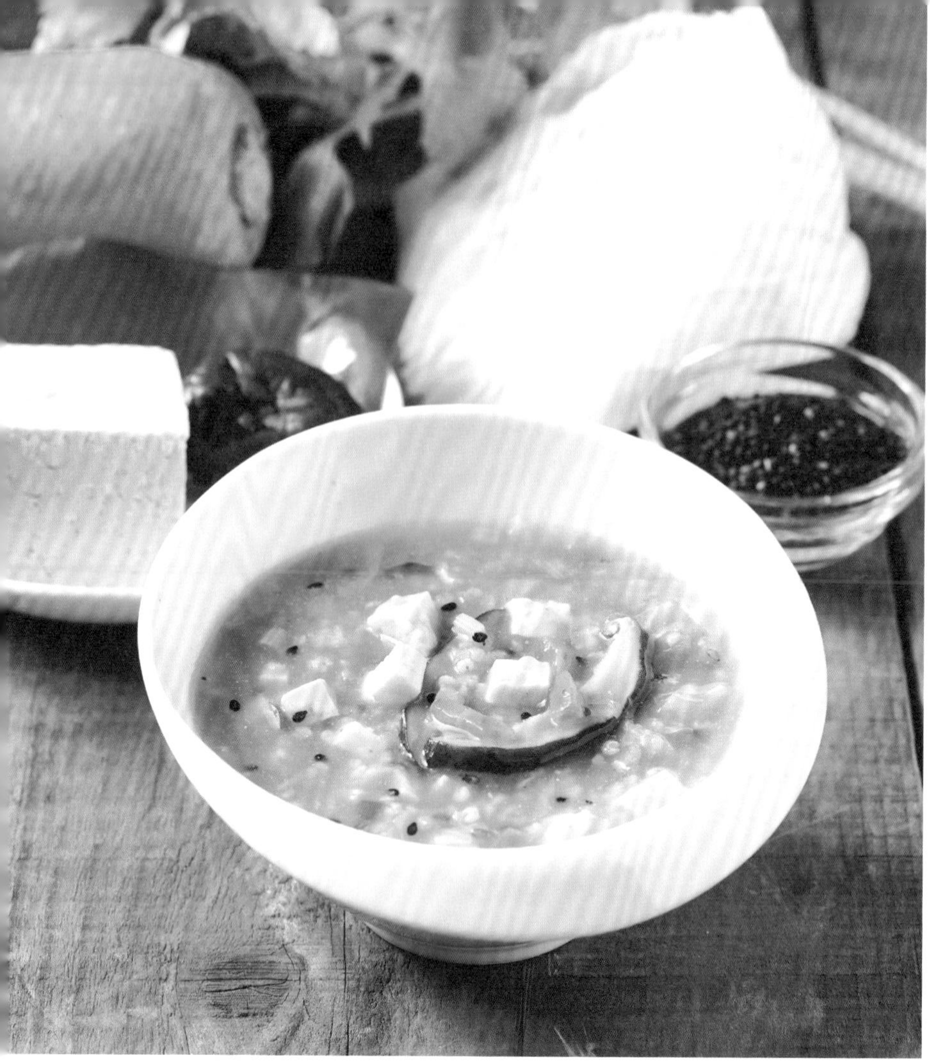

11 潤腸什錦菜粥

材料（2人份）

小米80克、昆布高湯600cc、胡蘿蔔丁、高麗菜絲、馬鈴薯丁、香菇片、煮過高湯的昆布、豆腐丁各10克、生的黑芝麻粒3克、芹菜末2大匙。

調味料

海鹽適量。

作法

① 將小米洗淨，加入昆布高湯，以大火煮滾後，轉小火續熬煮成粥。

② 煮過高湯的昆布切絲。除芹菜末，其餘材料加入小米粥續煮。

③ 煮熟後，起鍋前再加上芹菜末和海鹽，即可食用。

功效

整腸健胃、安神助眠。

小叮嚀

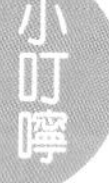

昆布高湯作法請參閱P122。

12 冬瓜湯薏仁糙米粥

材料（2人份）

薏仁30克、糙米30克、冬瓜250克、老薑3片、海鹽少許。

作法

① 將薏仁、糙米洗淨後，以100 cc的水浸泡4小時。

② 冬瓜洗淨，連皮帶籽切成片，加薑片和1000 cc水合煮，滾後轉小火續煮20分鐘，煮好時將湯汁濾出。

③ 再將糙米、薏仁加入冬瓜湯內，煮至熟爛，加海鹽即可食用。

功效

利尿排毒、增元補氣、美容養顏。

小叮嚀

① 體質偏寒者，可另加入切開不去籽的紅棗15粒。

② 有婦科腫瘤者不可吃太多。尿毒症、洗腎、腎功能不全、腎癌、尿蛋白和尿素氮、肌酸酐異常和胃酸過多者忌食。

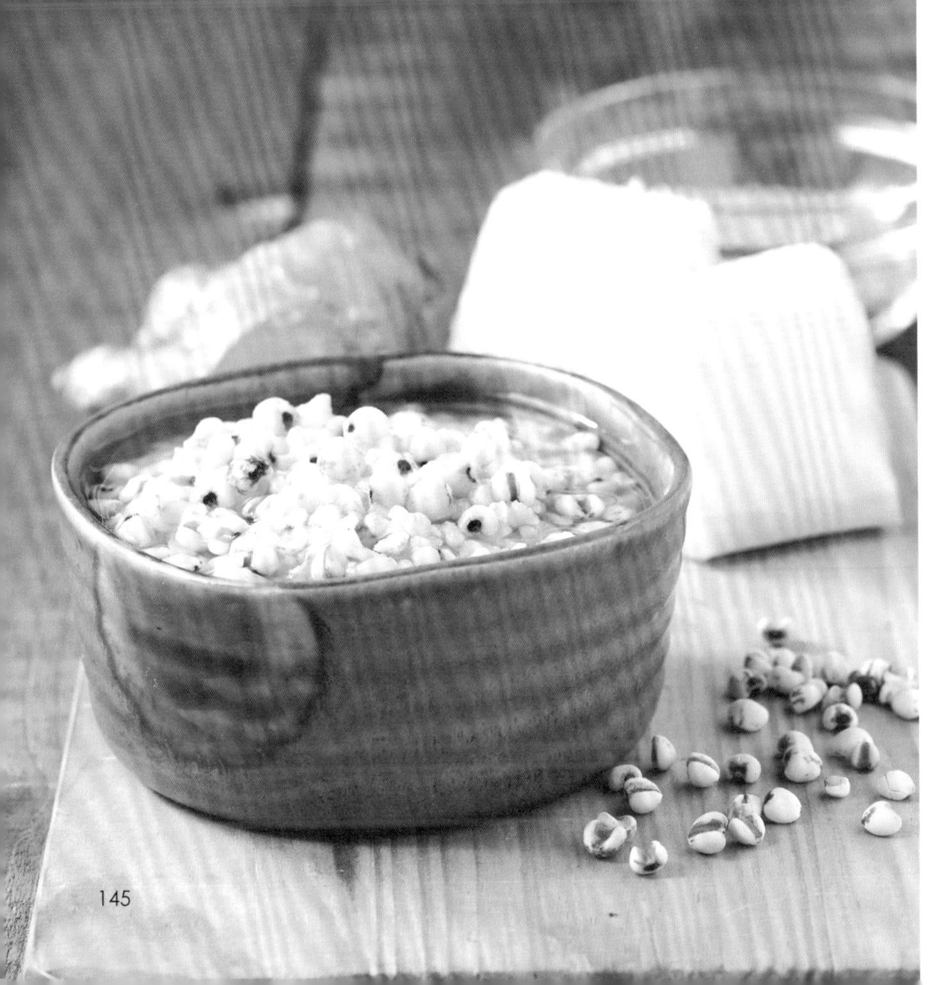

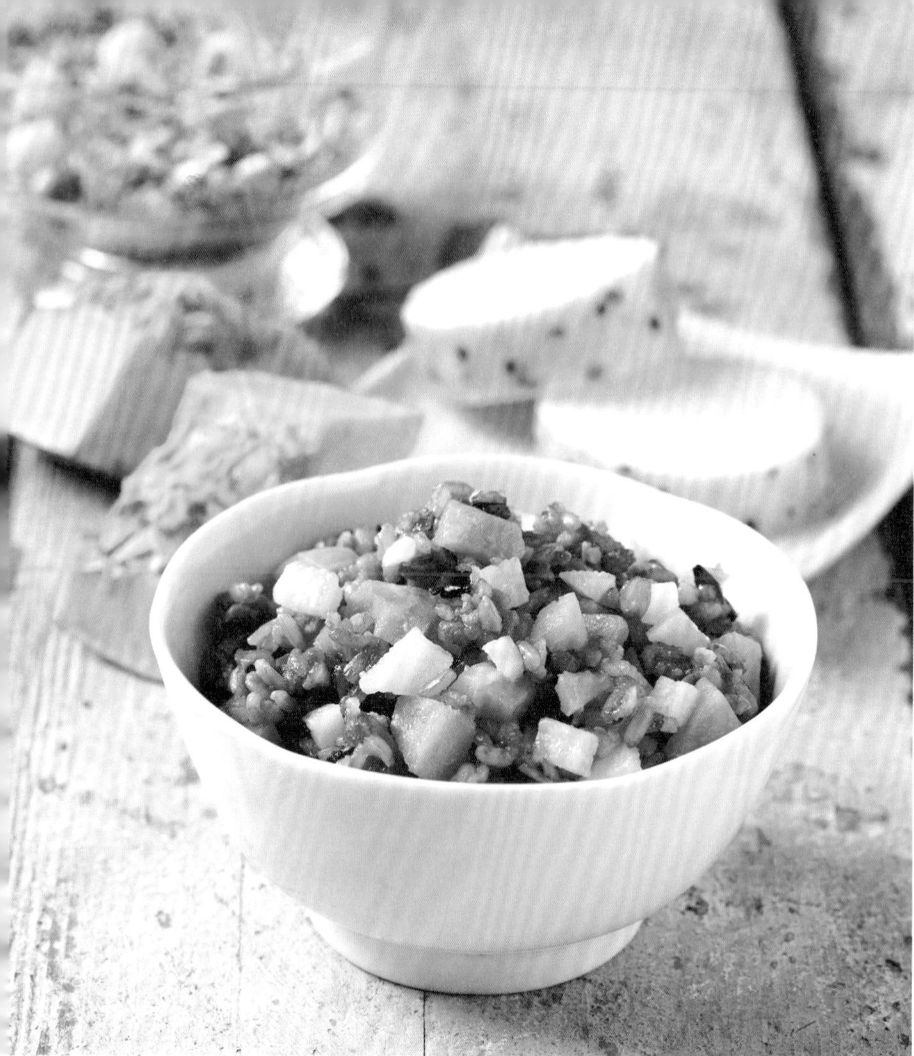

13 山藥南瓜五穀飯

材料（2人份）

山藥100克、南瓜50克、五穀米80克。

作法

① 材料皆洗淨，山藥去皮切丁、南瓜連皮帶南瓜籽切丁。

② 五穀米加1/2量米杯的水，浸泡2小時後，再同山藥與南瓜一起放進電鍋內鍋，外鍋加1杯水，煮至開關跳起，再燜15分鐘即可食用。

功效

改善便秘、更年期障礙，增元補氣。

小叮嚀

① 提議先吃山藥、南瓜，再吃五穀米飯。若食量偏小，可不吃飯。

② 有便秘、乳癌、乳房纖維瘤、卵巢發炎、卵巢癌、子宮肌瘤、子宮頸癌、痛風、高尿酸血症患者，不可食用。

14 薏仁綠豆燕麥粥

材料（2人份）

薏仁40克、綠豆15克、腰果3粒、燕麥片（粗）15克、純杏仁粉8克、黑芝麻粒2克。

作法

① 薏仁、綠豆洗淨，薏仁用500 cc水泡4小時。

② 薏仁同水和腰果煮滾後轉小火續煮10分鐘，再加入綠豆和其他材料煮至熟軟，即可食用。

功效

降血脂、美容養顏、改善便秘。

小叮嚀

若為尿毒症、洗腎、腎功能不全、腎癌、尿蛋白異常、尿素氮異常、肌酸酐異常、胃酸過多者忌食。

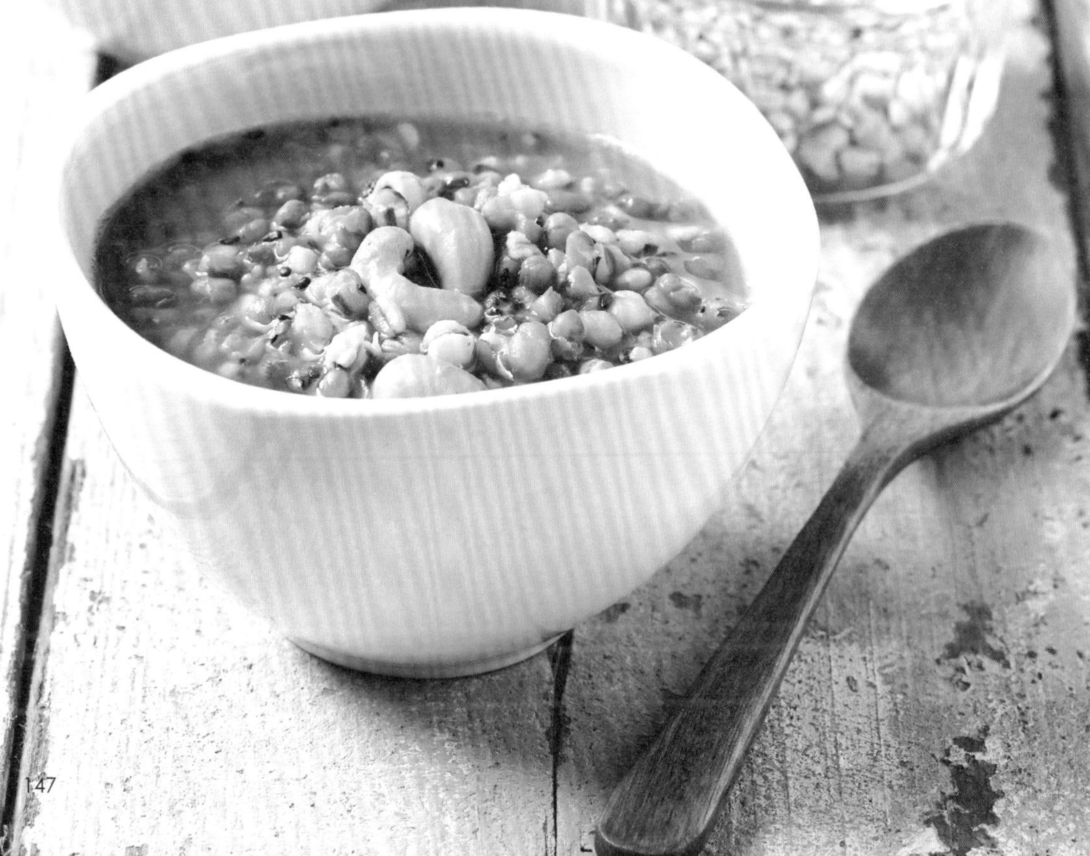

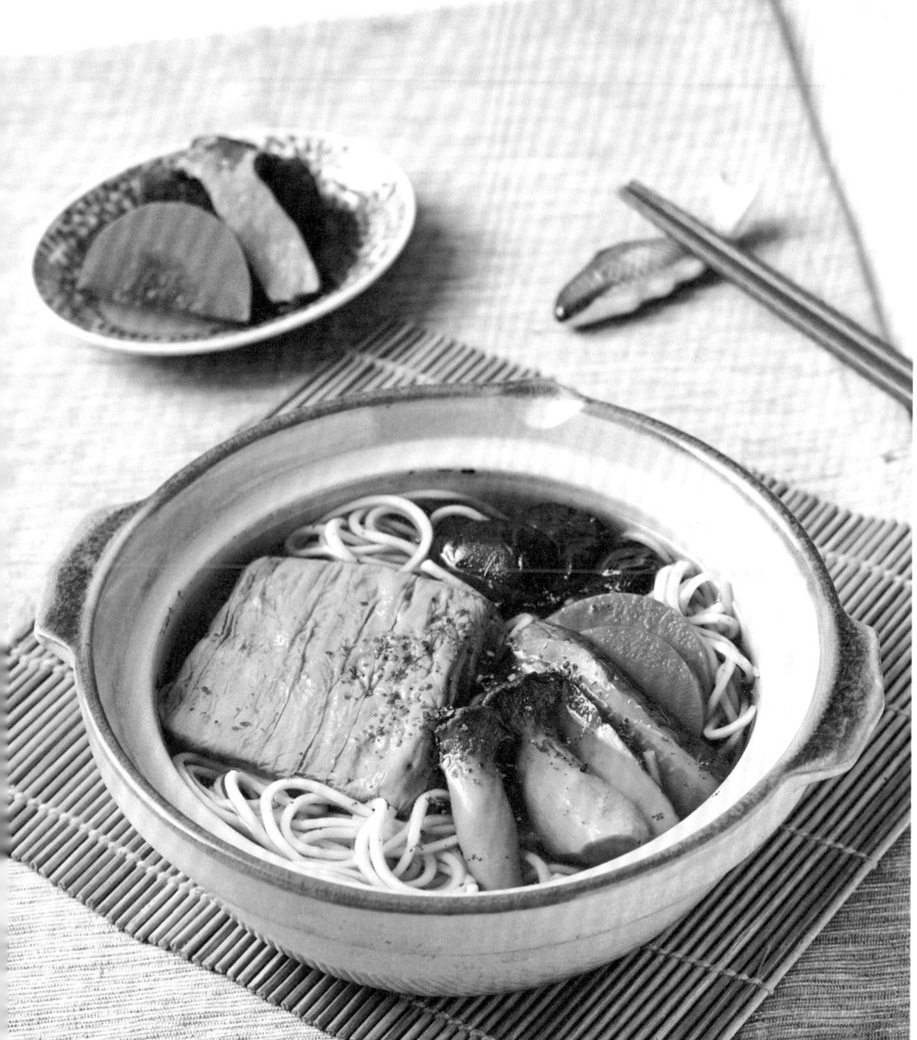

15 豆包年夜麵

材料（1人份）

乾麵條70克、熱昆布高湯500cc、滷豆包1片、滷香菇2朵、滷杏鮑菇2片、滷胡蘿蔔3片、滷小黃瓜2片。

調味料

醬油1大匙、鹽1/2小匙、白胡椒粉適量、七味辣椒粉適量。

作法

①沸水投入麵條煮熟，撈出備用。
②所有調味料放入碗中，加入熱昆布高湯，再將煮熟的麵條放入同碗。
③將滷好的豆包、香菇、杏鮑菇、胡蘿蔔、小黃瓜鋪在上方即可。
④可依個人口味加蔥花、韭菜、芹菜或香菜等（分量外）。

小叮嚀

①滷料依家裡現有的使用。
②昆布高湯作法請參閱P122。

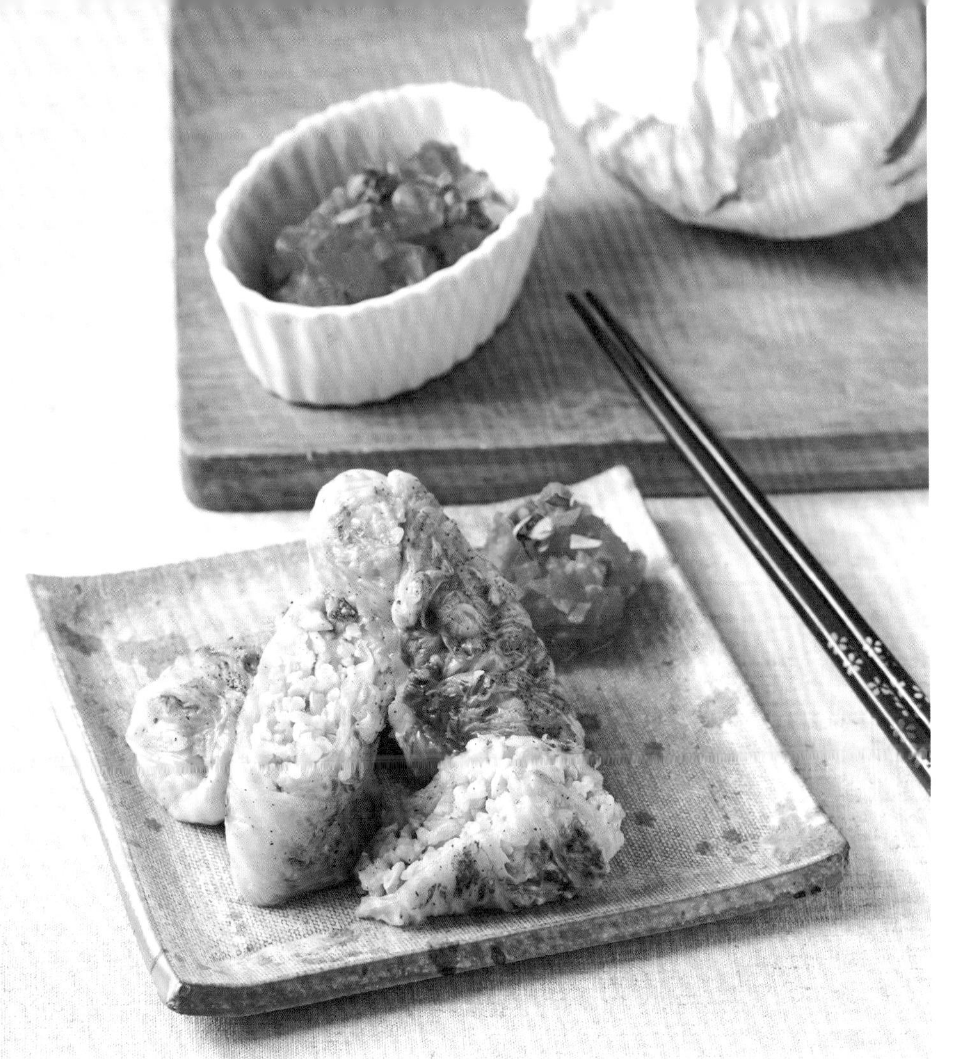

16 大白菜飯捲

材料（2人份）

糙米飯1碗、烤熟松子1.5大匙、大白菜適量、巴西利末（或芹菜葉）少許。

調味料

鹽1/2小匙、白胡椒粉1/4小匙、切碎大番茄1顆、油1大匙。

作法

① 大白菜整片入鍋燙軟後，撈出擠乾水分。
② 熱飯與松子一起拌均，捏成大拇指般大小，放進燙過的大白菜裡，像包春捲一樣把飯捲包好。
③ 平底鍋加半大匙油，排入白菜捲，以中小火煎至兩面呈金黃後盛盤。
④ 鍋內續入半大匙油，加鹽、胡椒粉、切碎的番茄炒軟後，淋在飯捲上。
⑤ 巴西利末撒在最上面即可。

小叮嚀

沒有大白菜時，可改用高麗菜較嫩的部分，或美生菜（萵苣），包入的餡料也可依冰箱現成材料變換。

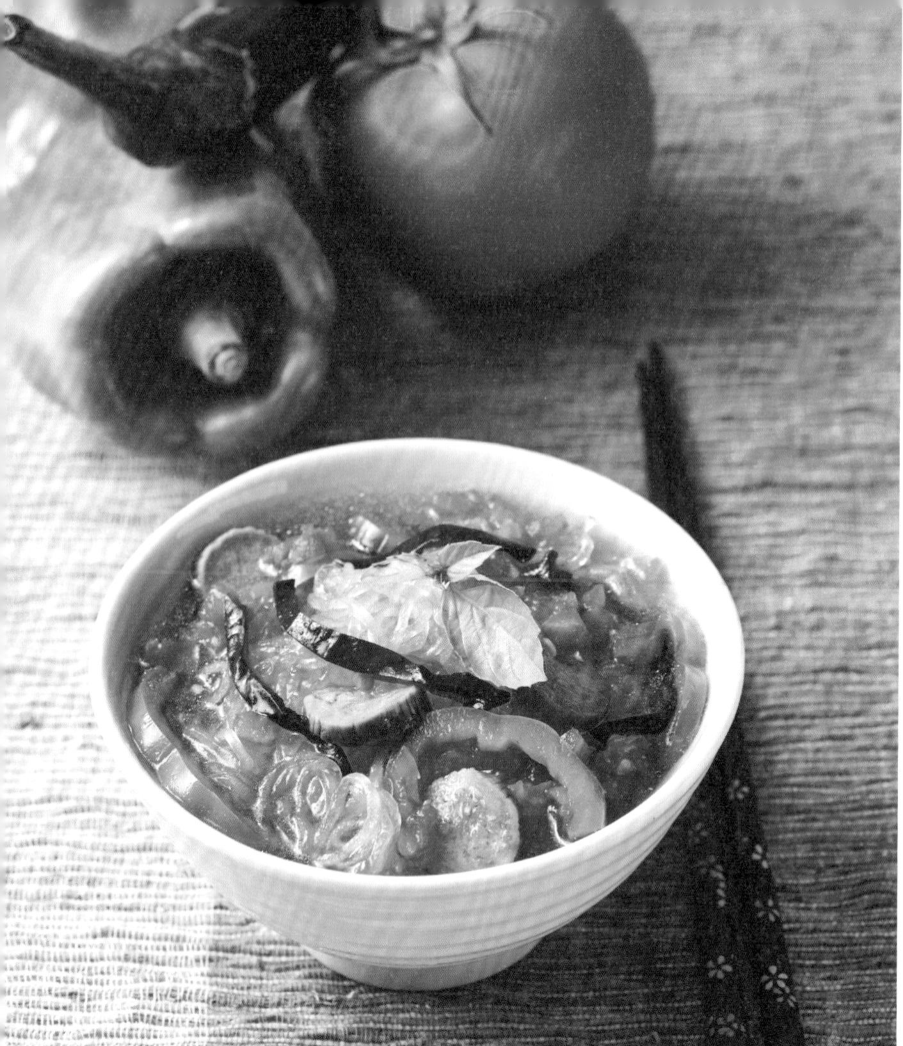

17 番茄冬粉湯

材料（2人份）

冬粉1束、番茄200克、乾燥黑木耳15克、茄子30克、青椒30克、紅辣椒1支、九層塔1大匙、昆布高湯500cc。

調味料

鹽1小匙、醬油1小匙、胡椒粉少許、麻油1小匙。

作法

① 蔬菜洗淨。番茄切碎、黑木耳泡開切絲、茄子切片、青椒去籽切絲。

② 麻油入鍋後，加入番茄、黑木耳、青椒，加鹽炒軟再倒入高湯、茄子、整隻紅辣椒，煮開再放進冬粉、醬油至再次煮開，續煮3分鐘熄火，撒上九層塔、胡椒粉即可。

小叮嚀

① 冬粉不用泡軟，洗過後直接入鍋。冬粉也可以換成麵、米粉、麵線。

② 昆布高湯作法請參閱P122。

18 生菜涼麵

材料（2人份）

美生菜3片、乾細麵條150克、豆包2片、胡蘿蔔50克、熟白芝麻1大匙。

調味料

香油2小匙、醬油3大匙、寡糖和檸檬汁各2大匙、昆布高湯200cc、薑汁1/2大匙。

作法

① 調味料全加在一起，煮開待涼。
② 乾細麵條燙熟後，以冷開水漂涼並瀝乾。
③ 蔬菜皆洗淨。豆包蒸香後切絲。美生菜和胡蘿蔔切同樣的細絲。
④ 麵放入盤中，上面鋪作法③材料，淋上調味料，並撒上白芝麻即可。

小叮嚀

① 白芝麻也可以放入調味料中，要吃的時候一起淋上。
② 昆布高湯作法請參閱P122。

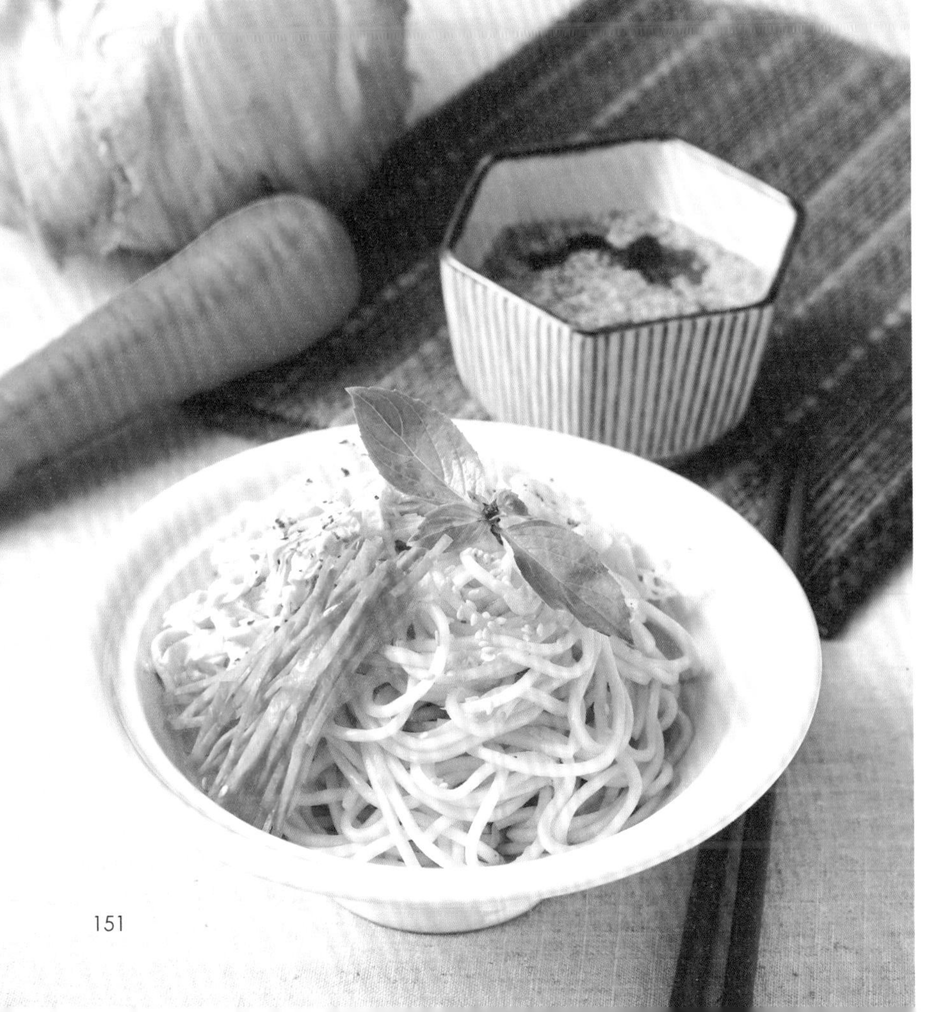

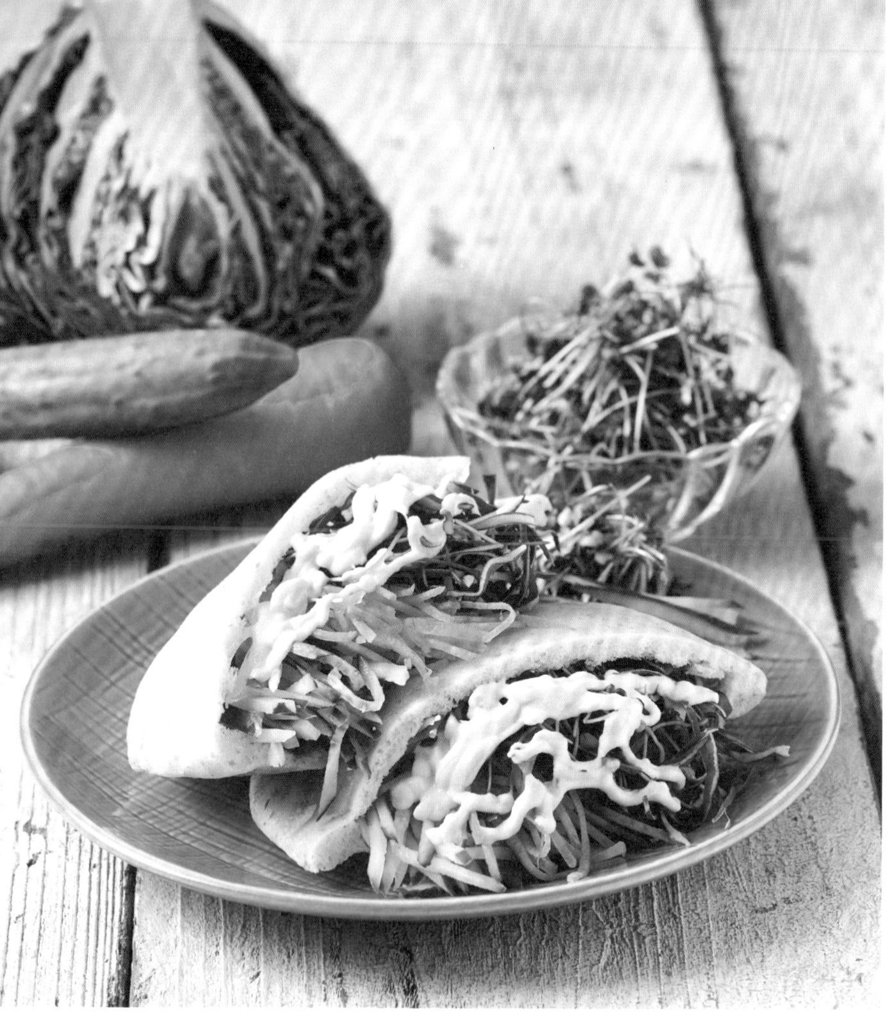

19 三色口袋麵包

材料（4人份）

口袋麵包2片、任何芽菜40克、胡蘿蔔60克、小黃瓜80克、紫高麗菜60克。

調味料

芝麻粉4大匙、堅果沙拉醬8大匙。

作法

① 蔬菜皆洗淨。胡蘿蔔、小黃瓜、紫高麗菜切成絲。

② 口袋麵包蒸熱，剪開呈現兩個半月型，分別把口袋打開。

③ 將作法①材料、芽菜與堅果沙拉醬塞入口袋麵包後，撒入芝麻粉，即完成。

小叮嚀

① 蔬菜種類很隨意，青紅彩椒、蘋果均可。這款是可以帶著走的愛心早餐，也是郊遊、看電影必備餐點。

② 堅果沙拉醬作法請參閱P123，口袋麵包可在生機有機店購得。

1 苜蓿芽生菜沙拉

材料（2人份）

苜蓿芽75克、豌豆苗3克、番茄40克、鳳梨30克、黃色奇異果1/4個、堅果酸奶100cc。

作法

①番茄洗淨後去蒂、切片，鳳梨、奇異果均去皮、切片。

②苜蓿芽和豌豆苗洗淨後，鋪在盤子下層，切好的番茄與水果薄片鋪於上層，淋上堅果酸奶，即可食用。

功效

改善酸性體質與便秘。

小叮嚀

①紅斑性狼瘡病患忌食。

②可依喜好，用其他芽菜取代苜蓿芽。堅果酸奶作法請參閱P123。

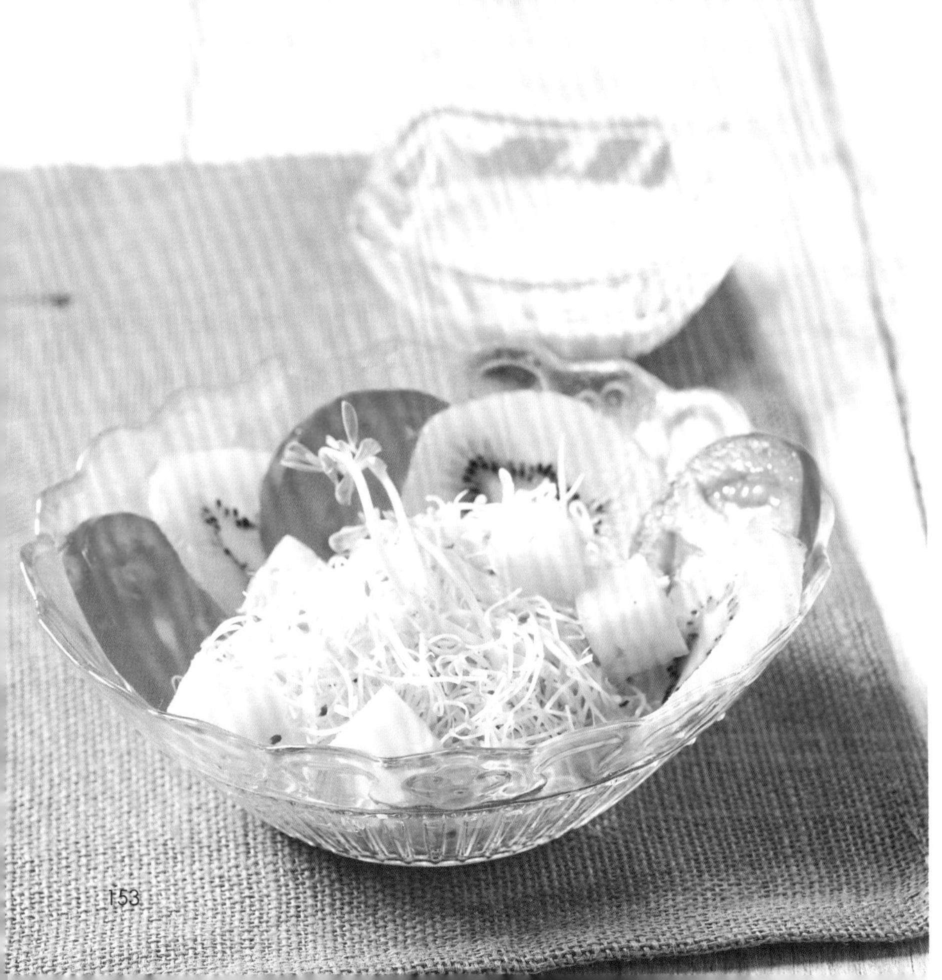

2 三色生菜春捲

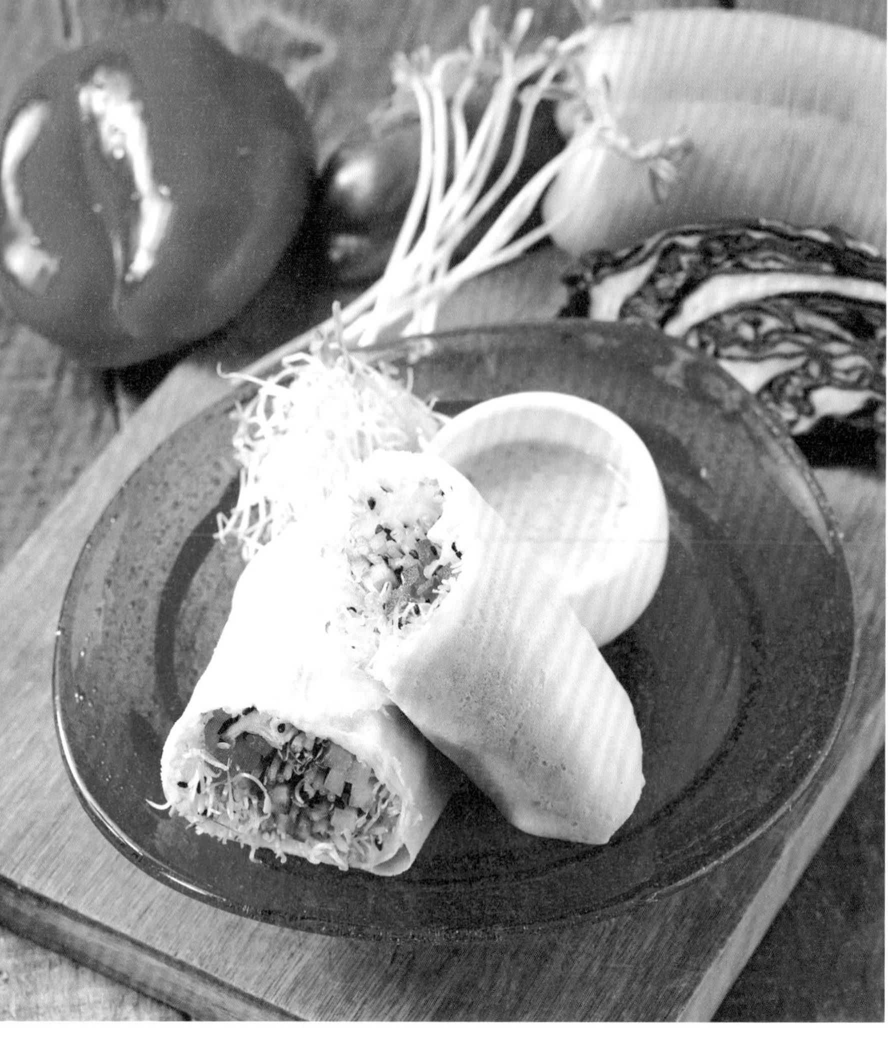

材料
苜蓿芽10克、紫色高麗菜絲、豌豆苗、三色甜椒絲各5克、春捲皮1張。

調味料
黑芝麻粉1小匙、堅果沙拉醬2大匙。

作法
材料切絲前皆洗淨。將所有食材用春捲皮包起、捲好，即可食用。

功效
抗氧化、改善酸性體質、預防早衰。

小叮嚀
①若為尿蛋白異常、尿素氮異常、肌酸酐異常、尿毒症、洗腎、腎功能不全、腎癌者忌食。
②堅果沙拉醬作法請參閱P123。

3 彩繪蔬果

材料（4人份）

綠色奇異果1個、鳳梨果肉150克、蘋果1個、白蘿蔔泥1杯。

調味料

檸檬汁1大匙、鹽少許。

作法

① 奇異果削皮後，和鳳梨、洗淨的蘋果皆切成約2公分的正方丁。

② 用篩子瀝出白蘿蔔泥的湯汁，不要用手壓出湯汁，使其自然滴乾。

③ 調味料全部混合調勻，加入瀝乾的白蘿蔔泥攪拌，再倒進作法①的材料內，拌勻即完成。

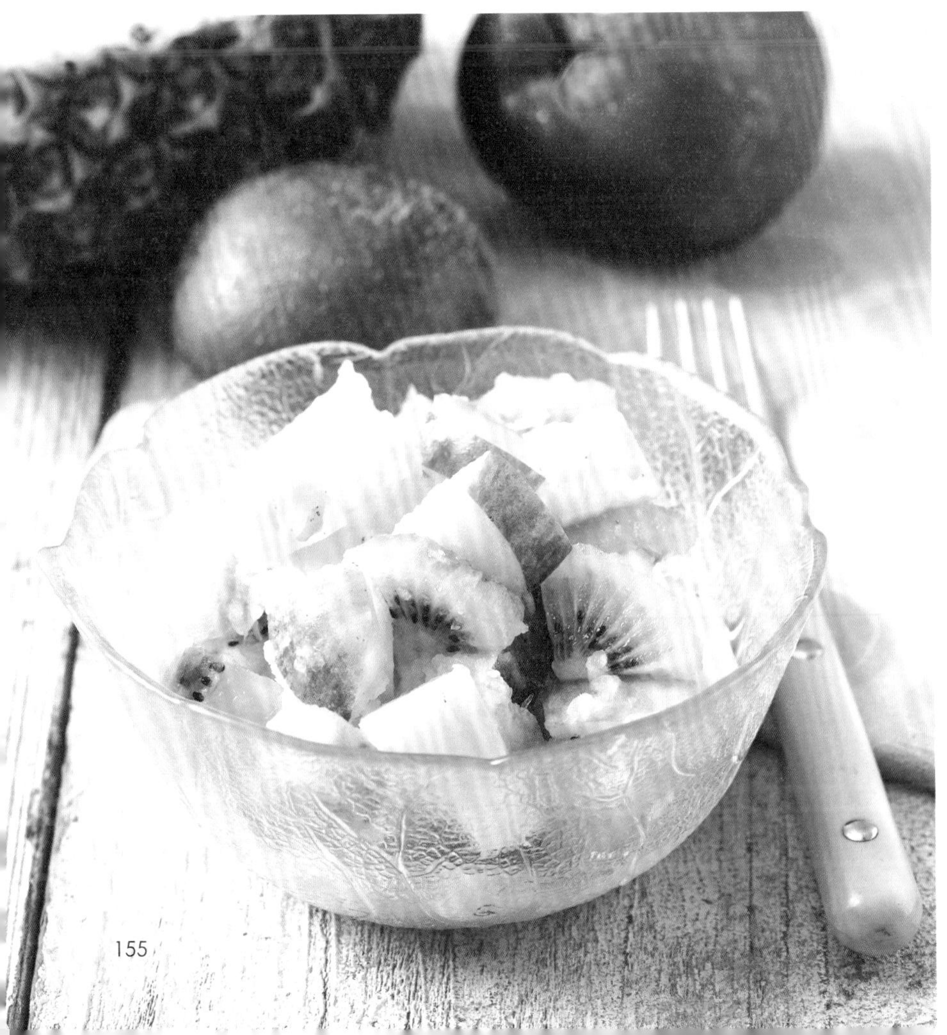

4 榨菜嫩薑拌豆腐

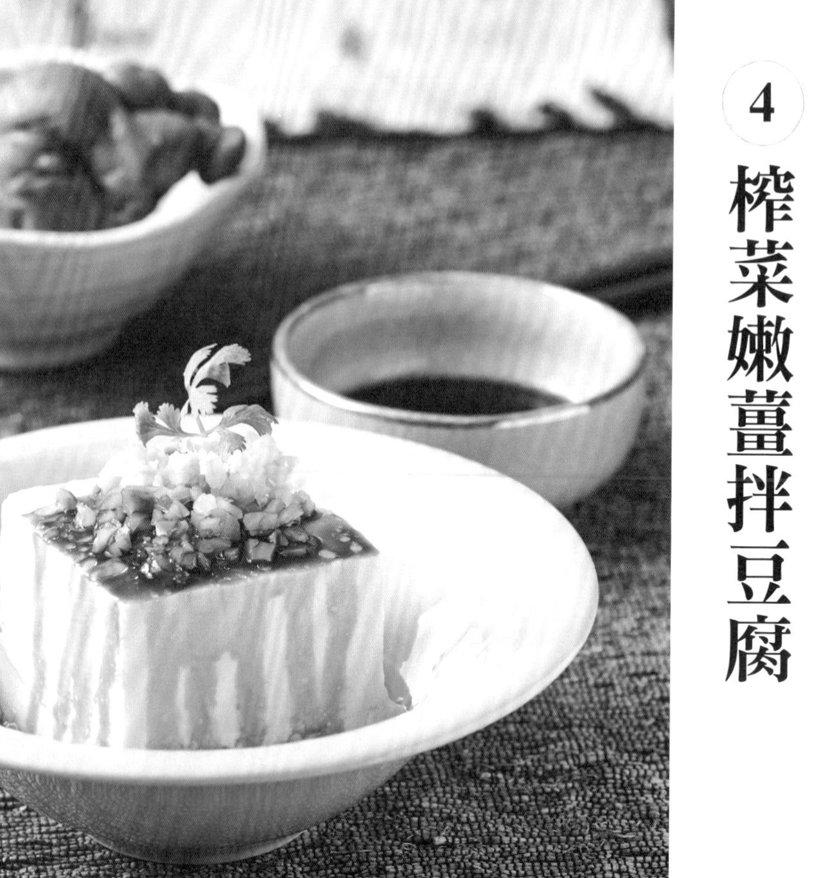

材料（4人份）
木棉厚豆腐1塊、圓榨菜50克、嫩薑1塊、香菜少許。

調味料
香油少許、醬油1大匙、白芝麻適量。

作法
①材料洗淨豆腐用紗布擦乾水分，切成塊狀，放盤中。
②榨菜、薑、香菜切碎撒在豆腐上，再淋上醬油。
③食用前，再淋上香油即可。白芝麻可依個人喜好添加。

小叮嚀
①豆腐應選用新鮮的厚片木棉豆腐，才能讓這道菜的美味顯露無遺、口口清香；榨菜選用整顆的較具香氣，已切絲的會稍沒味道。
②香菜可依喜好換成九層塔、薄荷或香椿醬。
③這道料理在任何一餐都很適合端上桌，無食欲的時候更是開胃餐點。

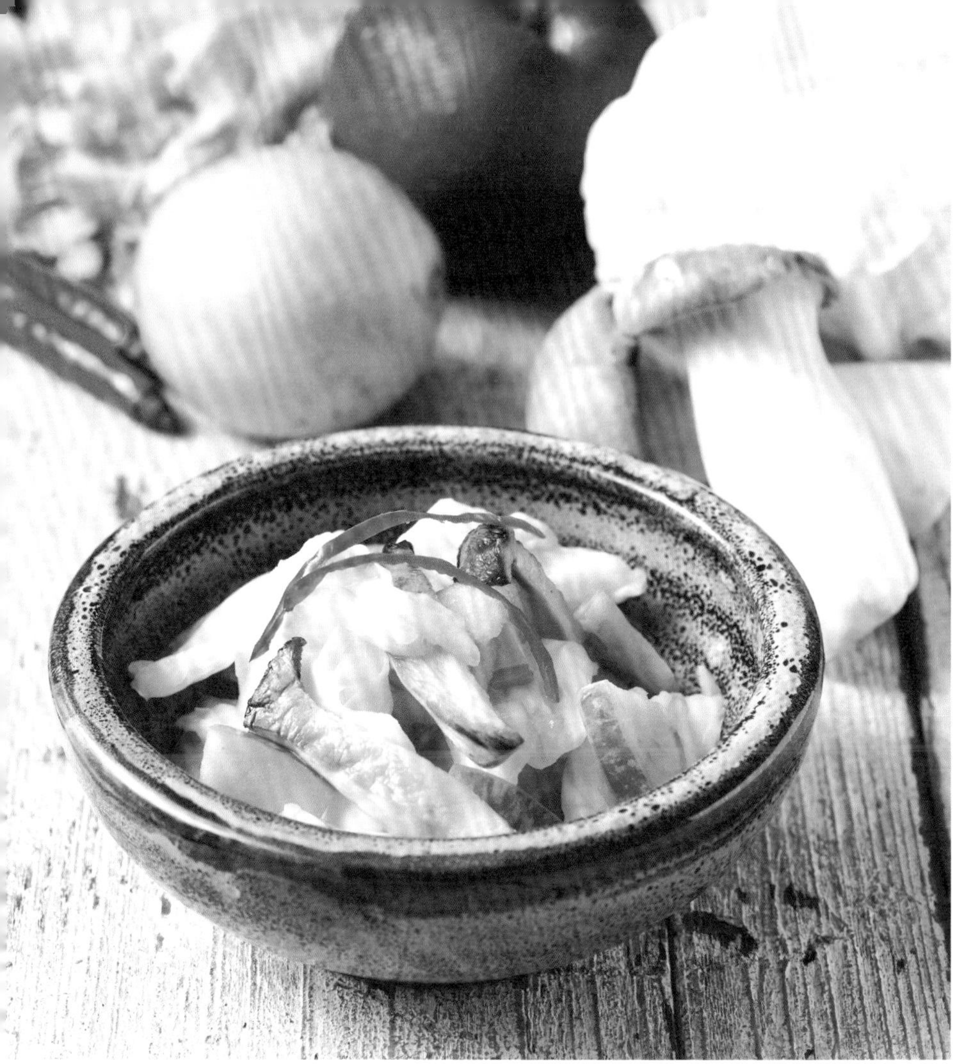

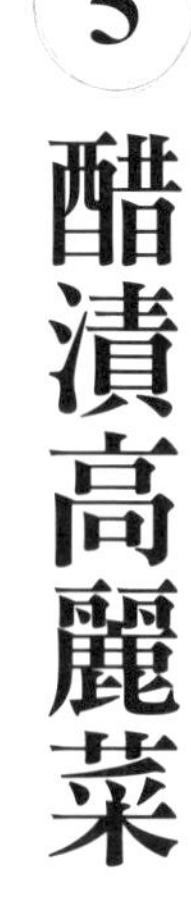

5 醋漬高麗菜

材料（4人份）

杏鮑菇1支、高麗菜400克、芹菜碎3大匙、紅辣椒1支，蘋果1顆。

調味料

A 天然海鹽1/2小匙。

B 天然釀造糙米醋、昆布高湯（或開水）各3大匙、天然海鹽1/2小匙。

作法

① 蔬菜皆洗淨。杏鮑菇切成薯條狀、高麗菜切一口大小、芹菜切碎、紅辣椒去籽切細絲、蘋果切片。

② 杏鮑菇以乾鍋煎至金黃。

③ 將高麗菜、芹菜、紅辣椒和海鹽拌一拌之後，輕輕擠掉水分。

④ 調勻調味料B，將所有食材放入保鮮盒拌勻（蓋緊蓋子搖一搖），冷藏半天即可享用。

小叮嚀

① 賞味期限是三天，盡快食用。

② 芹菜可以自由換成香菜、山芹菜或紫蘇。

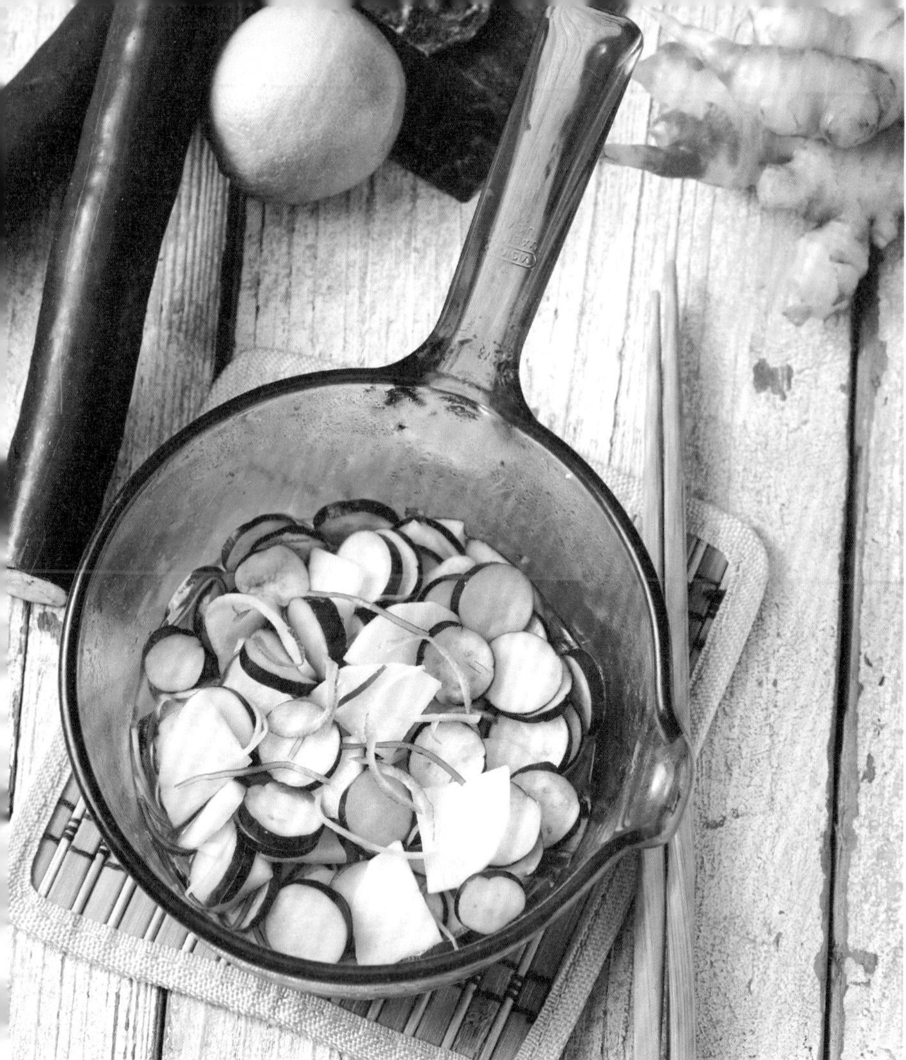

6 昆布鮮拌蘿蔔茄子

材料（4人份）

乾昆布5克、白蘿蔔250克、茄子100克、薑絲和檸檬皮各少許。

調味料

海鹽1/2小匙、檸檬汁2～3大匙。

作法

① 昆布剪成4公分長的細絲，白蘿蔔去皮後和茄子各切成一口大小的薄片狀，檸檬皮刨成細絲。

② 將材料與調味料全部一起拌勻，即可享用。

小叮嚀

① 檸檬皮可換成橘子皮、柚子皮或任何柑橘類的外皮；茄子可用瓠瓜、義大利瓜、大黃瓜或小黃瓜替代。

② 吃當季的茄子，注意每次的食用量，生食茄子是有益的。若為正在放療、化療期間的病友，宜燙熟再食用。

7 涼拌瓠瓜

材料（4人份）
瓠瓜300克、蘋果100克、檸檬皮少許。

調味料
海鹽1/2小匙、醬油、薑汁各1小匙。

作法
① 瓠瓜去皮後再用刨刀（削皮刀）刨成長條薄片，蘋果去皮後切1～2公分的丁狀。
② 將瓠瓜加鹽拌一拌放置約10分鐘，擠掉湯汁（湯汁可留下作高湯）。
③ 所有材料與調味料拌勻，即完成。

小叮嚀
① 蘋果換成梨、芭樂、酪梨、鳳梨或奇異果等水果也都可以。
② 選擇新鮮、當季的瓠瓜，生食即無疑慮。若為正在放療、化療期間的病友，宜燙熟再食用。

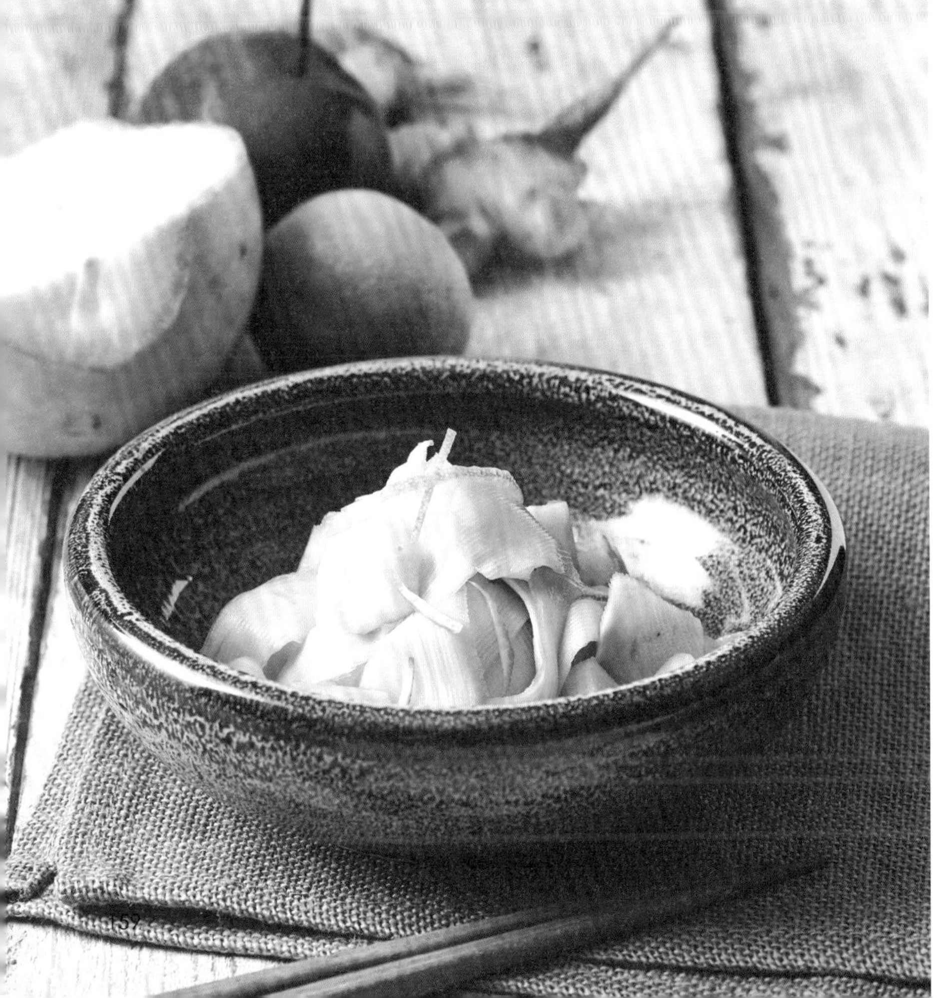

8 鹹豆花

材料（2人份）

豆花500克、檸檬2片；九層塔、紫蘇葉、魚腥草、香菜、薄荷等當季香草各少許。

調味料

醬油1小匙、天然海鹽和七味辣椒粉各少許。

作法

① 豆花盛入碗（或盤）中，再撒上少許洗淨且略切過的當季香草。

② 滴入醬油、七味辣椒粉，均勻撒入海鹽，擠上檸檬汁即完成。

小叮嚀

香草依現有的取用即可。

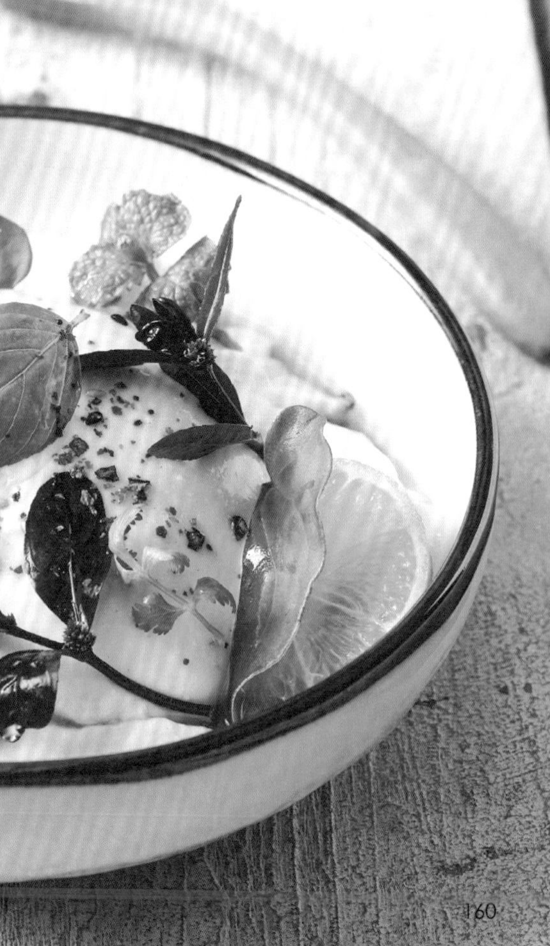

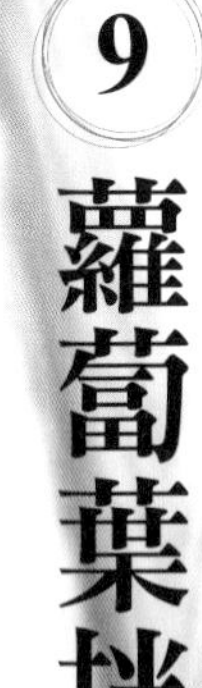

9 蘿蔔葉拌納豆

材料（2人份）

蘿蔔葉100克、納豆1小盒。

調味料

海鹽1/4小匙、醬油和薑泥各1小匙。

作法

① 蘿蔔葉洗淨、切細，加海鹽拌勻抓一抓後擰掉水分。

② 加入納豆、醬油、薑泥拌勻即可。

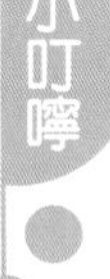

小叮嚀

蘿蔔葉也可以用青江菜、小黃瓜、油菜等替代。

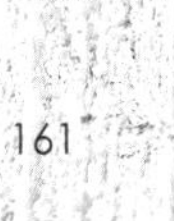

10 番茄拌海帶芽

材料（4人份）

番茄250克、乾海帶芽15克。

調味料

味噌2大匙、檸檬汁1大匙、醬油1小匙、冷開水1小匙。

作法

① 番茄洗淨稍微燙過，去皮並切成2公分丁狀。

② 乾海帶芽泡軟。混合所有調味料，加入番茄和海帶芽，輕鬆拌幾下即可。

小叮嚀

① 番茄底部若先用刀劃上十字，用開水燙一下，就可以輕鬆把皮剝下來。

② 海帶芽含豐富的鐵、鈣和纖維質；番茄中有維生素C、E、B6、胡蘿蔔素，兩者搭配食用，健康又開胃，是最佳拍檔。

③ 材料和調味料可先備好，享用前再混合拌勻。拌好放過久雖然味道不變，但會使得海帶芽變黃。

11 涼拌小黃瓜

材料（2人份）

小黃瓜2條。

調味料

糙米醋、海鹽、柳丁汁、薑泥各適量。

作法

① 小黃瓜洗淨，抹上海鹽後靜置30分鐘。

② 將小黃瓜在砧板上來回滾動，去除表皮上的尖刺。

③ 用冷開水沖洗小黃瓜至乾淨為止，切成薄片，酌加糙米醋、海鹽、柳丁汁、薑泥拌勻，即可食用

小叮嚀

① 柳丁汁和薑泥也可用寡糖替代。

② 若為胃寒、下痢、腹瀉者忌食。女性經期前後也不宜多食。

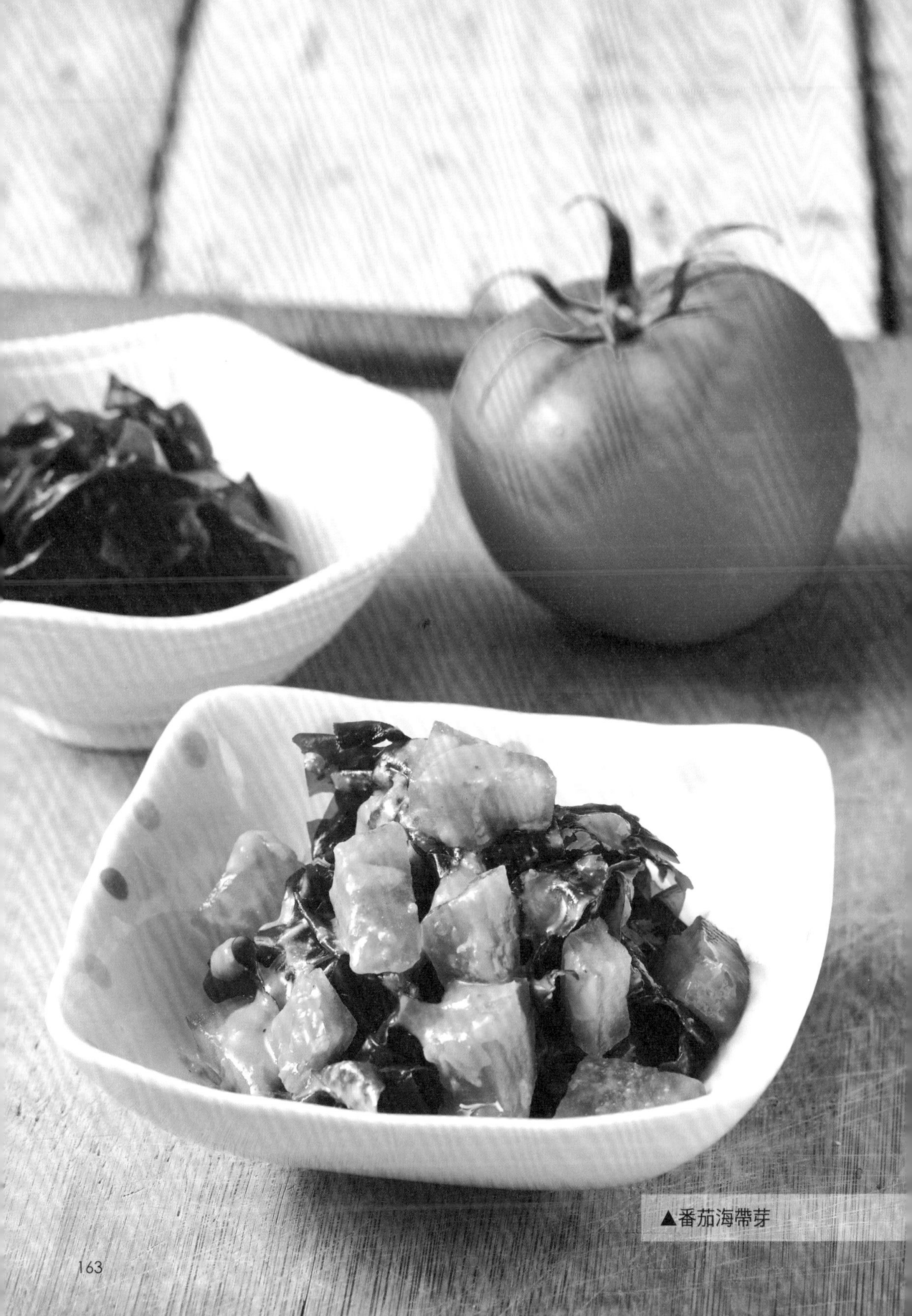

▲番茄海帶芽

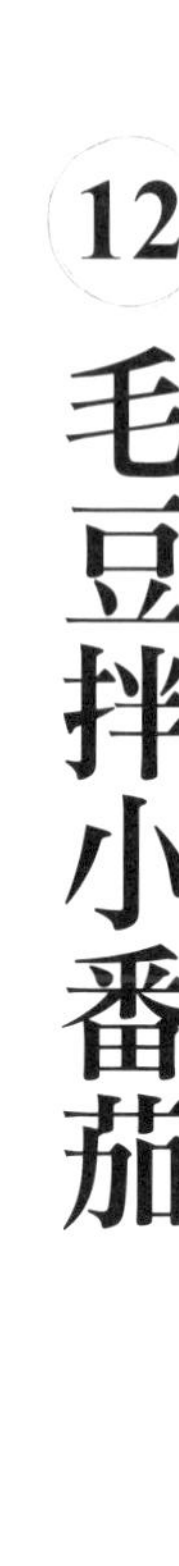

12 毛豆拌小番茄

材料（4人份）

毛豆仁200克、小番茄150克、新鮮薄荷葉1大匙。

調味料

鹽1/2小匙、天然釀造梅子醋2大匙。

作法

① 毛豆仁洗淨去膜，煮熟後撈起，以冷開水漂涼，並瀝乾水分。

② 小番茄洗淨後，用小刀在底部劃上十字，接著放入滾水中燙約30秒，撈起剝皮、瀝乾水分備用。

③ 薄荷葉切碎。另取容器放入燙好的毛豆、小番茄、所有調味料，拌勻後即可盛盤。

小叮嚀

① 若選用冷凍熟毛豆，解凍後即可直接拌食，不用汆燙。

② 沒有薄荷葉時可用新鮮九層塔、紫蘇葉、芹菜葉或香菜替代。

13 薑汁冬粉

材料（4人份）

冬粉40克、小黃瓜1條、胡蘿蔔1/2根、杏仁片3大匙、裝飾薄荷葉適量。

調味料

蘋果泥3大匙、薑汁1大匙、醬油、檸檬汁2大匙、香油1小匙。

作法

① 小黃瓜、胡蘿蔔洗淨，切細絲。
② 取小碗放入所有調味料並調勻。
③ 先用熱開水將冬粉煮熟，再以冷開水漂涼並瀝乾水分，放入容器中。接著加入作法①的材料、作法②調勻的醬汁，拌勻後盛盤並撒上杏仁片，用薄荷葉裝飾即完成。

小叮嚀

冬粉既可當主食亦可作菜餚，是很好發揮的食材。這道菜的口感令人滿足又不會膩。

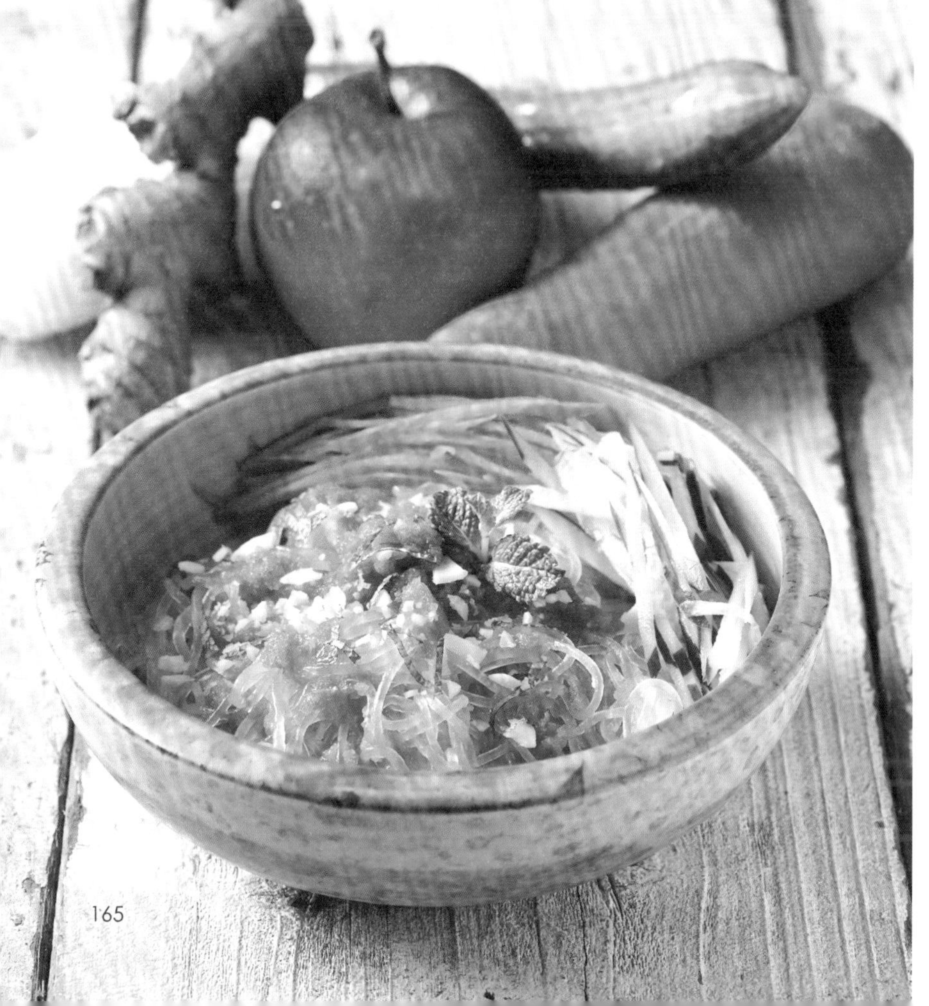

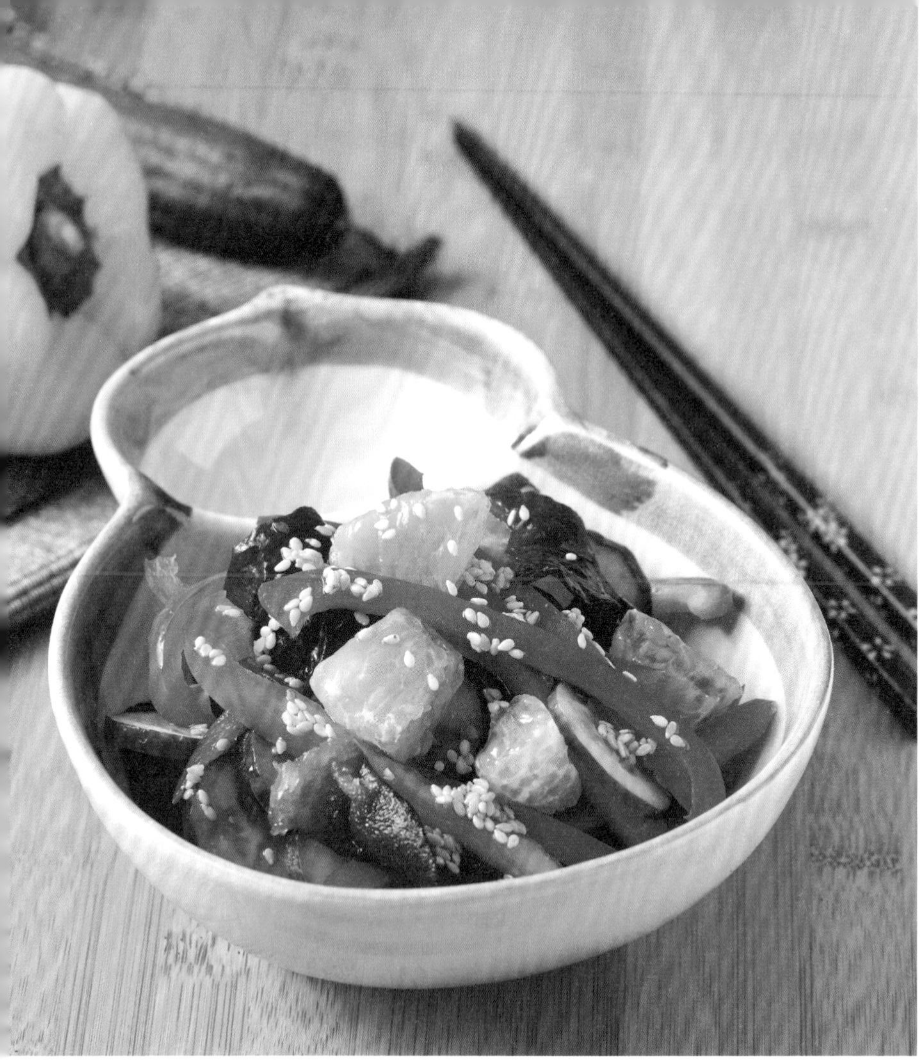

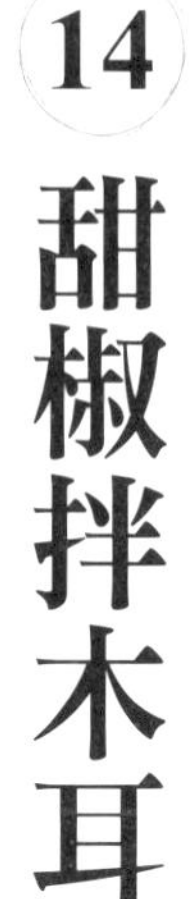

14 甜椒拌木耳

材料（3人份）

紅甜椒1個、生木耳50克、小黃瓜2條（150克）、橘子3瓣。

調味料

醬油2大匙、檸檬汁3大匙、香油1小匙、炒香白芝麻1大匙。

作法

① 蔬菜皆洗淨。木耳先入沸水快速燙過，並以冷開水漂涼，再切成一口大小；小黃瓜切小圓薄片；紅甜椒洗淨去籽、切細絲。取容器放入前列三種處理好的材料。

② 桔子切小丁，取小碗放入所有調味料和桔子，拌成涼拌醬後，倒入作法①的材料中，拌勻即可。

小叮嚀

因時令不同，桔子也可以用金桔、柳丁或鳳梨替代。

15 鮮拌絲瓜

材料（3人份）

枸杞、松子、嫩薑絲和九層塔各2大匙、絲瓜1條（約400克）。

調味料

海鹽1/2小匙、檸檬汁1～2大匙。

作法

① 絲瓜洗淨、削皮後先縱切成兩半，再橫切成0.5公分厚的半圓形薄片。

② 加入枸杞和調味料拌勻，盛盤撒上松子、嫩薑絲和九層塔，即完成。

小叮嚀

選擇新鮮、當季的絲瓜，生食較無疑慮。若為正在放療、化療期間的病友，宜燙熟再食用。

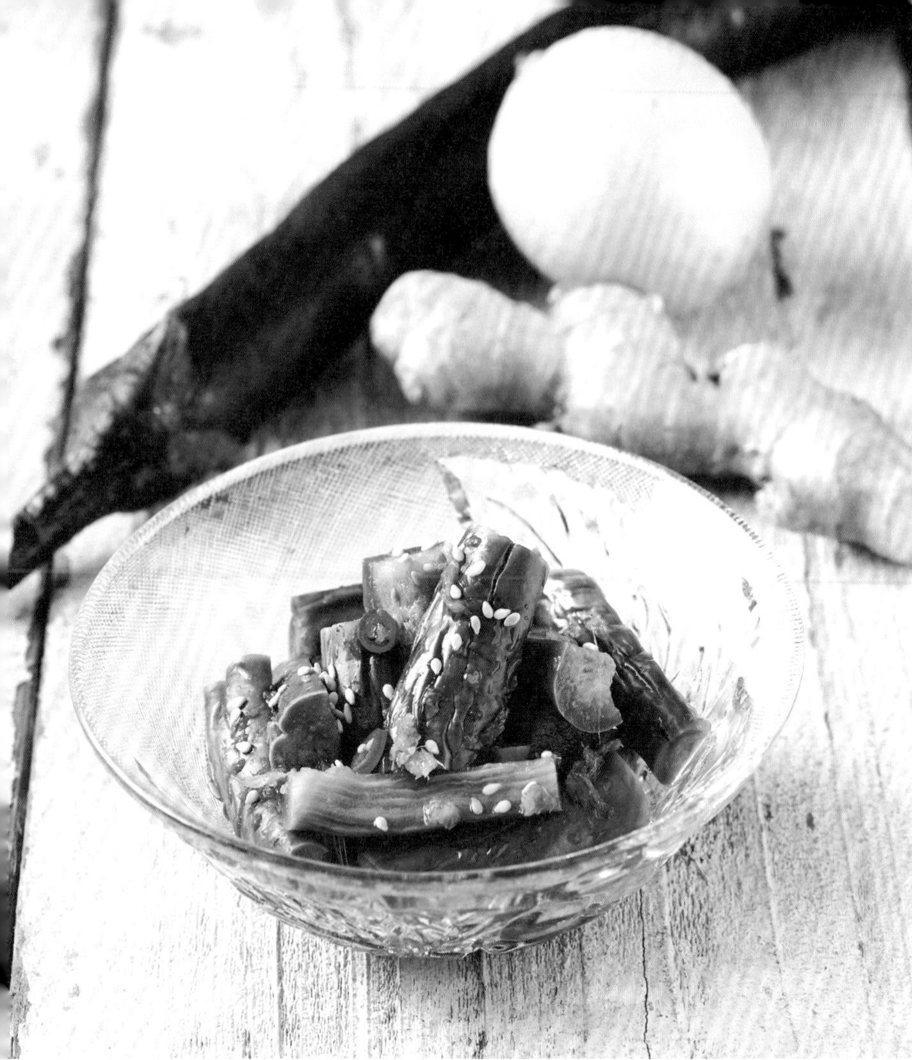

1 檸檬嫩薑拌茄子

材料（3人份）

茄子150克、熟芝麻少許。

調味料

檸檬汁1大匙、嫩薑泥1大匙、醬油1大匙、昆布高湯 1大匙。

作法

① 取小碗放入所有調味料，調勻成醬汁備用。

② 茄子洗淨、切5公分段，放入沸水中燙熟，撈起後瀝乾擺盤，再淋上作法①的醬汁、撒上芝麻即可。

小叮嚀

① 這道菜的美味關鍵就在於醬汁。除了茄子，搭配清燙的高麗菜或生菜都很對味。

② 昆布高湯作法請參閱P122。

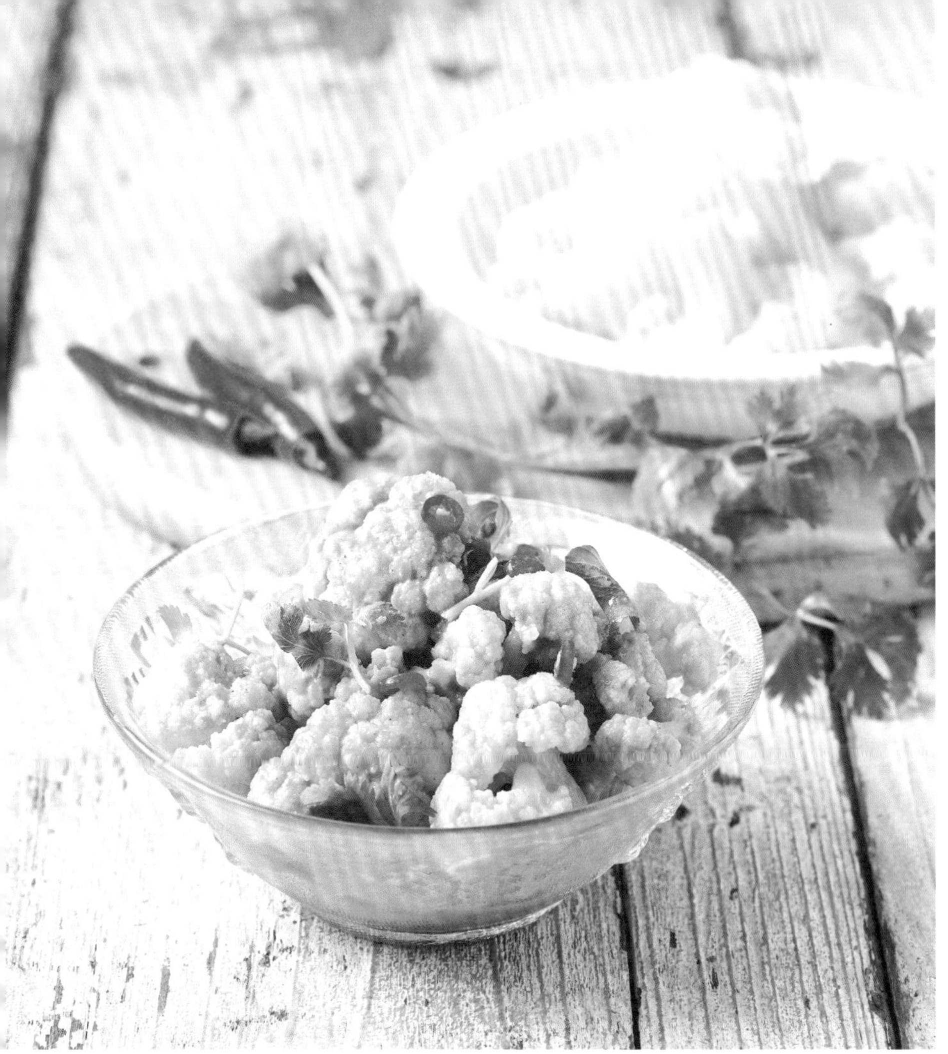

2 芝麻醬香拌花椰

材料（4人份）

白花椰菜400克、紅辣椒1支、新鮮香菜少許。

調味料

芝麻醬4大匙、檸檬汁3大匙、鹽1小匙。

作法

① 所有材料洗淨。花椰菜切成小朵狀並蒸熟。

② 調味料全部混合調勻。

③ 蒸熟的花椰菜排在盤上，淋上調好的醬料。

④ 紅辣椒切片，香菜切小段，全部撒於最上面，即可享用。

3 何首烏黑豆

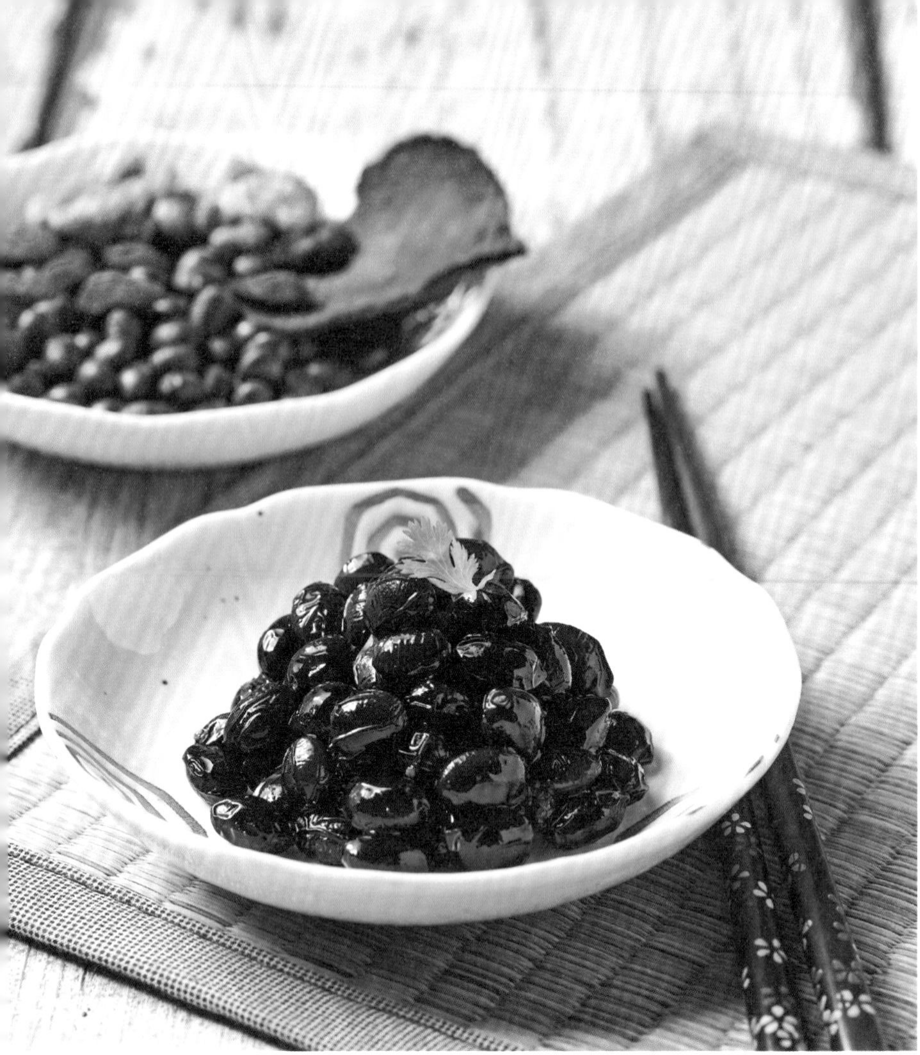

材料（3人份）

黑豆500克、枸杞60克、何首烏30克、核桃12粒。

作法

① 黑豆泡水一晚，把水瀝乾。

② 將枸杞和何首烏加水至1000cc，煮滾後以小火繼續熬30分鐘。再將何首烏、枸杞濾掉，只保留湯並加入黑豆和剁小塊的核桃。

③ 以大火煮滾湯汁後轉小火熬到湯汁收乾，即可盛盤。

功效

改善白髮、掉髮，預防早衰。

小叮嚀

① 建議可以一次準備大量，放入冰箱冷藏，食用時不需再加熱。

② 一次約食用50粒，1天勿食用超過兩次。連吃2天需停1天，以免造成尿酸過高。

4 綜合蔬菜泥

材料（3人份）

胡蘿蔔25克、地瓜25克、馬鈴薯25克、大黃瓜25克、高麗菜25克、大白菜15克、生香菇1朵、昆布高湯600cc。

作法

① 除昆布高湯，所有材料洗淨，並切成小塊。

② 全部材料用大火煮滾後，轉小火再煮10分鐘。

③ 盛碗待降至常溫後，倒入果汁機中打成泥狀，即可飲用。

功效

整腸健胃、改善便秘、增元補氣。

小叮嚀

① 若經冷藏，欲食用時一定要先加熱，提升免疫力的效果才好。

② 若為甲亢患者，需將昆布高湯換成飲用水。

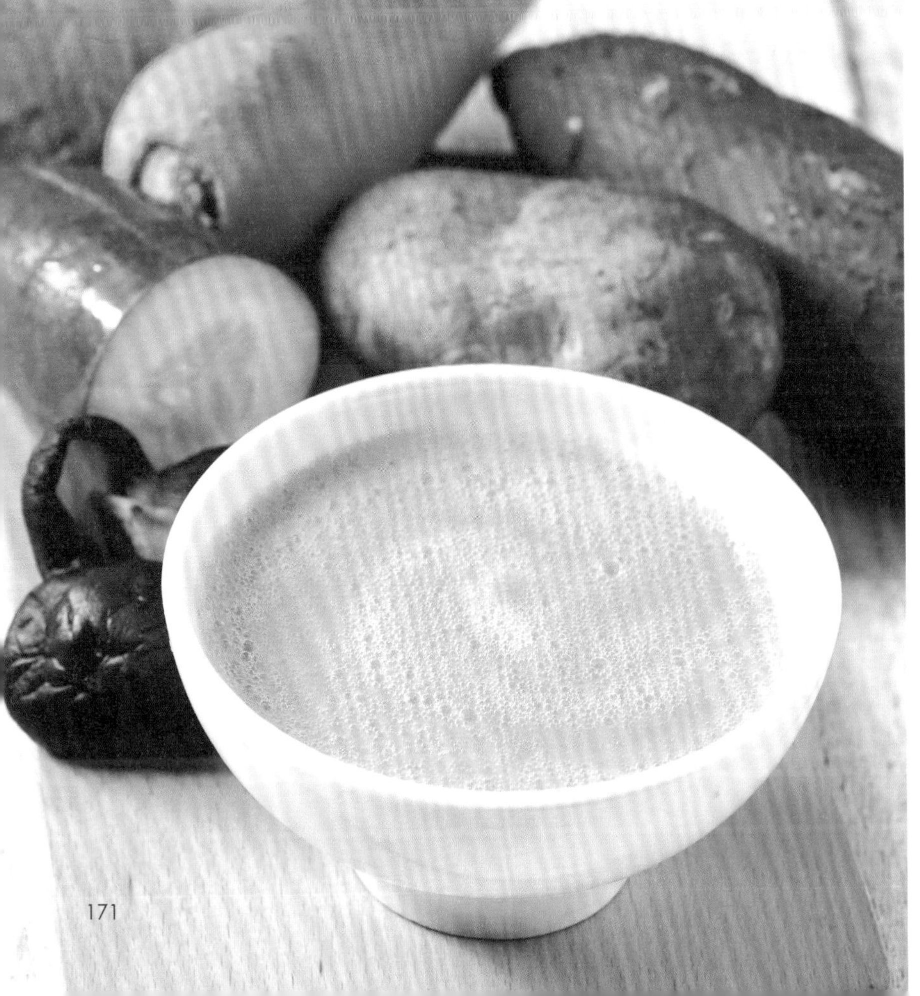

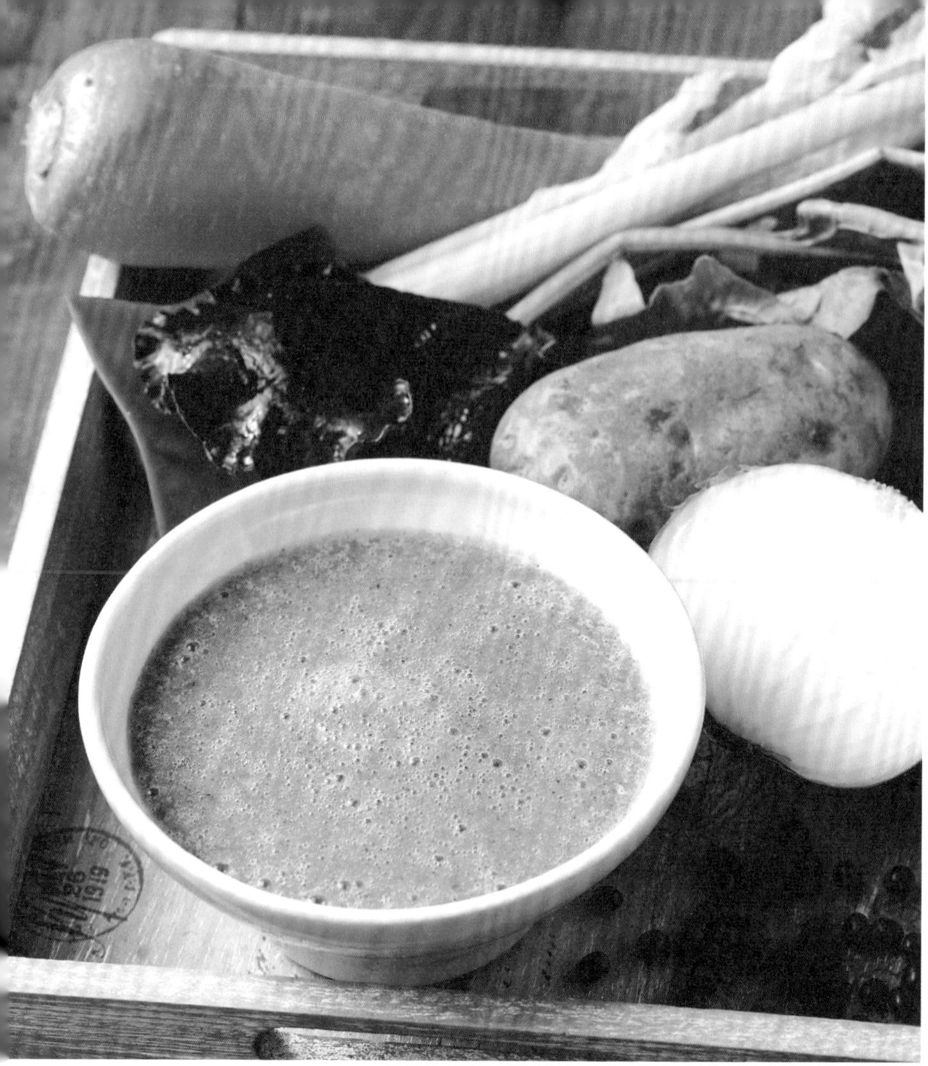

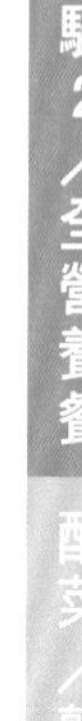

5 黑髮蔬菜泥

材料（2人份）

去皮胡蘿蔔50克、菠菜1片、洋蔥1/6個、去皮馬鈴薯1顆、芹菜2株、黑豆100克、昆布10克、黑木耳2朵。

作法

① 黑豆洗淨，泡水4小時後瀝乾水。

② 將所有材料切碎，加水1500 cc以大火煮滾後，轉小火再煮20分鐘。

③ 取出待降溫後，再用果汁機打成泥狀，即可飲用。

功效

改善白髮、預防掉髮。

小叮嚀

① 食用半年，功效即顯現。

② 若吃不習慣，建議可加些許甜玉米粒，味道會更好，或可以酌加蔥、蒜、薑、香菜、芹菜、九層塔、韭菜等，輪流替換增添風味。

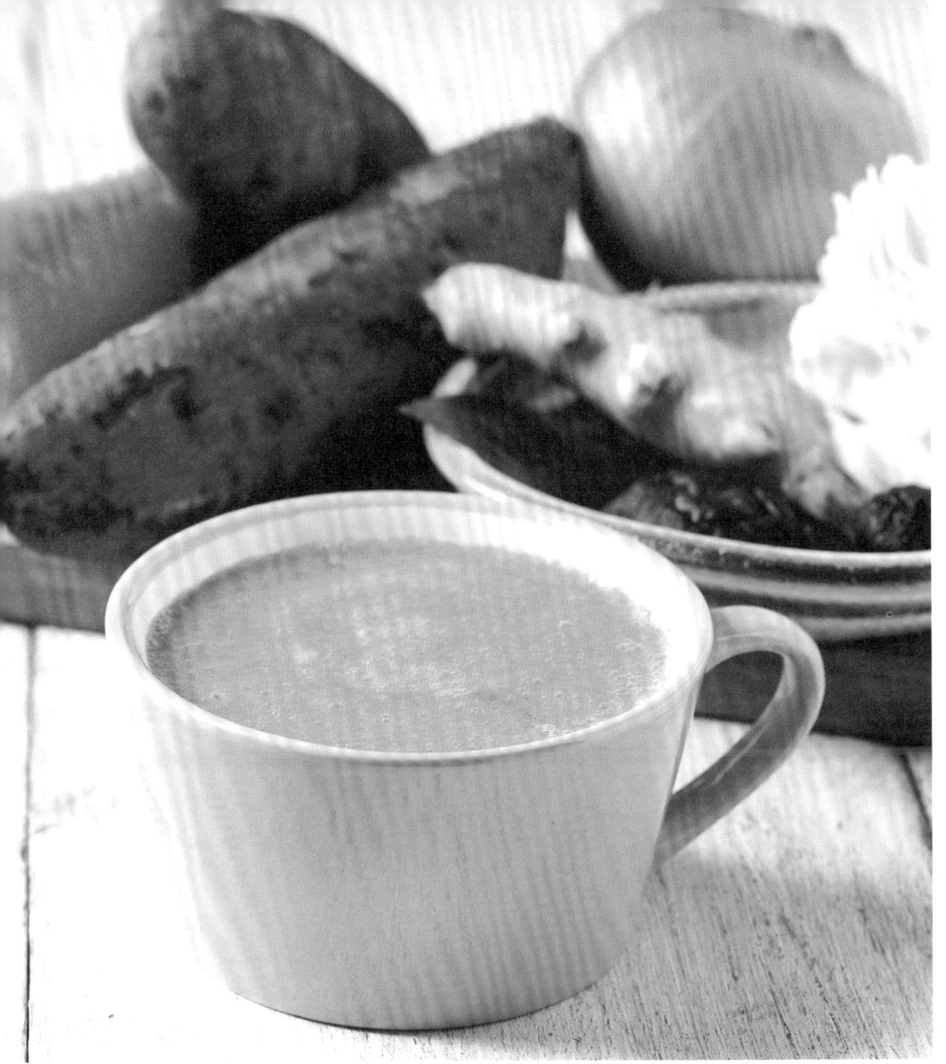

6 平喘蔬菜泥

材料（5人份）

去皮胡蘿蔔50克、地瓜50克、去皮馬鈴薯160克、高麗菜50克、去皮洋蔥50克、老薑2片、乾香菇2朵、昆布6克。

調味料

海鹽1小匙。

作法

① 乾香菇泡軟、昆布剪小塊，其餘材料皆洗淨、切丁。

② 全部食材加250 cc水，以大火煮滾後，轉小火再煮20分鐘。

③ 取出待降溫後，用果汁機打成泥狀。

功效

預防氣喘、保護肺部。

小叮嚀

① 經冷藏後食用時務必先加熱。

② 高麗菜可以綠花椰菜代替；馬鈴薯可用山藥代替；香菇可換成金針菇；地瓜則可改成南瓜。

③ 甲亢者可不用昆布；尿毒症、洗腎、腎功能不全、腎癌、尿蛋白、尿素氮和肌酸酐異常者忌食；喉痛者不宜吃薑。

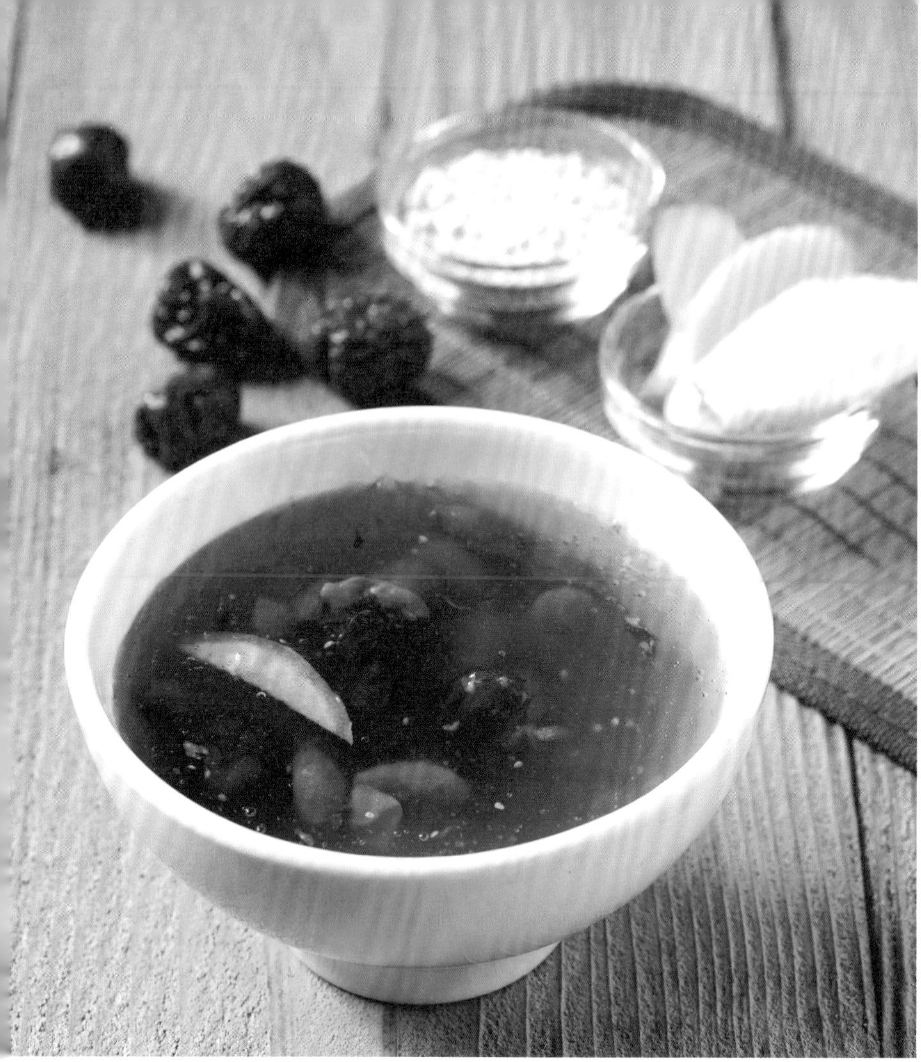

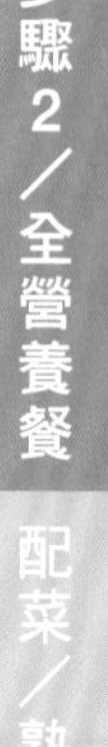

7 止咳蓮藕羹

材料（2人份）

紅棗5～10粒、枸杞20～30粒、老薑2片、紅糖10克、純正蓮藕粉20克。

作法

① 紅棗洗淨後，以刀剖開。

② 紅棗、枸杞、老薑一起入鍋，加水750 cc以大火煮滾後轉小火續煮20分鐘。

③ 將20克蓮藕粉用水調勻後，加入鍋中勾芡，待水再次滾即可關火，燜5分鐘即完成。

功效

止咳化痰、保護肺部。

小叮嚀

喉嚨痛者不可加薑。如有良性或惡性腫瘤、血糖偏高、尿毒症、洗腎、腎癌等症狀者忌食。

8 川貝蒸梨

材料（2人份）
大顆梨子1個、川貝5克。

作法
①將川貝磨成碎粒，梨子洗淨。
②用刀子在梨子上緣處削掉薄薄一片，再將中間梨心挖掉，放入作法①的川貝碎粒。
③梨子裝碗再放入電鍋中，蒸約30分鐘，完成。先吃梨肉、再喝湯汁。

功效
潤肺止咳、保護氣管。

小叮嚀
經痛時忌食。平時若已連吃6天，宜停1天。

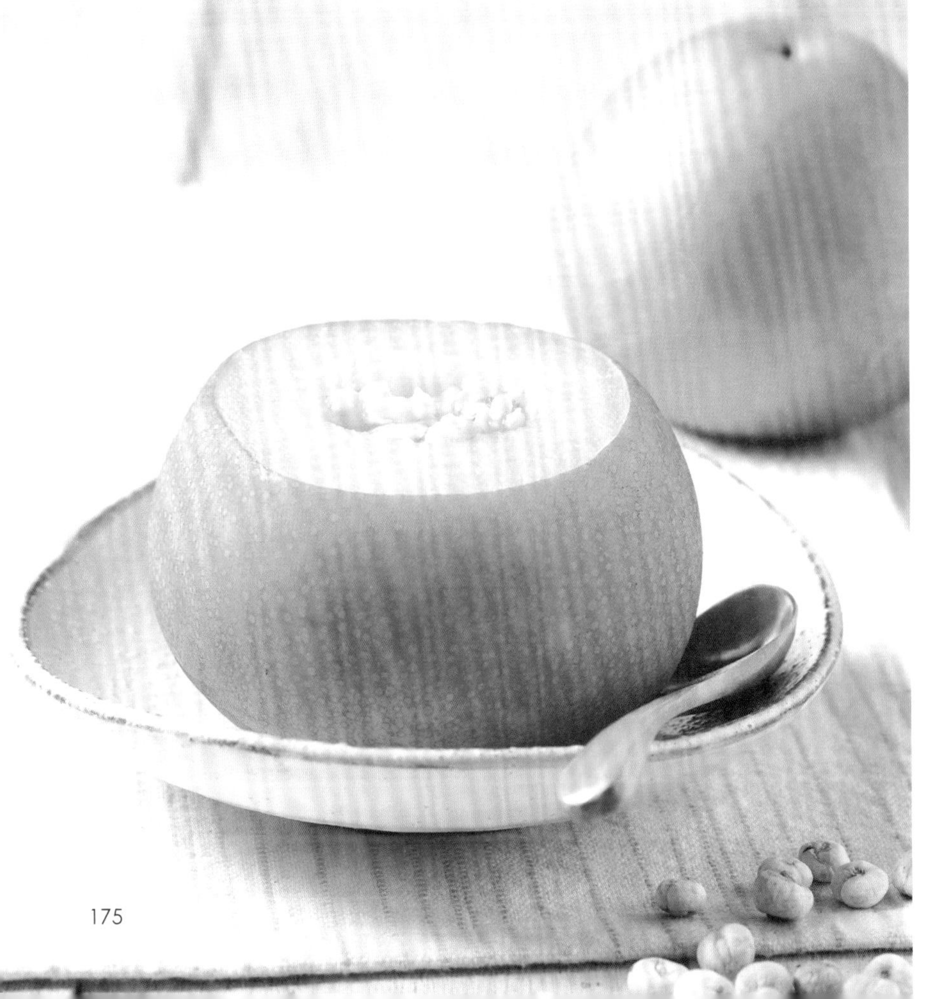

9 豆包什錦菜

材料（2人份）

豆包50克、胡蘿蔔30克、高麗菜50克、泡開的黑木耳30克、鮮香菇30克、蘆筍50克、昆布高湯150 cc。

調味料

海鹽1/2小匙。

作法

① 豆包切塊。所有蔬菜洗淨，胡蘿蔔去皮、高麗菜、鮮香菇、黑木耳切絲，蘆筍去粗筋並切段。

② 所有材料放入鍋中煮熟，起鍋前加入海鹽即可。

功效

整腸健胃、改善便秘。

小叮嚀

① 若為腸炎、腹瀉、血糖偏高的患者忌食。

② 昆布高湯作法請參閱P 122。

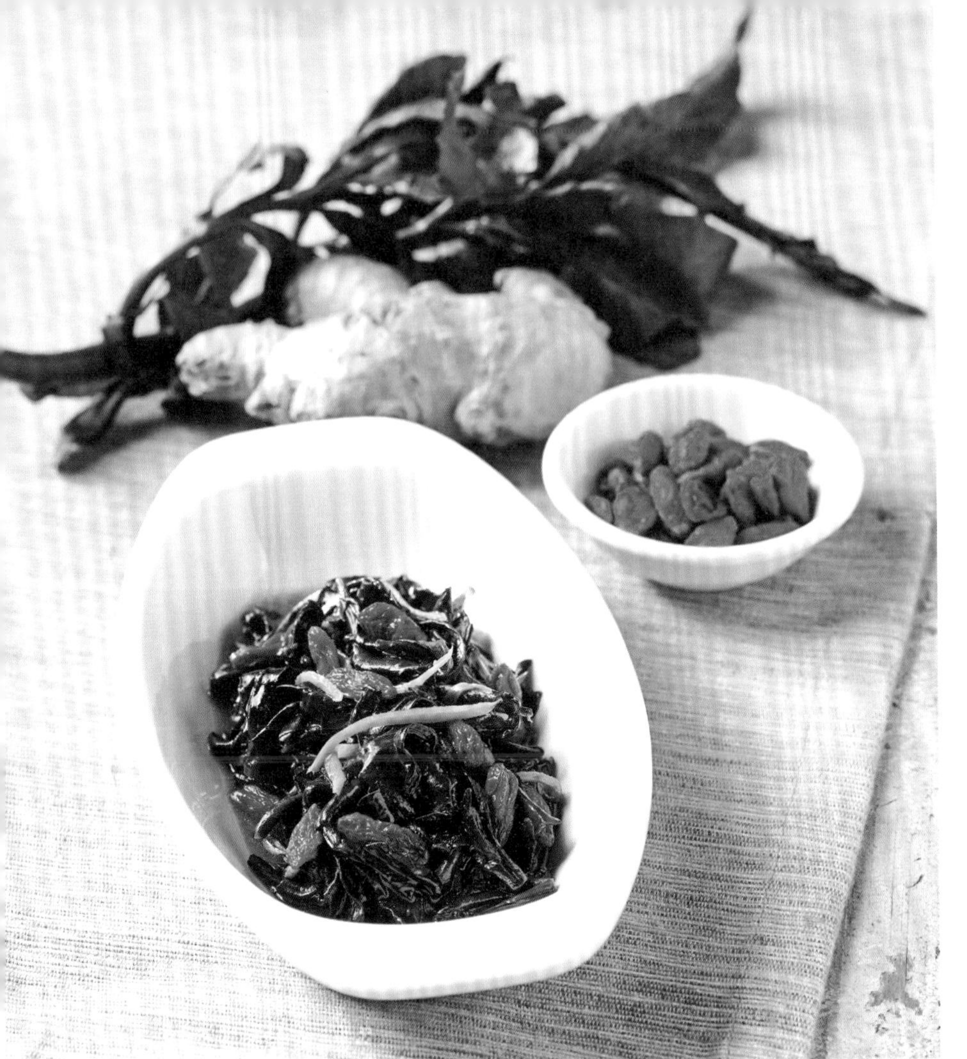

10 薑炒紅鳳菜

材料（2人份）

紅鳳菜300克、老薑5克、枸杞20～30粒、昆布高湯100cc。

調味料

海鹽1/2小匙、麻油1小匙。

作法

① 紅鳳菜洗淨，老薑洗淨並切絲。
② 老薑以麻油略微拌炒，加入昆布高湯、紅鳳菜與枸杞炒熟，熄火後加海鹽調味，即可食用。

功效

補血明目、整腸健胃、通便排毒。

⑪ 日本味滷豆包

材料（4人份）

濕豆包200克、香菇3朵、珊瑚草5克、杏鮑菇2支、胡蘿蔔1/4條、小黃瓜1/2支、昆布高湯300 cc、蘋果1/4顆。

調味料

麻油2大匙、醬油80 cc、味霖1大匙。

作法

① 材料洗淨杏鮑菇對半縱切再刻像魷魚般的交叉花紋，胡蘿蔔去皮切0.5公分厚的圓片，小黃瓜切3段再縱切0.5公分厚的長片。蘋果切片。

② 豆包、杏鮑菇用麻油煎香，乾的香菇和珊瑚草用水泡開，

③ 昆布高湯、醬油、胡蘿蔔和作法②的材料入鍋煮開1分鐘。

④ 加入小黃瓜再煮開即可。

小叮嚀

① 昆布高湯作法請參閱P122。

② 尿蛋白異常、尿素氮異常、肌酸酐異常、尿毒症、腎功能不全者，以上皆忌食。

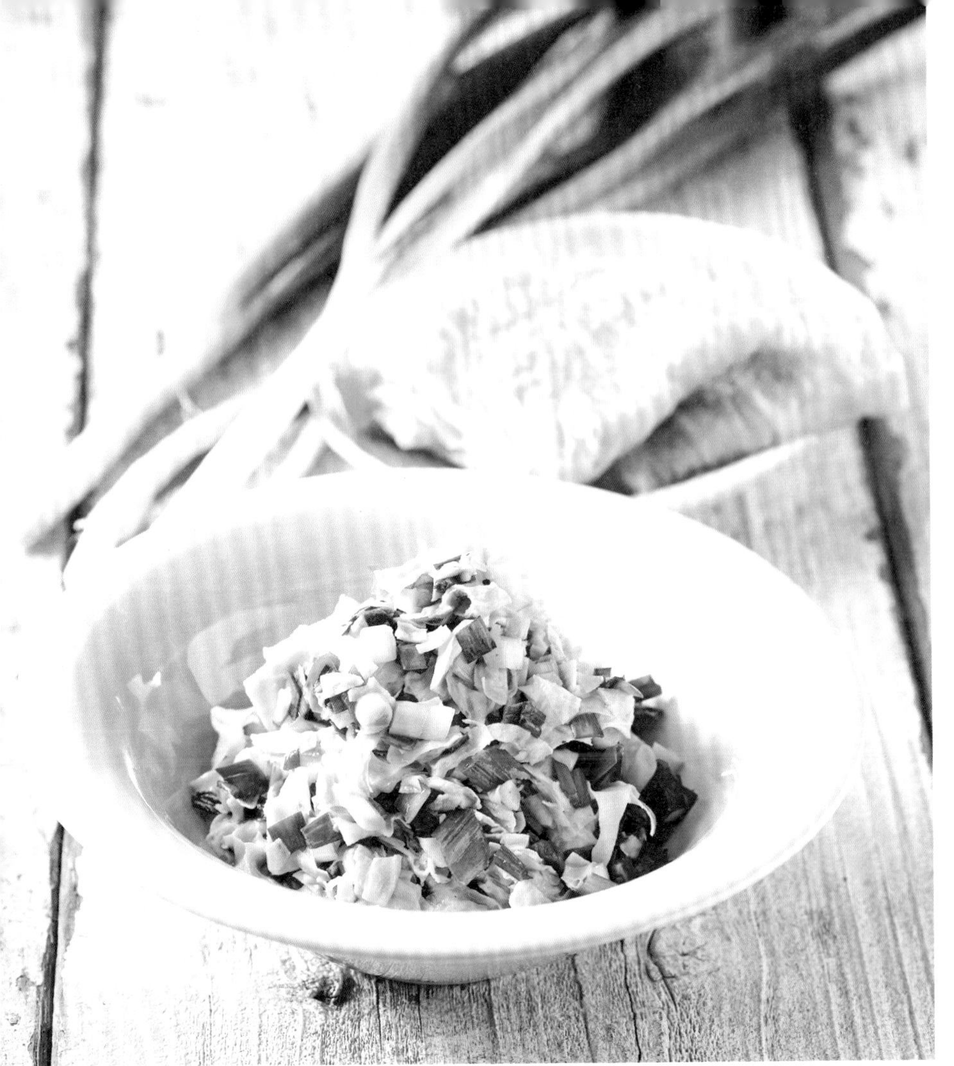

12 韭菜炒豆包

材料（2人份）
韭菜100克、豆包100克。

調味料
橄欖油1大匙、海鹽1/3小匙。

作法
① 韭菜洗淨切細，豆包洗淨亦切碎。
② 橄欖油入鍋，再將所有食材下鍋快速拌炒至熟，熄火後撒上海鹽，拌匀即可食用。

小叮嚀
① 生豆包如果太乾，可加適量昆布高湯或水一起炒。韭菜可換成芹菜、九層塔或青蔥。
② 若為尿蛋白異常、尿素氮異常、肌酸酐異常、尿毒症、洗腎、腎功能不全、腎癌、脾胃虛寒元氣不足、消化不良、腎炎、支氣管哮喘、視力減退、口鼻生瘡、口角炎、口腔潰瘍、舌頭破、口腔炎、甲狀腺亢進者忌食。

13 高麗菜燉蘋果花椰菜

材料（4人份）

高麗菜400克、蘋果1個、白花椰菜200克。

調味料

葡萄籽油1大匙、天然釀造糙米醋2大匙、海鹽1小匙半、白胡椒粉適量。

作法

① 蔬果洗淨。高麗菜切塊、蘋果直切成四條去籽，再橫切成片、白花椰菜切小朵。

② 鍋子加熱，倒進所有材料，和調味料一起炒至稍軟，轉小火再燜約5分鐘後起鍋，即可美味上桌。

小叮嚀

可以撒上少許巴西利碎或芹菜末提味、裝飾。糙米醋也可用梅子醋或百香果醋替代。

14 匈牙利燉蔬菜

材料（4人份）

茄子1/2條、青椒1顆（或大黃瓜1/4條）、紅辣椒1/2支、番茄1個、白豆干100克、泡開的雪蓮子50克、蘋果1/4顆、昆布高湯適量。

調味料

橄欖油1大匙半、鹽1小匙、番茄醬50克、粗黑胡椒粉和匈牙利紅椒粉各1/2大匙、肉桂葉2片。

作法

① 白豆干剁一口狀；蔬菜洗淨。青椒去籽和茄子、番茄、蘋果皆切塊，紅辣椒切兩段。

② 鍋內放油、鹽、番茄先炒幾下，再將所有材料與調味料除高湯入鍋炒約1分鐘後，加高湯淹過材料，煮開再用小火燜煮至材料熟軟，盛碗完成。

小叮嚀

① 昆布高湯作法請參閱P122。

② 這道菜燴在飯、麵、米粉、通心麵上都很適合一起吃。

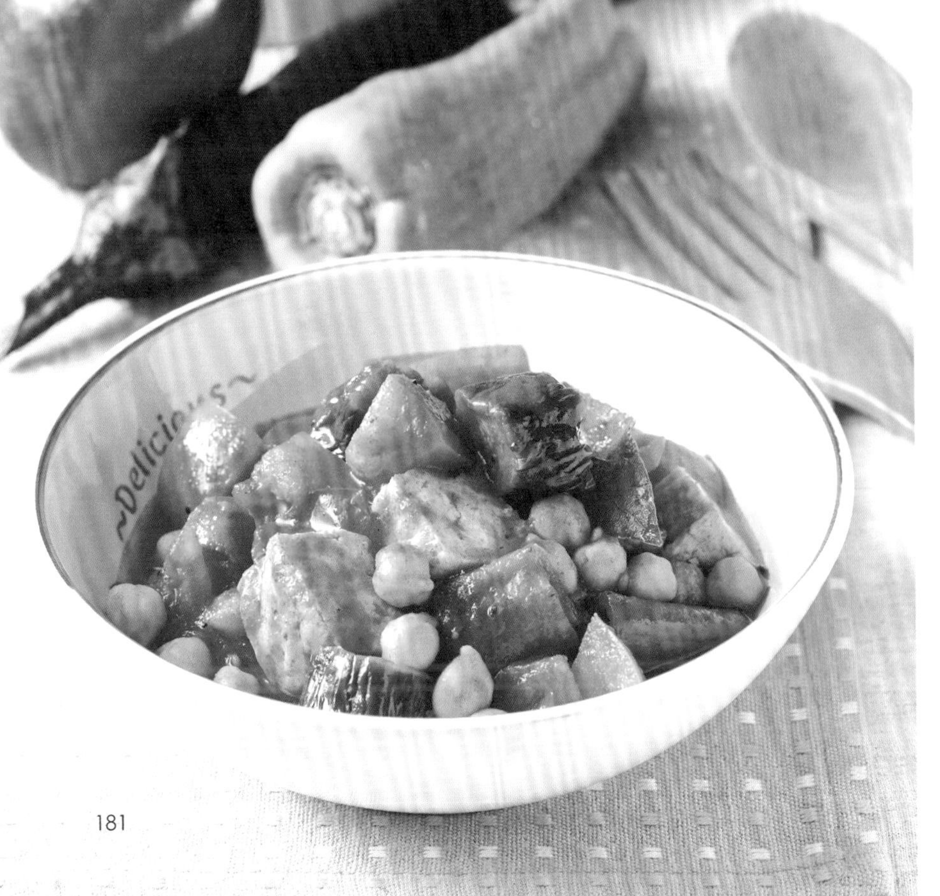

15 秋葵胡蘿蔔炒豆腐

材料（3人份）
黃秋葵50克、去皮胡蘿蔔刨絲150克、豆腐掐碎100克。

調味料
香油1大匙、海鹽1/2小匙。

作法
① 黃秋葵洗淨燙熟、漂涼，瀝乾水後切成小粒。
② 香油入鍋稍微加熱，再投入胡蘿蔔絲炒軟。
③ 加入豆腐泥略炒過，再加入黃秋葵和海鹽拌炒均勻，即可盛盤。

小叮嚀
① 豆腐建議選擇傳統板豆腐，口感扎實也容易處理。
② 擔心秋葵澀口的人，可用適量的食鹽，乾搓秋葵表面絨毛，再用清水清洗即可。

16 滷昆布杏鮑菇

材料（4人份）

杏鮑菇250克、煮過高湯剩下的昆布150克、昆布高湯100 cc、羅漢果1/3顆、香菜（依個人喜好加入）。

調味料

醬油50 cc。

作法

①食材洗淨。杏鮑菇切成約5公分長條薄片，昆布也切成相同大小。

②將所有的材料和調味料放入小湯鍋內，以中火煮開，翻動一下再調成小火，燜煮10分鐘即可。

小叮嚀

①昆布高湯作法請參閱P 122。

②保存杏鮑菇，建議冷藏存放時在包裝內放廚房紙巾，較不容易變黑。

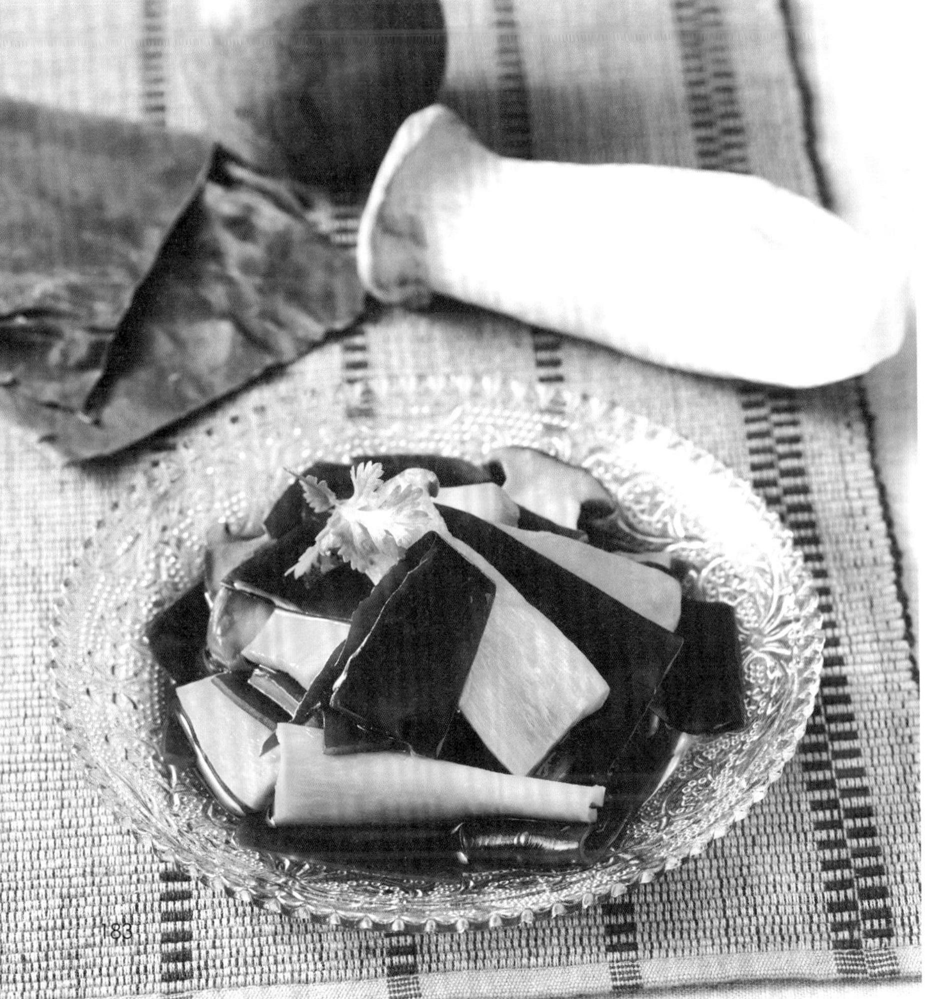

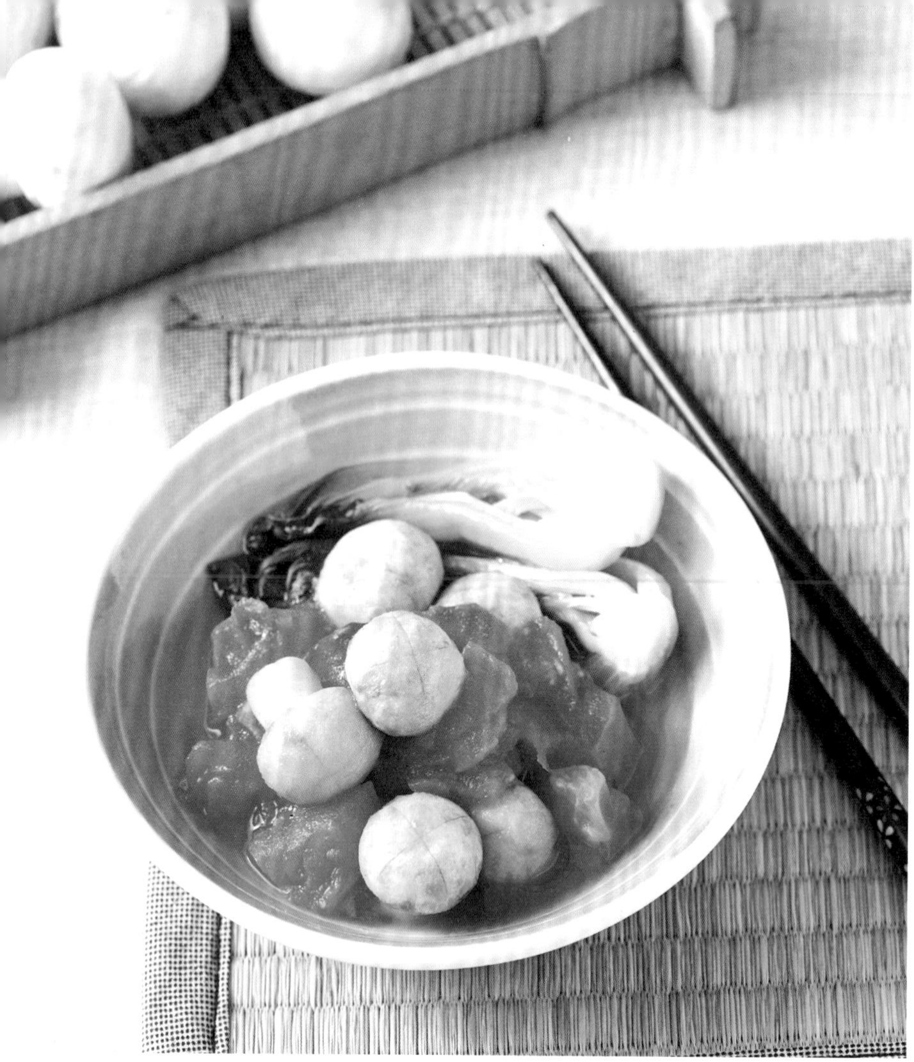

17 茄汁洋菇

材料（3人份）

洋菇125克、青江菜3棵、番茄150克。

調味料

橄欖油1/2大匙、海鹽1/2小匙。

作法

① 材料皆洗淨。洋菇表面切淺淺的十字紋路；青江菜以滾水燙熟、漂涼後另加少許海鹽拌勻，再縱切成兩半；番茄切小塊。

② 將洋菇、番茄和油、海鹽投入小湯鍋，可依喜好在此時加入少許洋蔥和蒜頭（分量外），炒約2分鐘後，以小火燜煮入味即可。

③ 盛盤時再將青江菜圍繞裝飾。

小叮嚀

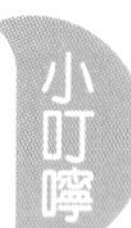

洋蔥和蒜頭在此作為調味使用，若不喜歡此味道的人，可以省略。

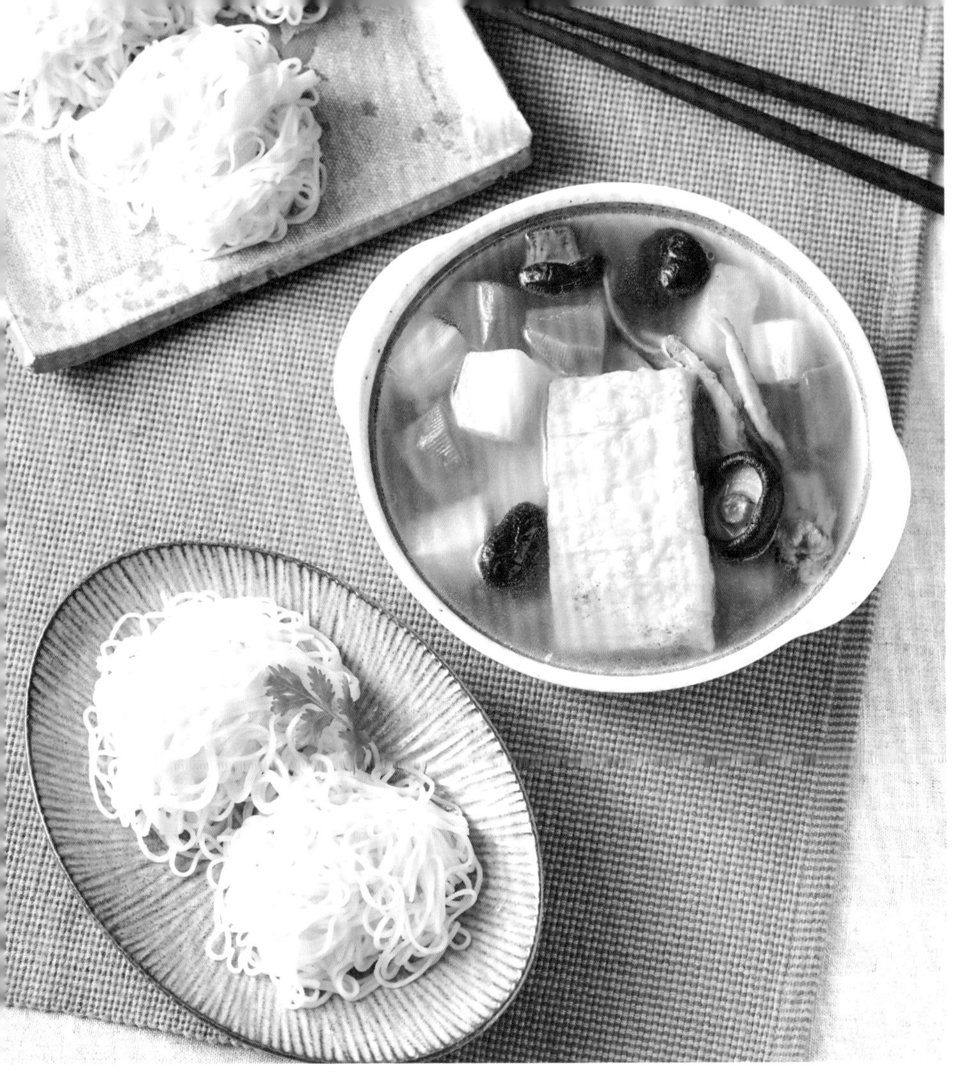

18 蔬食養生麵線

材料（2人份）

麵線100克、生豆包2片、老薑3片、胡蘿蔔100克、大頭菜100克、小乾香菇6朵、當歸1片、黃耆3片、昆布高湯1000cc。

調味料

香油1大匙、天然海鹽少許。

作法

① 煎鍋加熱，倒入香油、老薑、生豆包煎至金黃色備用。

② 胡蘿蔔、大頭菜皆洗淨去皮，各切一口狀，乾香菇泡開、當歸、黃耆洗淨。

③ 昆布高湯加入作法②材料和海鹽，煮開後轉小火煮至鍋物熟軟，再加作法①材料煮2分鐘熄火。

④ 麵線入沸水中燙熟，撈至湯碗，再加入作法③的湯和料，即可享用。

小叮嚀

① 「腺體癌症」患者不宜吃。

② 昆布高湯作法請參閱P122。

19 滷白菜

材料（4人份）

大白菜1顆（1斤）、紅辣椒1支、乾香菇4朵、薑3片、泡開的珊瑚草30克、八角1粒、地瓜粉適量、水適量。

調味料

芝麻香油1大匙、天然海鹽1/2小匙、素蠔油1大匙。

作法

① 蔬菜洗淨。大白菜剝一口大小，紅辣椒切三段，乾香菇泡軟後剝成4小塊。

② 香油入炒菜鍋，投入薑片、乾香菇炒香。再加入八角、大白菜、紅辣椒、珊瑚草，拌炒至大白菜軟。

③ 加入海鹽和素蠔油拌炒幾下，蓋上鍋蓋，以中小火燜煮5分鐘，將地瓜粉調水加入勾芡後，即可盛起。

小叮嚀

① 這道適合燴在各式飯麵裡。

② 乾香菇可以自己曬，天氣好約5天可曬乾，大朵的話多曬兩天即可。

20 凍豆腐拌薄荷木耳

材料（4人份）
凍豆腐200克、昆布高湯200cc、薄荷20克、生木耳50克、紅甜椒1/2顆、薑絲1大匙。

調味料
香油1大匙、黑胡椒1小匙、天然海鹽1/2小匙、醬油1大匙、薑絲1大匙。

作法
① 凍豆腐退冰之後，以雙手掌壓乾水份，切成一口狀。
② 蔬菜洗淨。薄荷拔成小段，木耳和紅甜椒各切一口狀。
③ 凍豆腐、木耳和紅甜椒一同加入昆布高湯和醬油，用小火煮至入味。
④ 炒鍋加入香油、薑絲、黑胡椒、薄荷和海鹽，略炒至香氣出來，即可熄火。再將作法③材料放入炒鍋一起拌勻，完成。

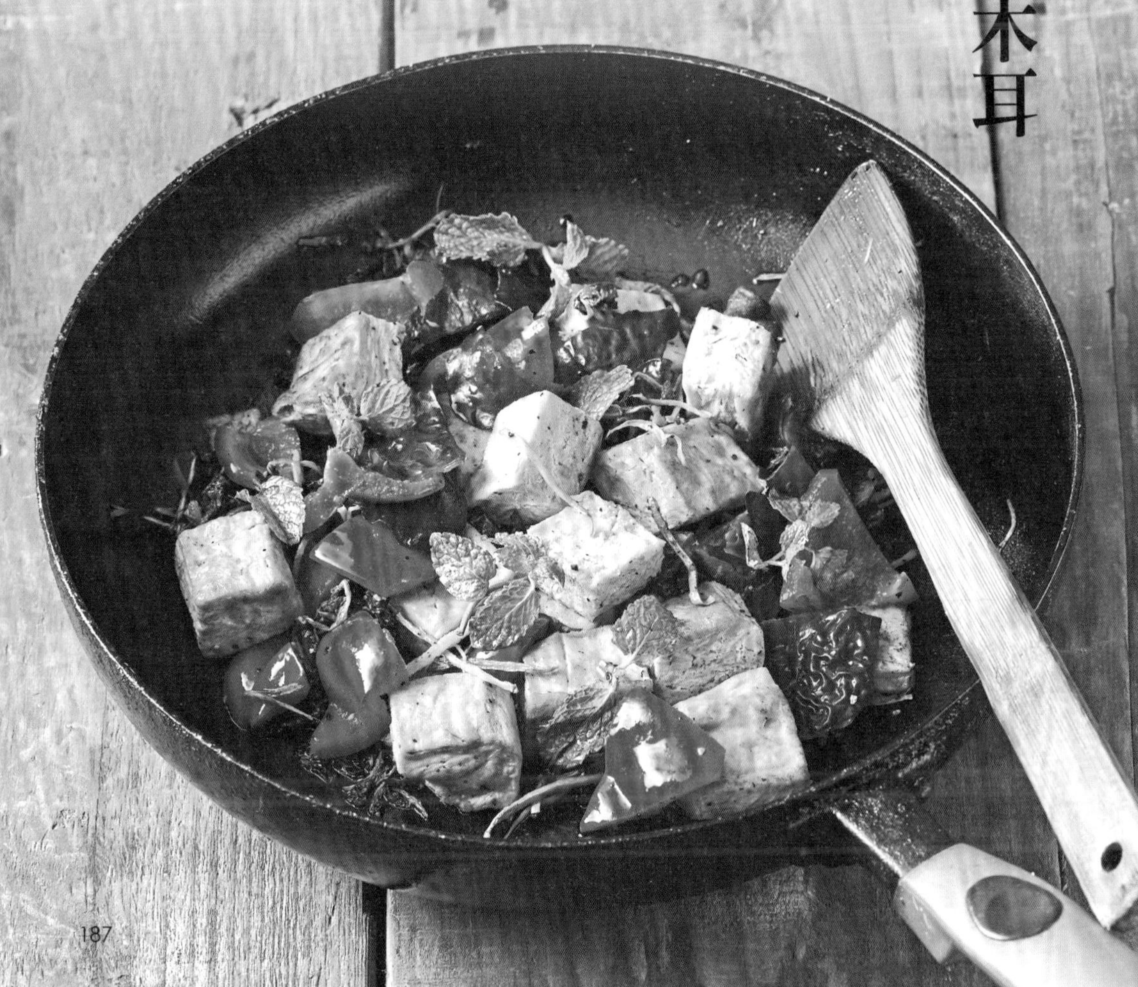

1 高鈣優酪乳

材料

堅果酸奶200cc、黑芝麻粉3克、寡糖15cc。

作法

將所有食材混合後，即可馬上飲用。

功效

改善便秘、整腸健胃。

小叮嚀

①堅果酸奶作法請參閱P123。

②若有尿蛋白異常、尿素氮異常、肌酸酐異常、尿毒症、洗腎、腎功能不全、腎癌、腹瀉、下痢等病症者，切勿飲用。

2 胡蘿蔔堅果酸奶

材料

堅果酸奶200cc、胡蘿蔔原汁150～200cc（P122應用②）。

作法

將材料一起拌勻後，即可飲用。

功效

改善便秘、明目、清血。

小叮嚀

①堅果酸奶作法請參閱P123。

②若有尿蛋白異常、尿素氮異常、肌酸酐異常、尿毒症、洗腎、腎功能不全、腎癌、腹瀉、下痢等病症，切勿飲用。

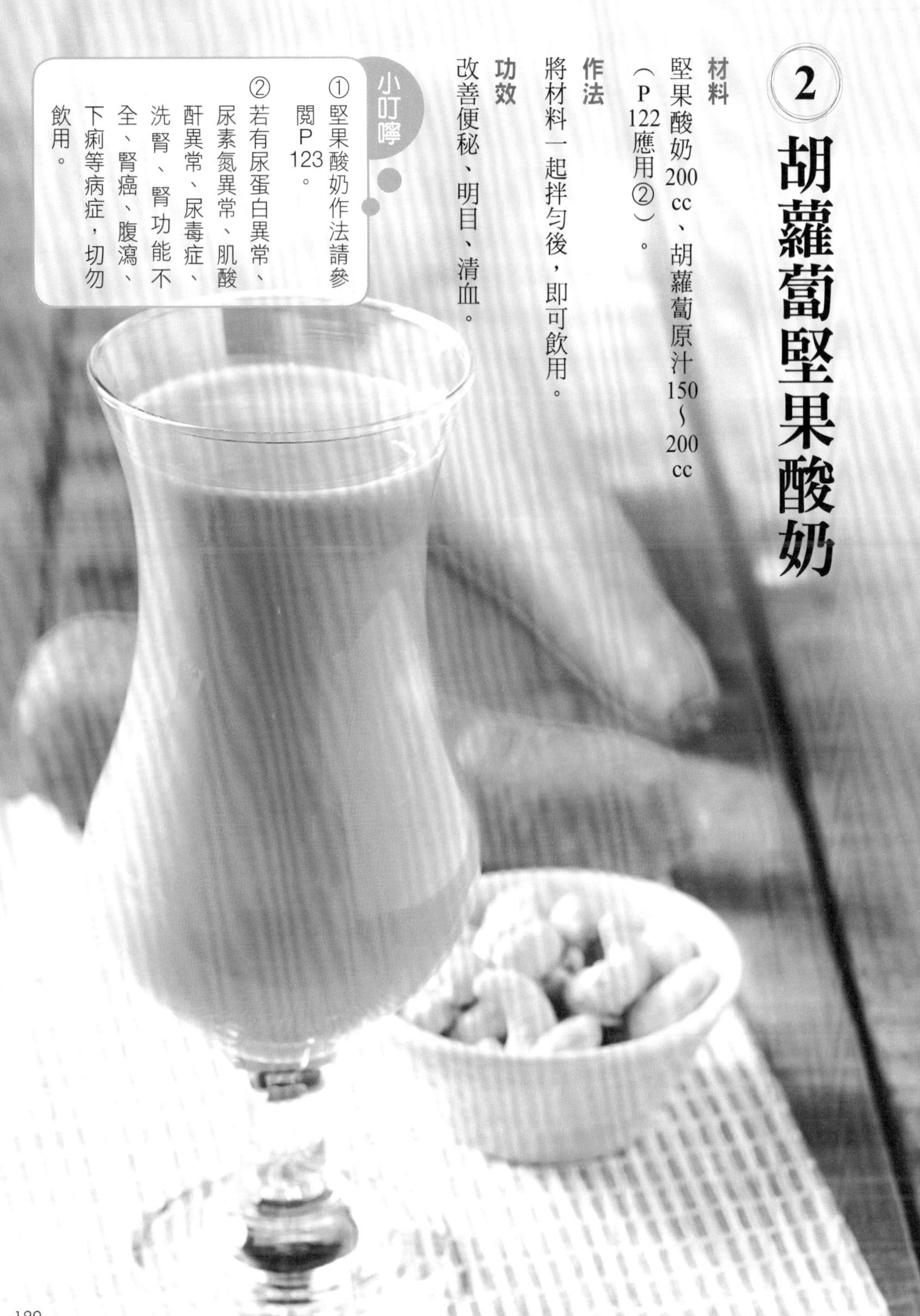

3 杞菊飲

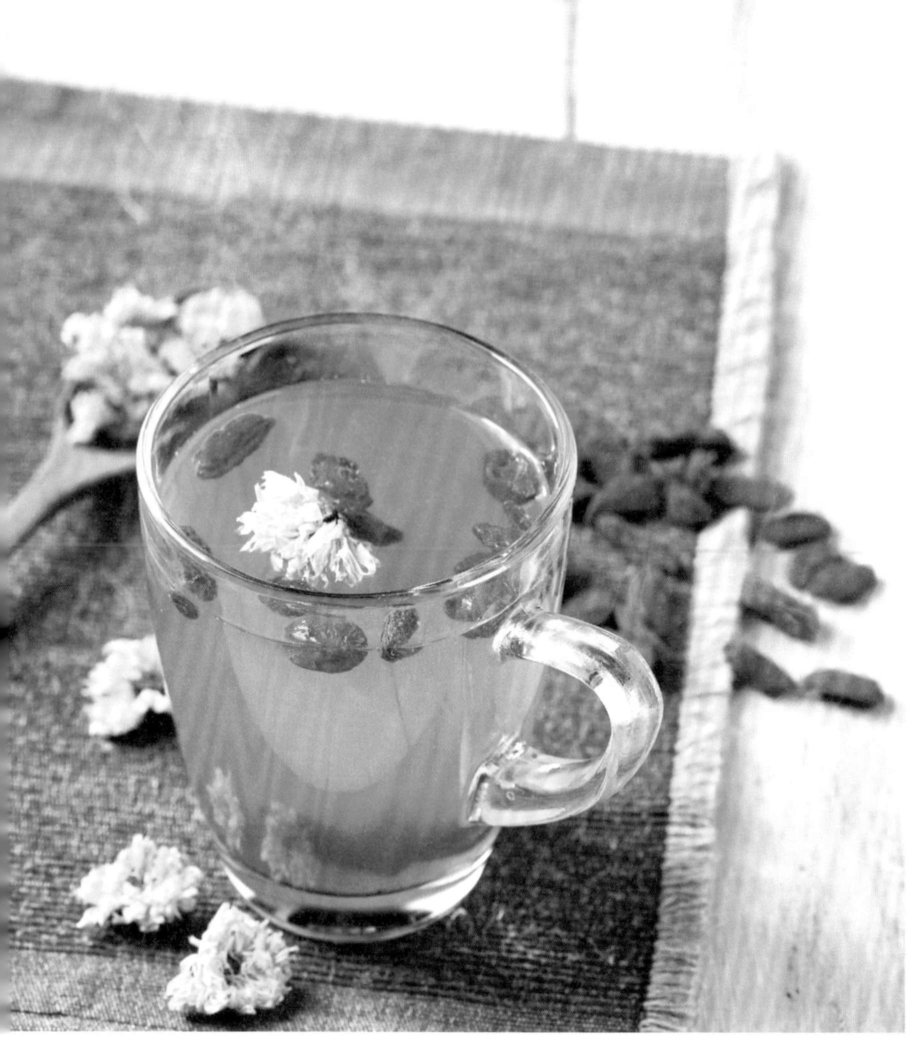

材料

枸杞10克、杭菊5克、綠茶包1袋。

作法

① 枸杞、杭菊洗淨。

② 將枸杞、杭菊與綠茶一起放入保溫杯中，沖沸水500 cc並蓋上蓋子，燜15分鐘後濾渣，即可飲用。

功效

改善視力減退、防病抗癌。

小叮嚀

① 建議連喝6天宜暫停1天。

② 若胃酸過多、胃腸潰瘍、胃炎、胃痛切勿飲用。胃弱者可省略綠茶。

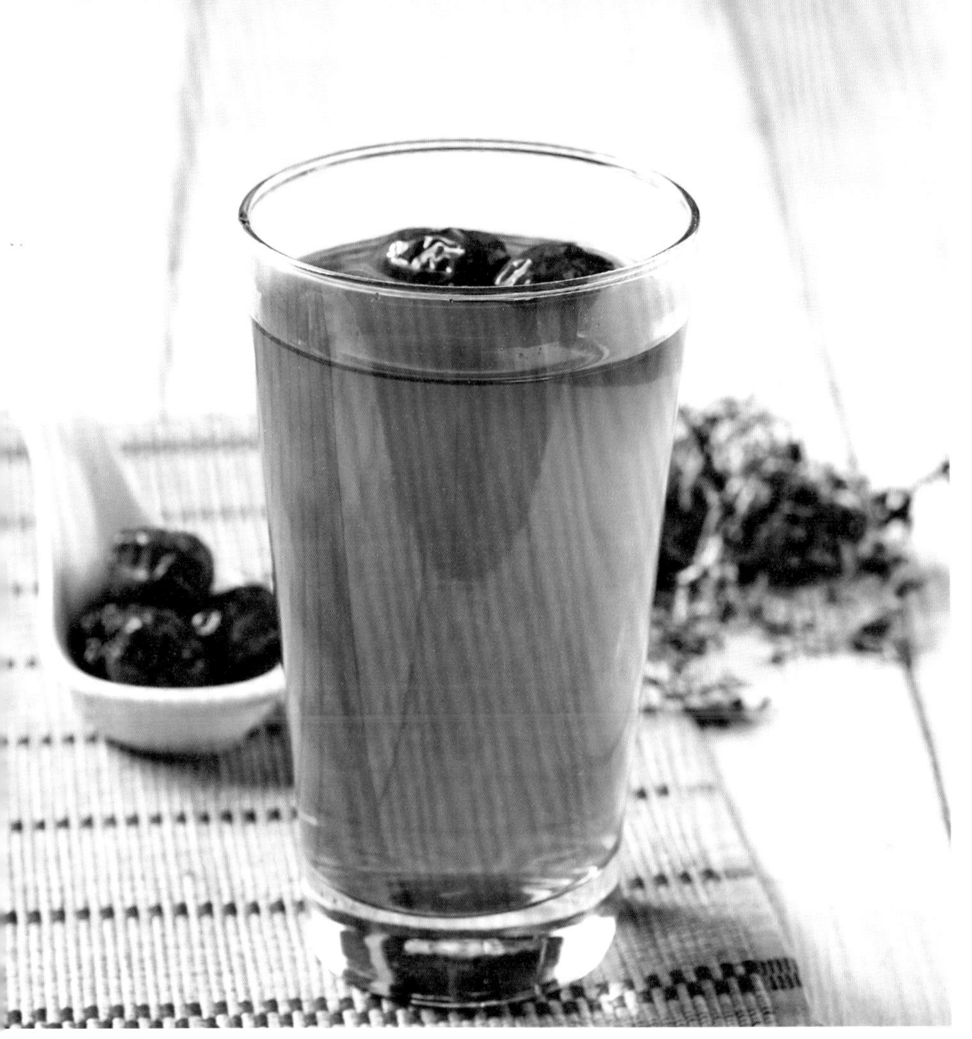

4 艾草紅棗飲

材料

乾艾草1兩、紅棗15粒。

作法

①材料洗淨，紅棗切開去籽、乾艾草剪成段。

②材料同加入3000 cc的水，先浸泡10分鐘，再以大火煮滾，轉小火續煮20分鐘，濾渣即可當茶飲用。

功效

改善痠痛、疏通氣血循環。

小叮嚀

①建議連喝3天宜暫停1天。

②若無法接受苦味，可以再加寡糖15克調味。

③煮剩的紅棗勿吃。陰虛血熱者，也不宜單獨食用艾草。

5 黑豆糙米芝麻奶

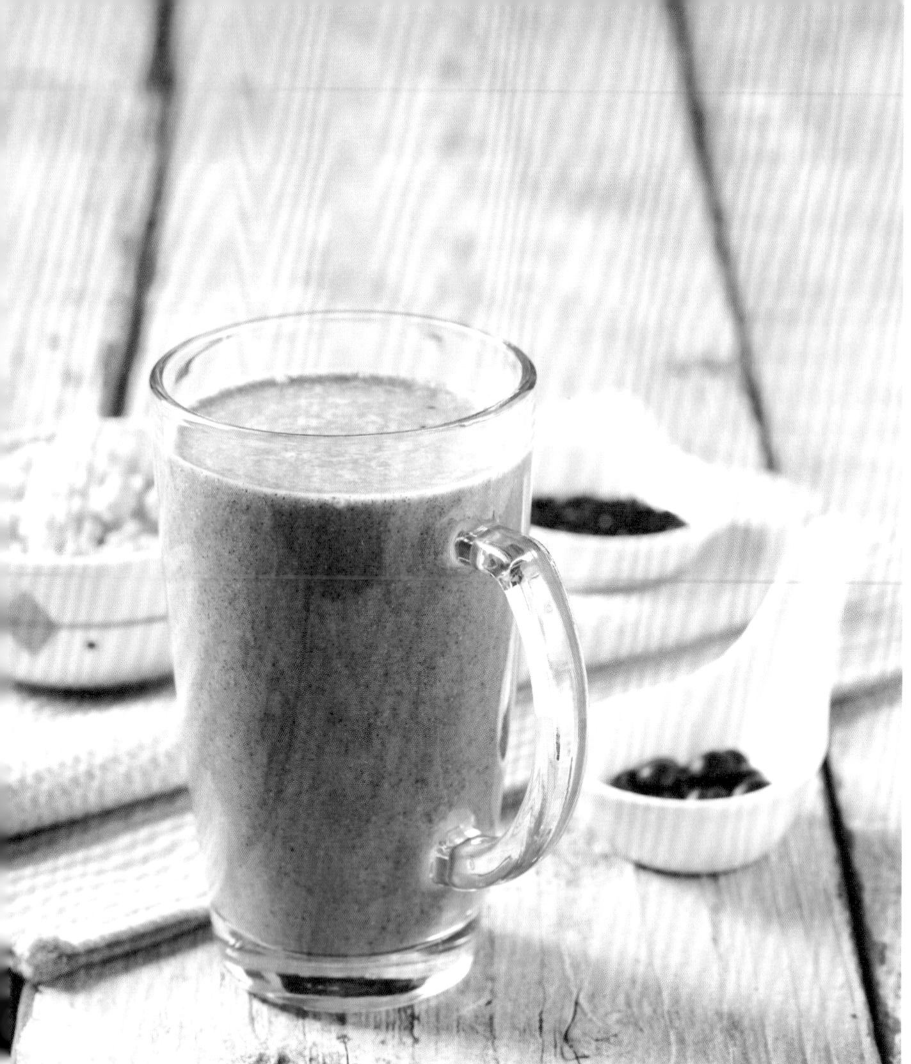

材料

黑豆20克、糙米60克、黑芝麻粒20克。

作法

① 所有食材洗淨，加入1500 cc沸水浸泡2小時後，倒入果汁機或調理機中，打成米漿。

② 將已打好的米漿放入電鍋，蒸熟後馬上飲用。

功效

有助於促進細胞再生、預防骨質疏鬆、增元補氣。

小叮嚀

若有尿蛋白異常、尿素氮異常、肌酸酐異常、尿毒症、洗腎、腎功能不全、腎癌、腹瀉、下痢等病症，切勿飲用。

6 黑豆薑茶

材料

黑豆150克、老薑2片。

作法

① 黑豆洗淨。加水1000 cc泡4小時，再加入老薑。以大火煮滾後，轉小火續煮20分鐘。

② 濾渣留下湯汁，即可飲用。

功效

改善咳嗽、保護肺部。

小叮嚀

① 建議連喝3天宜暫停1天。

② 若有尿蛋白異常、尿素氮異常、肌酸酐異常、尿毒症、洗腎、腎功能不全、腎癌、血糖偏高、痛風、高尿酸血症等病患忌食。

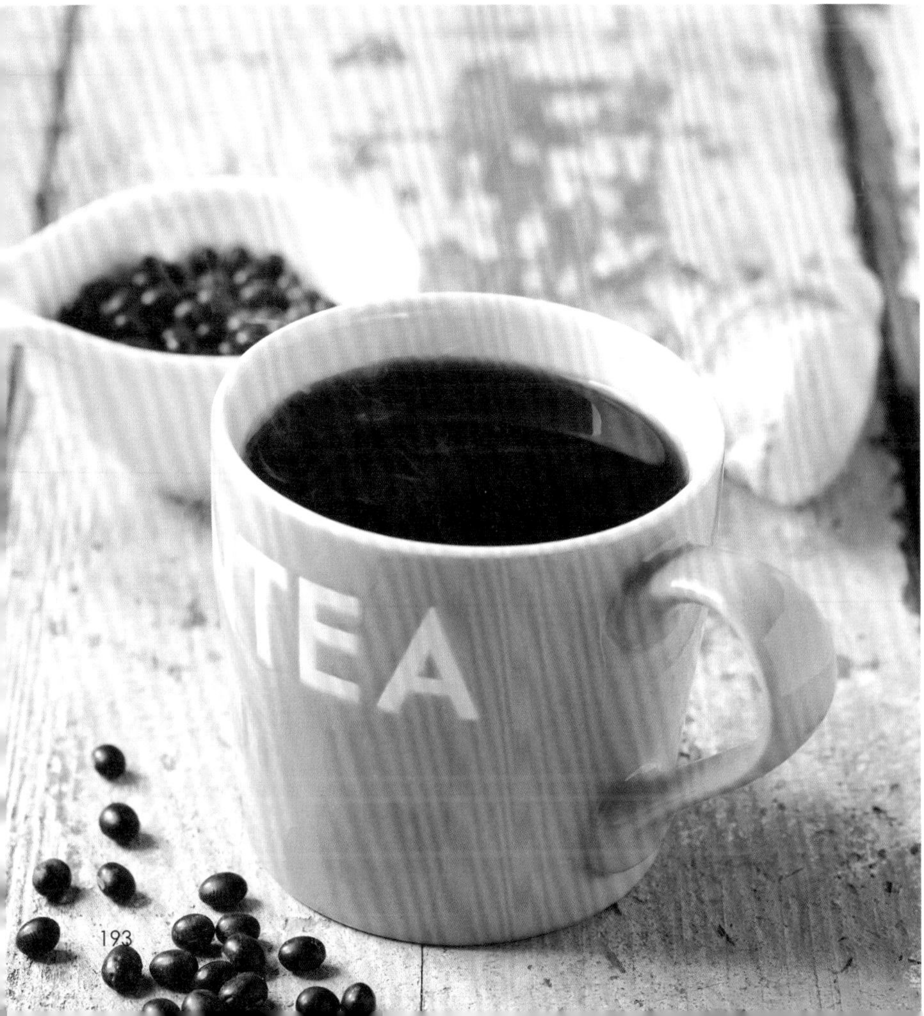

7 山藥薏仁豆奶

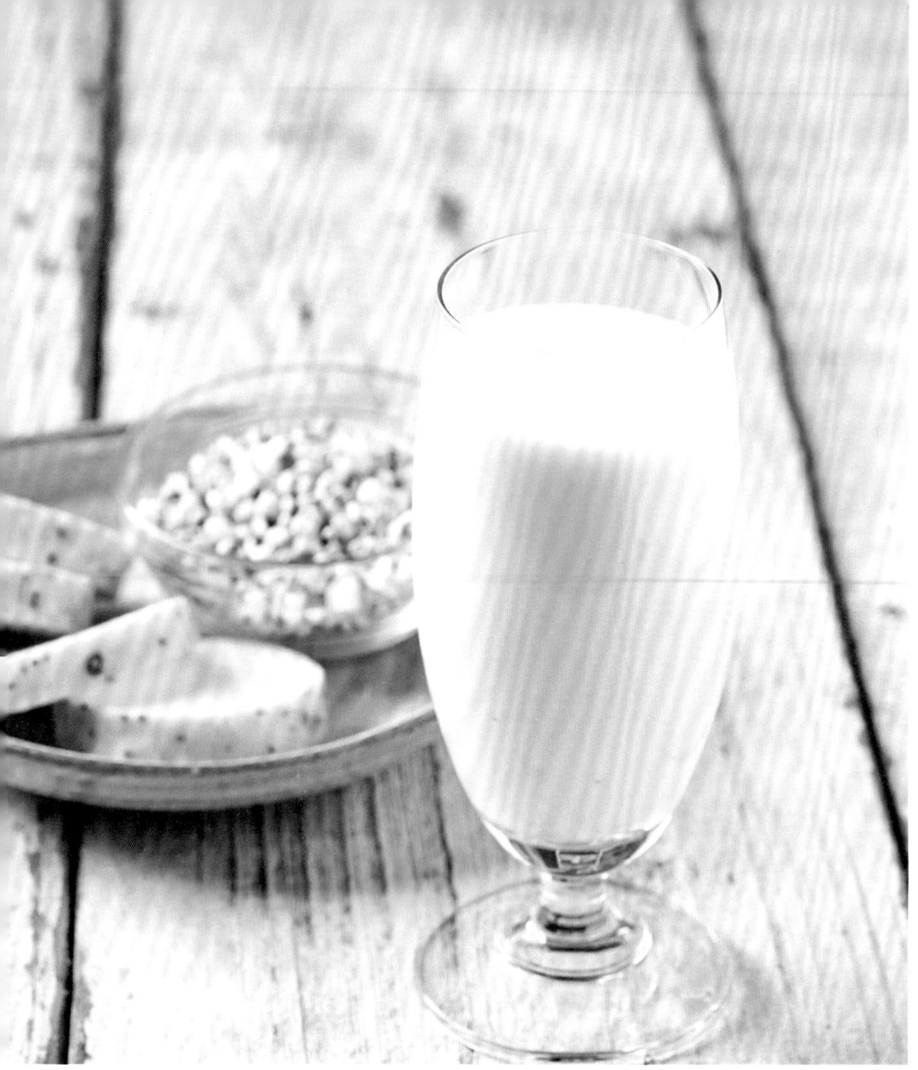

材料

薏仁30克、去皮山藥150克、無糖豆漿200 cc。

作法

① 薏仁洗淨、泡水4小時後，瀝乾備用。山藥洗淨、切丁。

② 山藥、薏仁加水300 cc後，煮熟待涼。

③ 將煮熟的山藥、薏仁與豆漿一起放入果汁機或調理機，打成奶狀，即可飲用。

功效

改善便秘、更年期障礙，預防早衰。

小叮嚀

若有乳癌、乳房纖維瘤、卵巢癌、子宮肌瘤、子宮頸癌等病症，切勿飲用。

8 芋泥豆漿

材料

芋頭200克、豆漿300 cc、冷壓麻油5 cc、市售大豆卵磷脂10克。

作法

① 芋頭洗淨、切大塊，放入電鍋中蒸熟後，去皮、切塊。

② 將芋頭、豆漿、冷壓麻油及大豆卵磷脂，全部放入果汁機或調理機中，攪打均勻後即可飲用。

功效

增元補氣、益智補腦、降血脂。

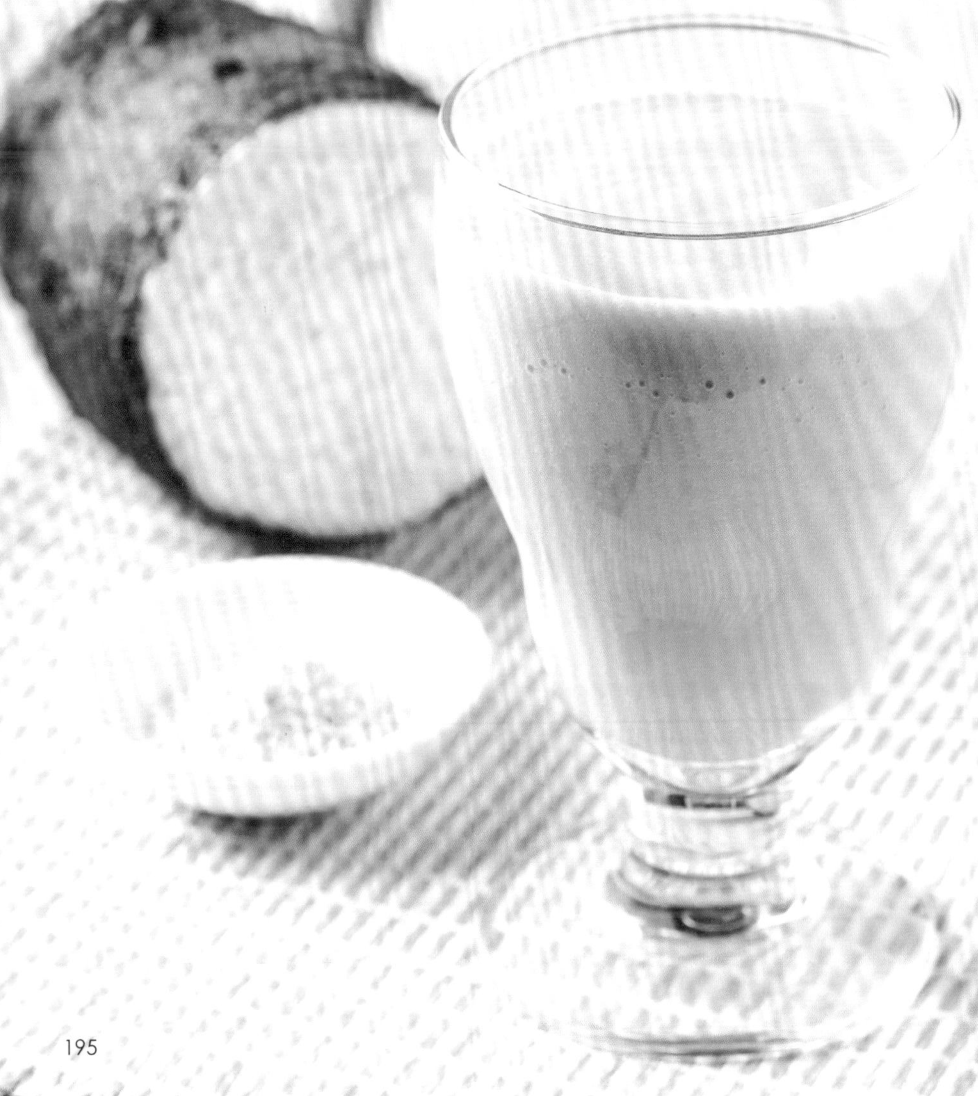

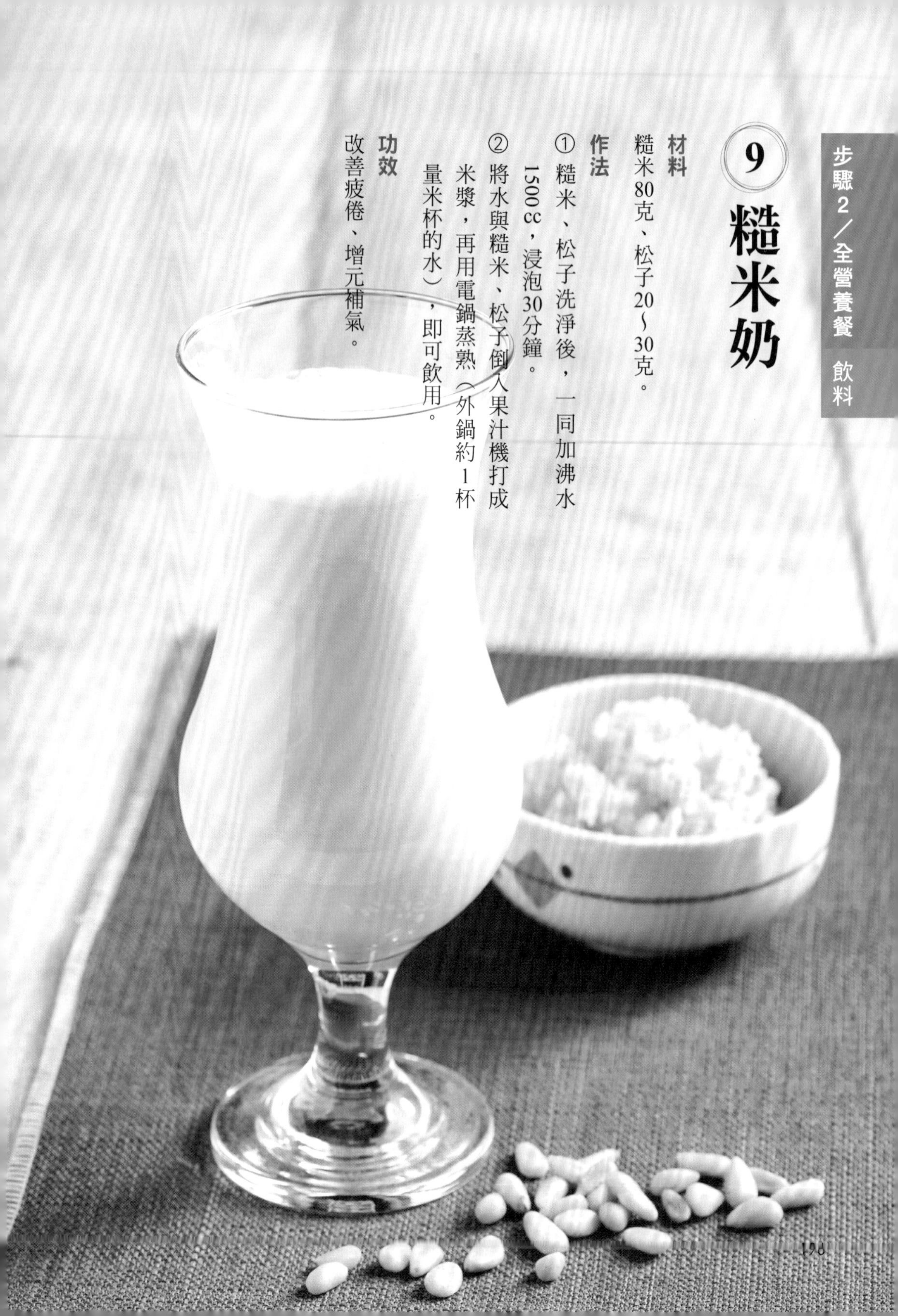

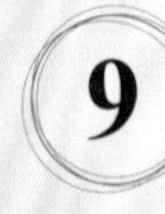

糙米奶

材料

糙米80克、松子20～30克。

作法

① 糙米、松子洗淨後，一同加沸水1500cc，浸泡30分鐘。

② 將水與糙米、松子倒入果汁機打成米漿，再用電鍋蒸熟（外鍋約1杯量米杯的水），即可飲用。

功效

改善疲倦、增元補氣。

10 五穀奶

材料

五穀米約80克、腰果5粒。

作法

① 五穀米與腰果洗淨後，一同加沸水1500 cc，浸泡30分鐘。

② 將水與五穀米、腰果以果汁機或調理機打成米漿，再用電鍋蒸熟（外鍋約1杯量米杯的水），完成。

功效

增元補氣、益智補腦。

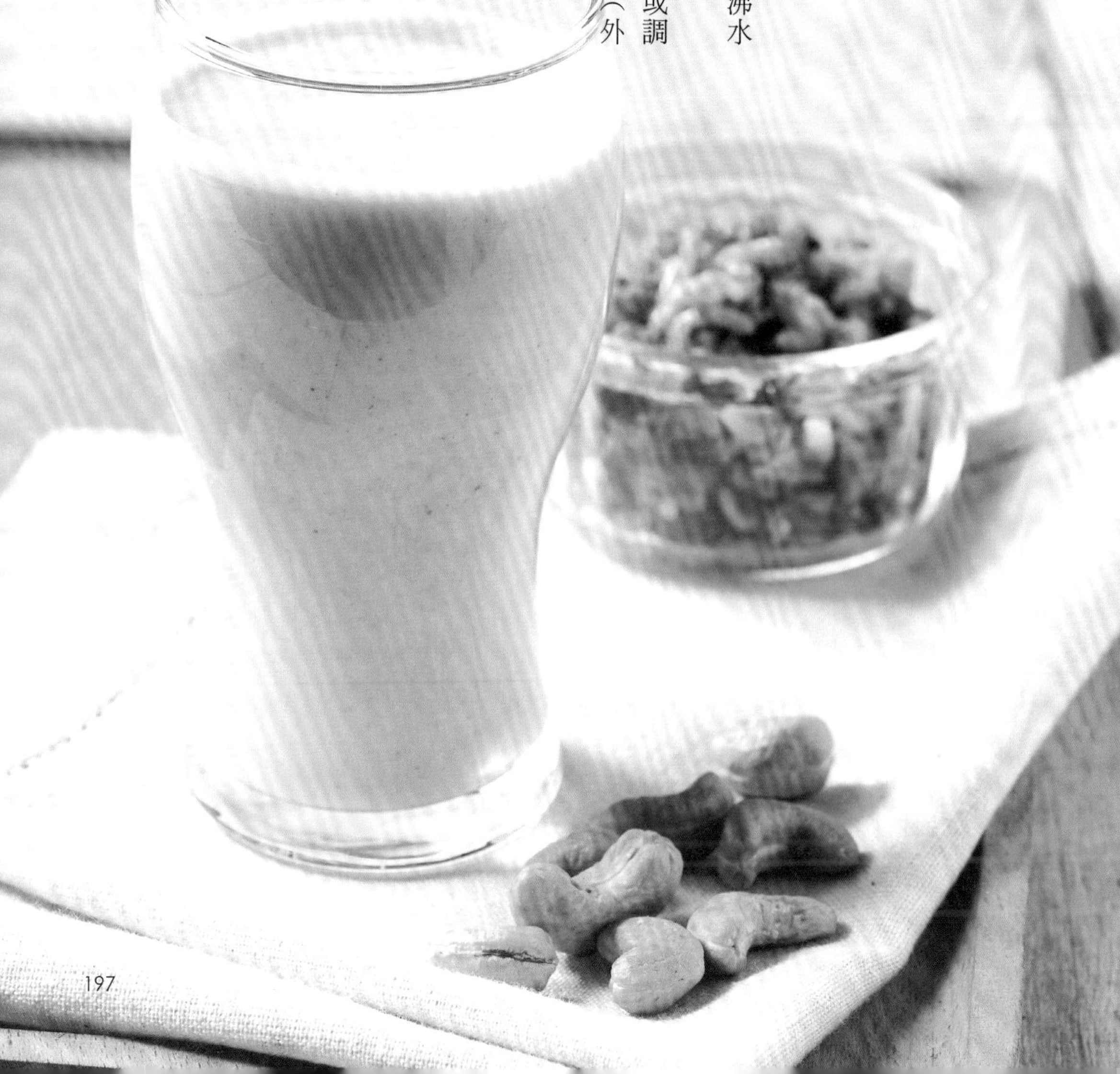

⑪ 小金英紅棗茶

材料

小金英乾品75克、紅棗15粒。

作法

① 材料皆洗淨。紅棗切開去籽、小金英剪小段。

② 所有食材加水3000 cc合煮，大火煮滾後轉小火，續煮20分鐘，取出濾掉渣即可飲用。

功效

抑制異常組織成長、防病抗癌。

小叮嚀

① 紅棗可以煮湯，但只能喝湯，勿吃紅棗。

② 小金英可以在青草行購得。

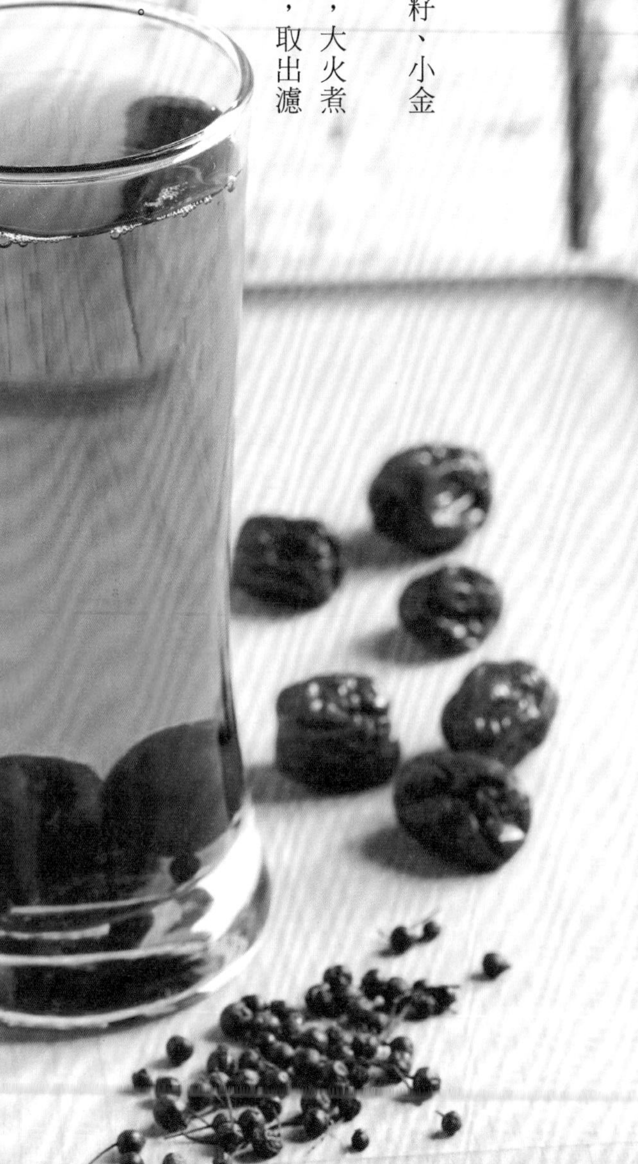

12 玉米鬚茵陳飲

材料
玉米鬚乾品15克、茵陳乾品15克、車前草乾品15克。

作法
① 所有食材洗淨，加水1500 cc以大火煮滾後，再轉小火續煮20分鐘。
② 濾掉渣即可趁熱飲用。

功效
利尿排毒、防癌抗病。

小叮嚀
① 建議若連喝3天宜暫停1天。尿失禁者禁食。
② 玉米鬚、茵陳和車前草可以在中藥行購得。

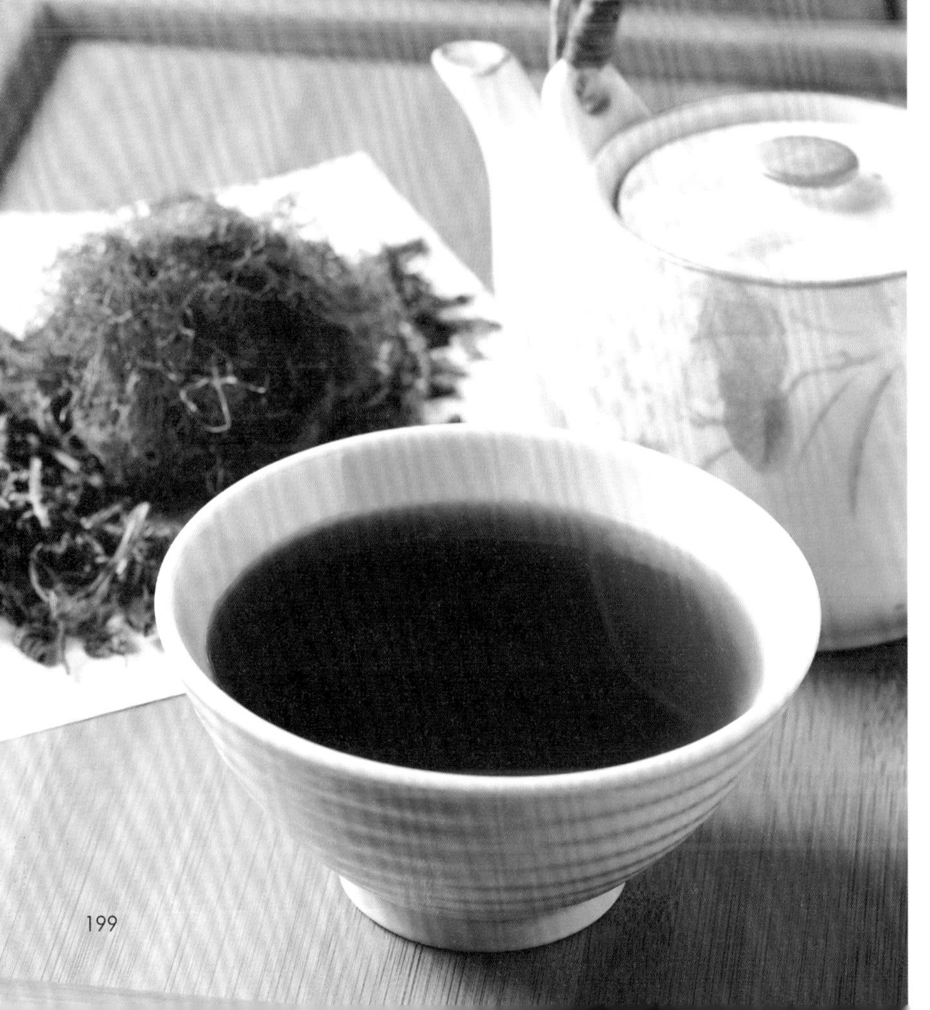

13 排毒水

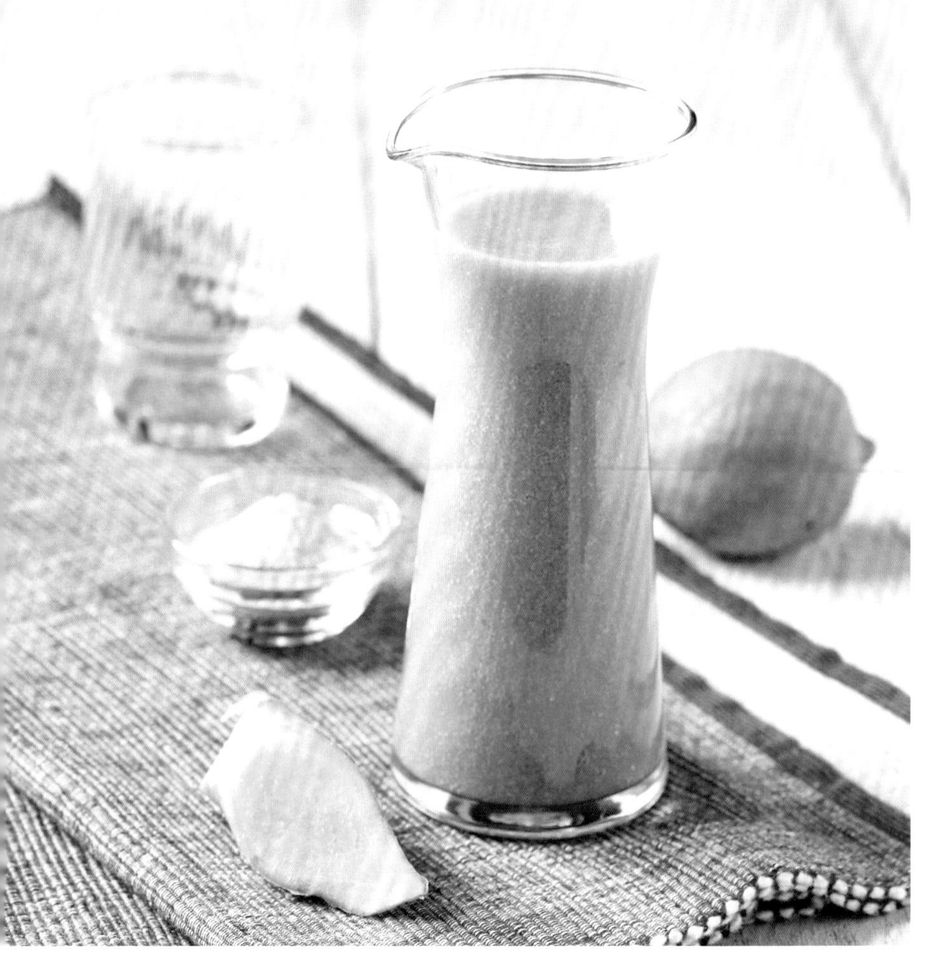

材料
檸檬1個、麥苗粉10克、薑汁1大匙。

作法
① 將檸檬洗淨後，擠出原汁。
② 加入麥苗粉、薑汁，再用300～500cc的溫開水調勻，即可飲用。

功效
改善便秘、防病抗癌。

小叮嚀
① 建議連喝3天宜停1天。
② 若有尿蛋白異常、尿素氮異常、肌酸酐異常、尿毒症、腎功能不全、腎癌、痛風等病症，因為此款飲料鉀含量較高，所以切勿飲用。

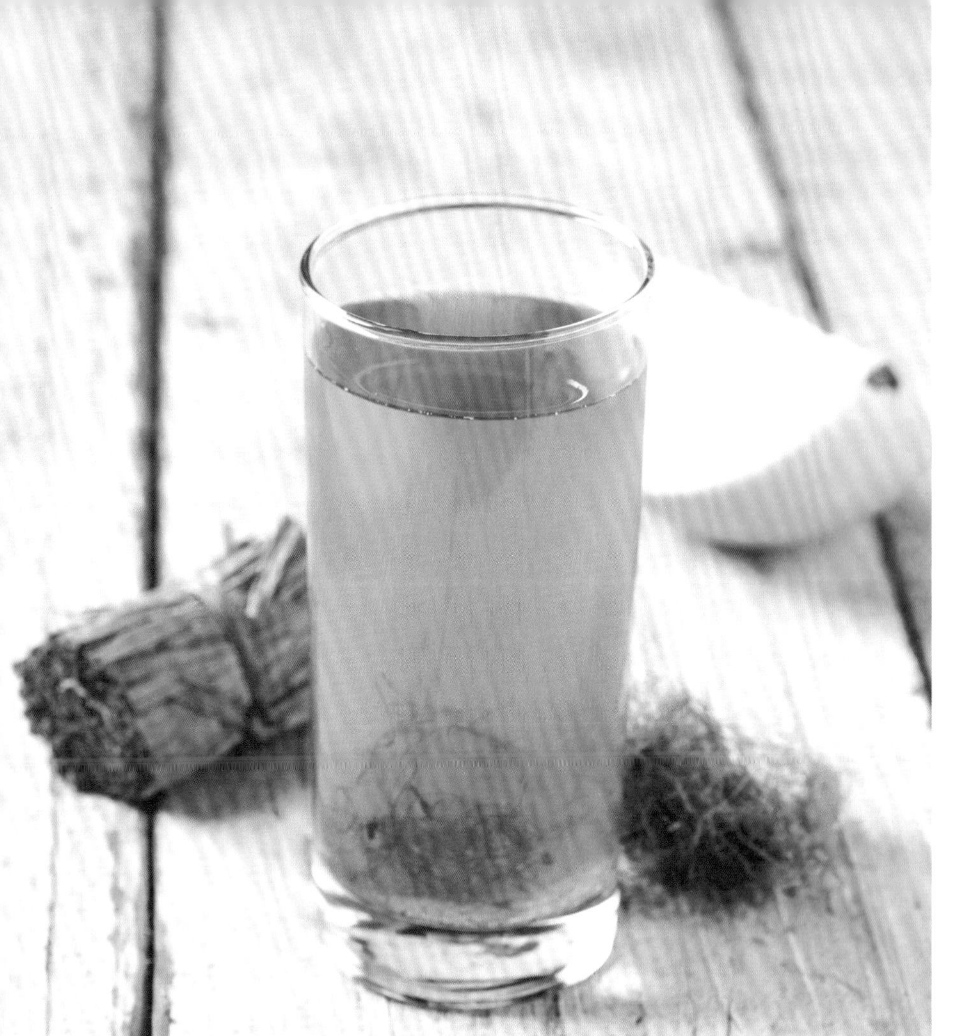

14 淡竹葉瓠瓜玉米鬚飲

材料
乾淡竹葉40克、瓠瓜600克、玉米鬚乾品20克。

作法
① 瓠瓜洗淨，去除蒂頭與尾部，再連皮切塊。
② 淡竹葉、玉米鬚洗淨，瀝乾備用。
③ 全部材料加水3500 cc，以大火煮滾後，轉小火續煮45分鐘，濾渣即可作為溫飲飲用。

功效
保胃、利尿排毒。

小叮嚀
① 建議若已連喝6天宜暫停1天。腹瀉、下痢者忌食。
② 乾淡竹葉和玉米鬚可以在中藥行購得。

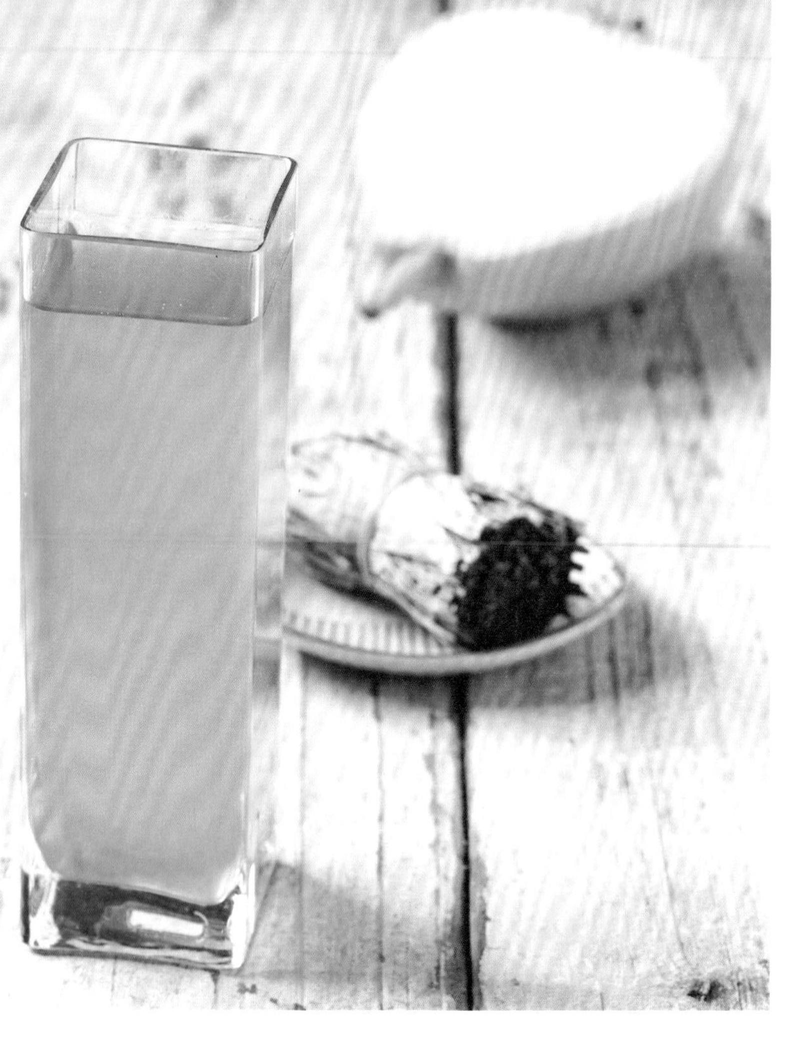

15 淡竹葉瓠瓜飲

材料

乾淡竹葉30克、瓠瓜600克。

作法

① 瓠瓜洗淨，去除蒂頭與尾部，再連皮切塊。

② 淡竹葉洗淨，瀝乾備用。

③ 瓠瓜、淡竹葉加水3500 cc，以大火煮滾後，轉小火續煮45分鐘，濾渣即可作為溫飲飲用。

功效

保胃、利尿排毒。

小叮嚀

① 淡竹葉可在中藥房購買。

② 建議若連喝6天宜暫停1天。腹瀉、下痢者忌食。

③ 若體質偏寒者，可另添加2片老薑或切開不去籽的紅棗15粒。

1 苜蓿芽左手香柳橙汁

材料
苜蓿芽80克、左手香的生葉5片、柳橙2個。

作法
① 柳橙洗淨、對切後榨出原汁。
② 將左手香葉、苜蓿芽分別洗淨，以冷開水沖洗後瀝乾。
③ 將柳橙汁與左手香葉、苜蓿芽一起放入果汁機中，攪打即可飲用。

功效
降火消炎、改善喉嚨痛、扁桃腺發炎、防病抗癌。

小叮嚀
① 建議連喝3天停宜1天。紅斑性狼瘡病患忌食。
② 可用其他芽菜取代苜蓿芽。為避免農藥，儘量選購有機並充分洗淨。

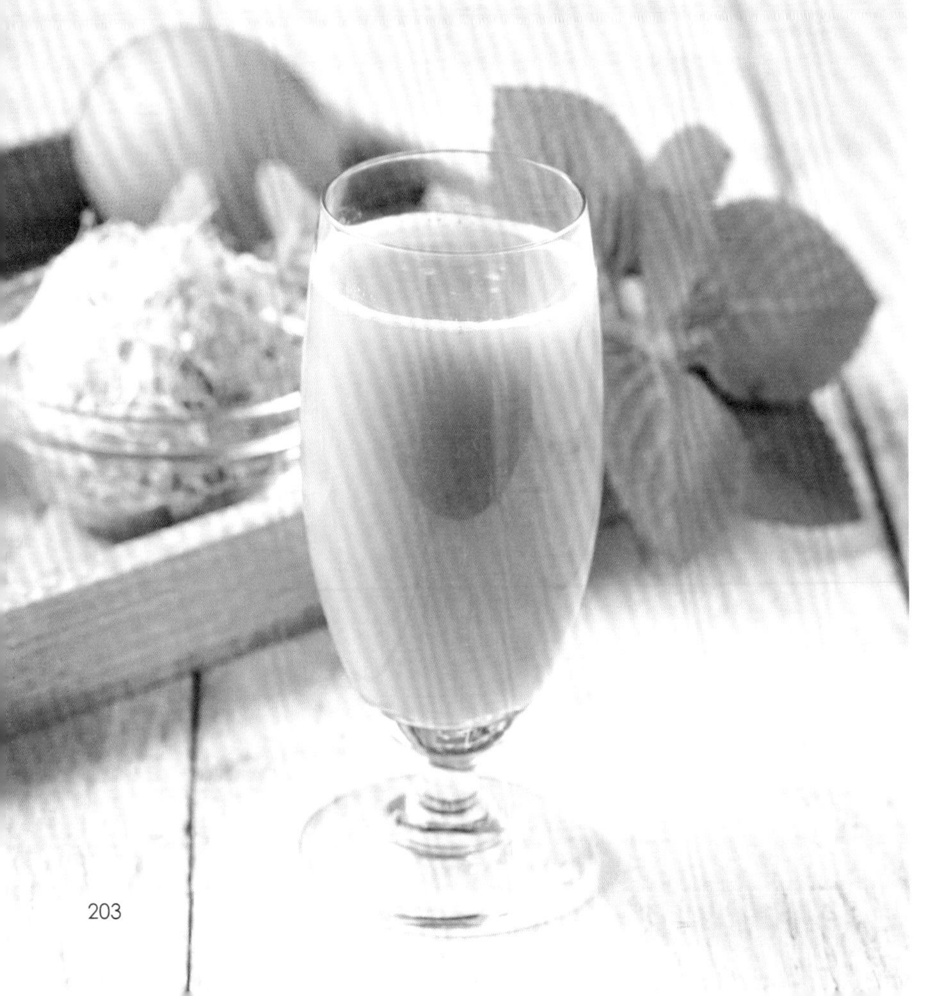

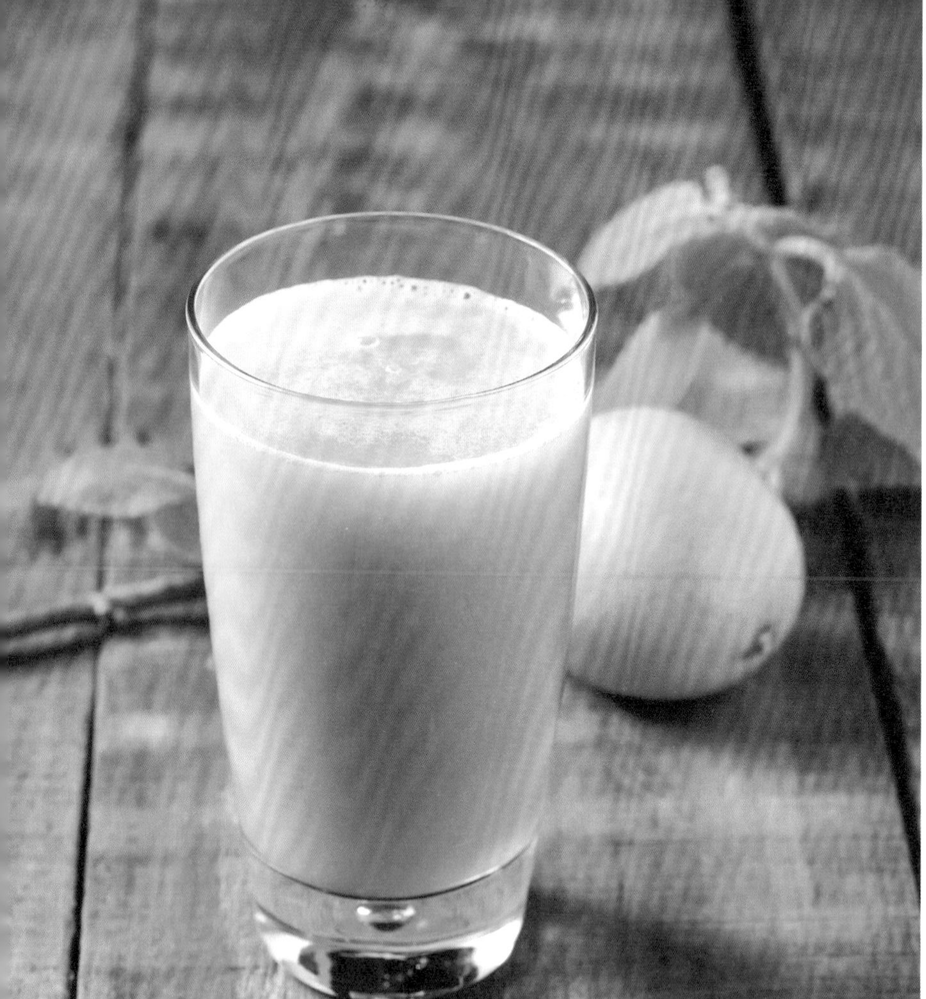

2 左手香柳橙汁

材料

左手香的生葉3～5片、柳橙2個。

作法

①柳橙洗淨、對切後榨出原汁。

②將左手香的生葉充分洗淨後，加入柳橙原汁，用果汁機攪打均勻，即可飲用。

功效

降火消炎、改善喉嚨痛、扁桃腺發炎。

小叮嚀

①建議若連喝3天宜停1天，或喝6天停1天。有經痛、元氣不足、脾胃虛寒的狀況者，切勿飲用。

②左手香可在青草店購買到。

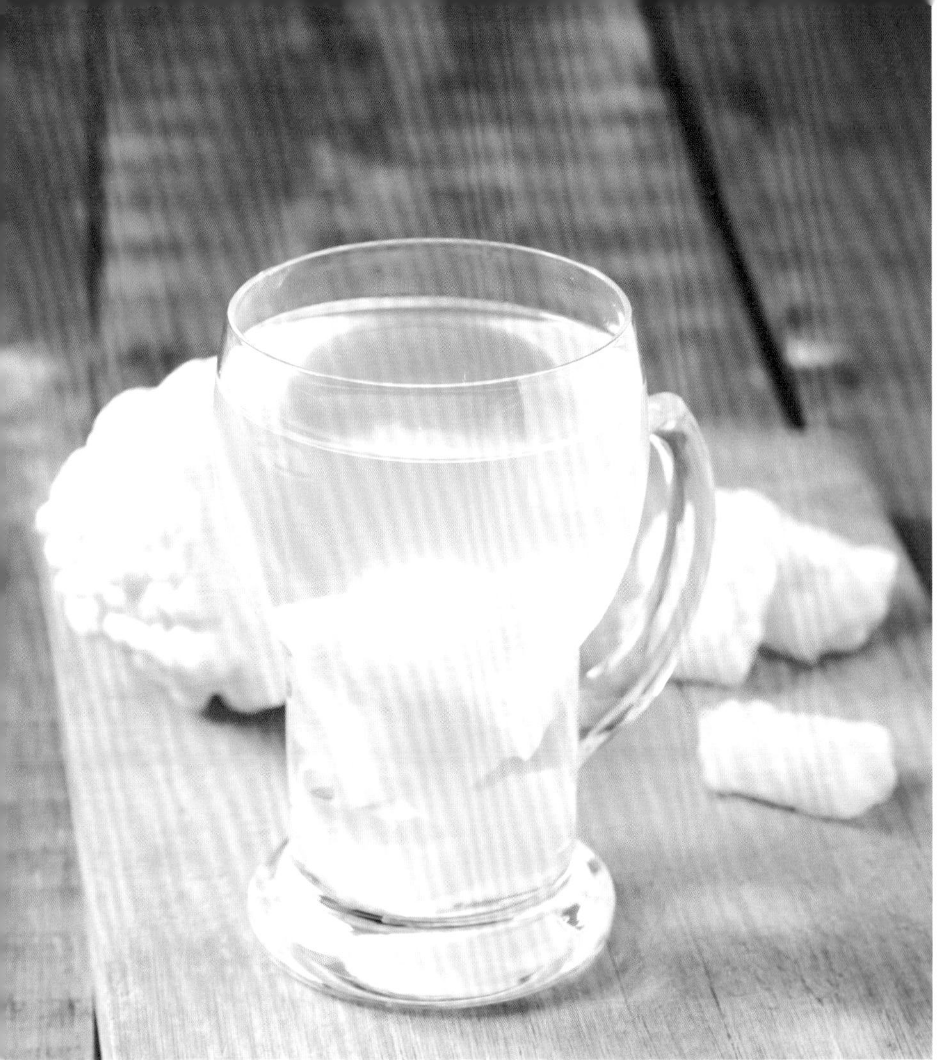

3 苦瓜汁

材料

中型苦瓜1條。

作法

① 苦瓜洗淨切塊，加水750cc合煮。

② 大火煮滾後，轉小火續煮20分鐘，取出湯汁飲用。苦瓜可另調味後作為一道配菜。

功效

降火消炎、利尿排毒。

小叮嚀

① 建議若連喝3天宜停1天。

② 煮過的苦瓜可加黑麻油、素蠔油、薑絲各適量拌勻，再切數片辣椒裝飾配色，即成一道美味的涼拌菜。

4 淨血蔬果汁

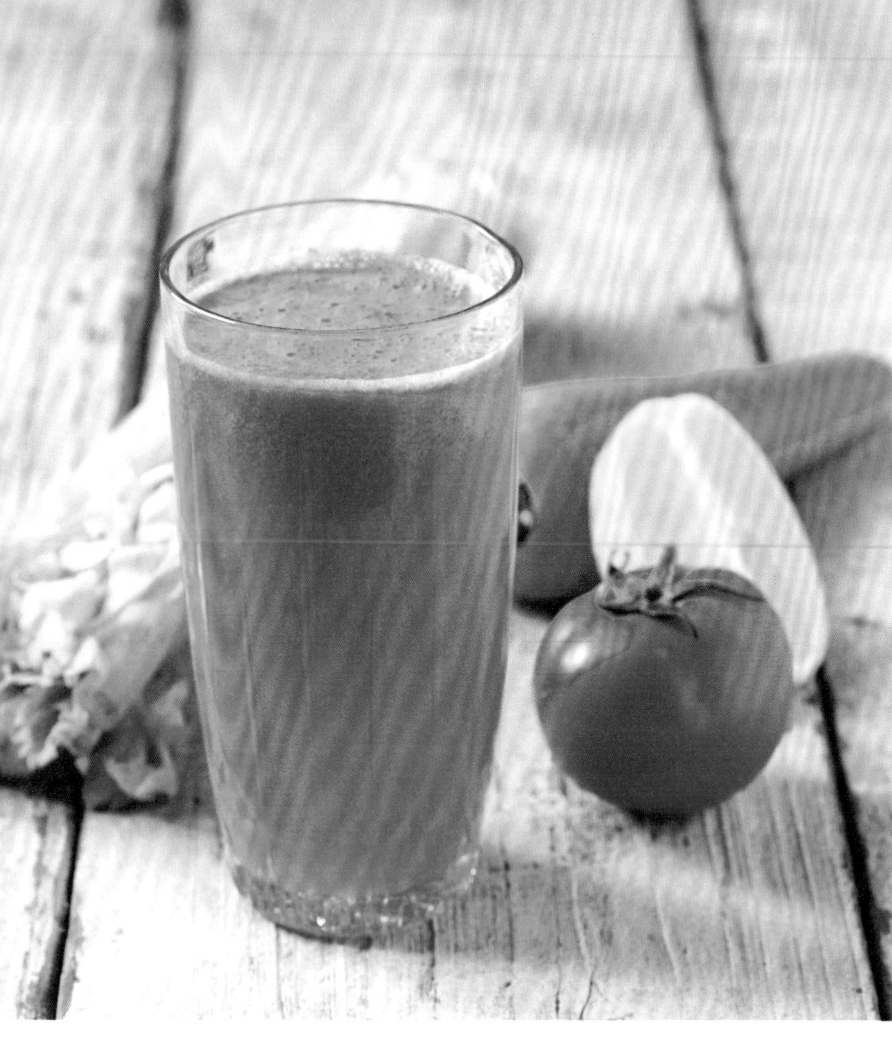

材料

胡蘿蔔250克、西洋芹130克、番茄1個、檸檬1個。

作法

① 所有食材洗淨，胡蘿蔔切條、番茄去蒂切塊、檸檬去皮對切。

② 處理過的食材，以分離式榨汁機榨取出原汁後馬上飲用。

功效

有助降血壓、血脂和血糖，改善酸性體質，防病抗癌。

小叮嚀

① 檸檬皮比較容易有農藥，且口感較澀，所以要去皮。

② 若有尿蛋白異常、尿素氮異常、肌酸酐異常、尿毒症、洗腎、腎功能不全、腎癌、腹瀉、下痢等病症者，切勿飲用。

5 五汁飲

材料

青蘋果1顆、大黃瓜1/4條、苦瓜1/4條、青椒1/2個、西洋芹2片、老薑1塊。

作法

① 材料洗淨。西洋芹切片，其餘皆切條狀，蘋果、大黃瓜需去皮。

② 處理過的食材，以分離式榨汁機榨取原汁後，馬上飲用。

功效

減肥、降血壓和血脂、改善甲狀腺亢進、防病抗癌。

小叮嚀

① 若無青蘋果，用一般的紅蘋果替代也可以。

② 建議蔬果都選擇有機的，這樣可以連皮一起榨取。若是非有機的蔬果，削皮後再榨汁較好。

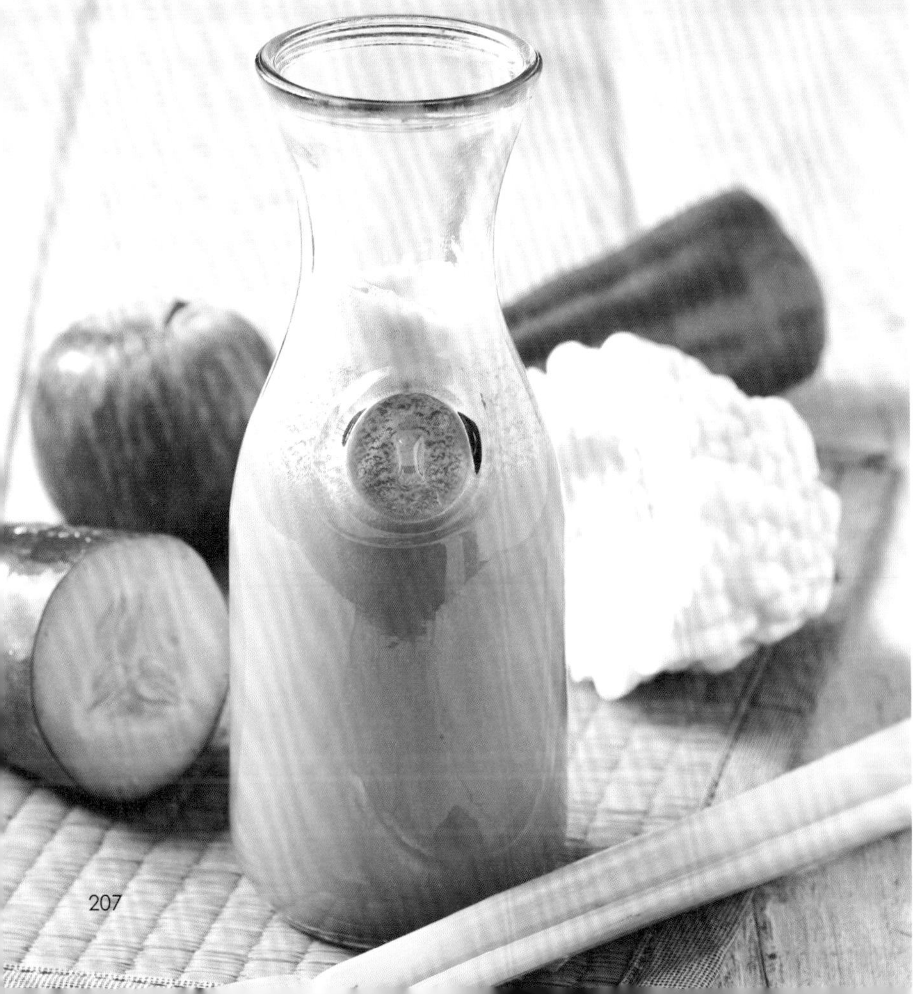

6 紅龍果明目汁

材料

紅龍果1小粒、奇異果1個、胡蘿蔔200克。

作法

① 火龍果、奇異果洗淨，去皮後切成小塊狀。

② 胡蘿蔔洗淨後切條成，連皮以分離式榨汁機榨出原汁。

③ 將將作法①②的食材放入果汁機中攪打後，即可趁鮮飲用。

功效

改善視力減退、通便排毒。

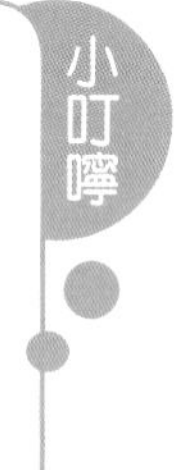

虛寒體質的人忌食。

7 高麗菜胡蘿蔔汁

材料
高麗菜250克、胡蘿蔔200克。

作法
高麗菜、胡蘿蔔充分洗淨後切條狀，以分離式榨汁機榨出原汁，即可飲用。

功效
整腸健胃、防病抗癌。

小叮嚀
①空腹飲用的效果最好。
②高麗菜建議選擇有機的，不容易有農藥。
③若有尿蛋白異常、尿素氮異常、肌酸酐異常、尿毒症、腎功能不全、腎癌、痛風等病症者，切勿飲用。

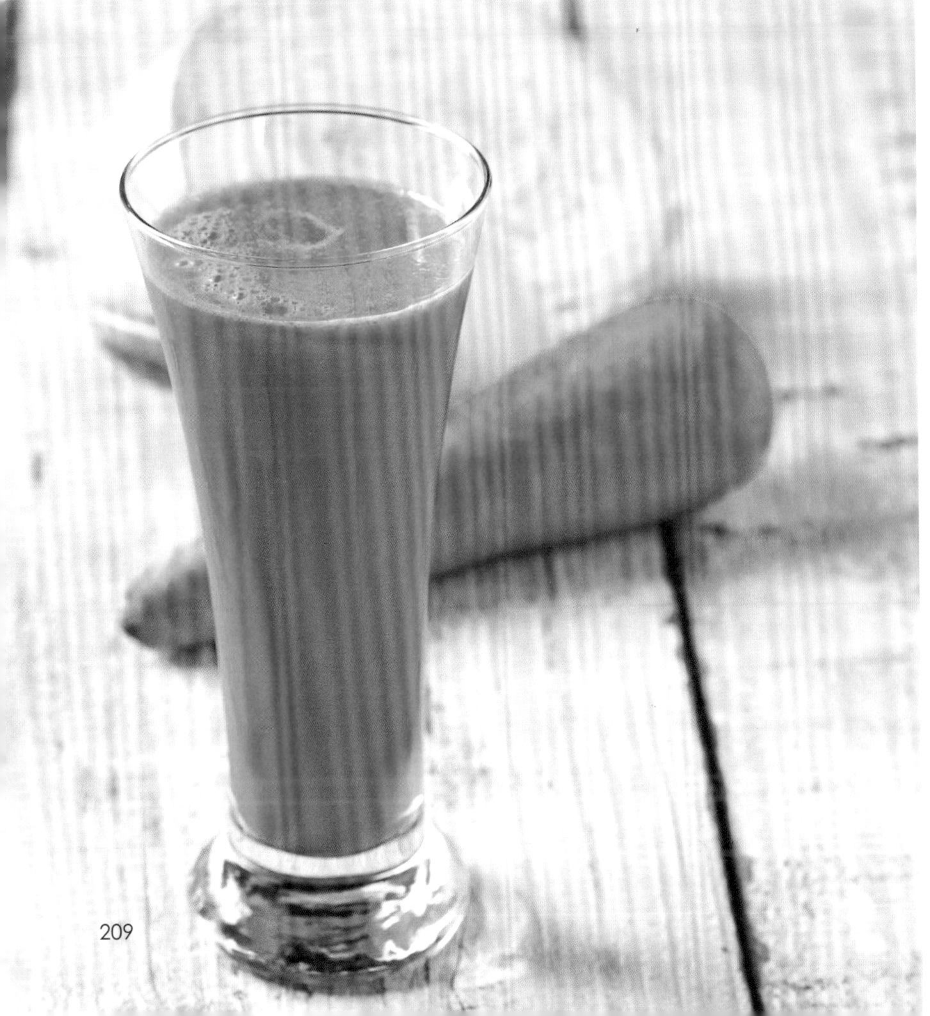

8 降火精力汁

材料

左手香生葉5片、苜蓿芽75克、水梨和番茄各1個。

作法

① 所有食材洗淨，水梨、番茄切片。

② 將所有食材放入果汁機中，加200cc冷開水，充分攪打均勻後，即可飲用。

功效

降火消炎、通便排毒、防病抗癌。

9 抗癌精力汁

材料

苜蓿芽80克、乾海帶芽1克、綠色葉菜二種共150克、蘋果1個、胡蘿蔔2條、腰果3粒、松子10粒。

作法

① 先將胡蘿蔔洗淨後切條，以分離式榨汁機榨取出原汁。蘋果削皮切丁。

② 胡蘿蔔汁倒入果汁機，加上已泡軟的海帶芽、腰果與松子，攪打半分鐘。

③ 綠色葉菜、蘋果丁、苜蓿芽再分次倒入果汁機，充分攪打均勻，即可飲用。

功效

通便排毒、防病抗癌。

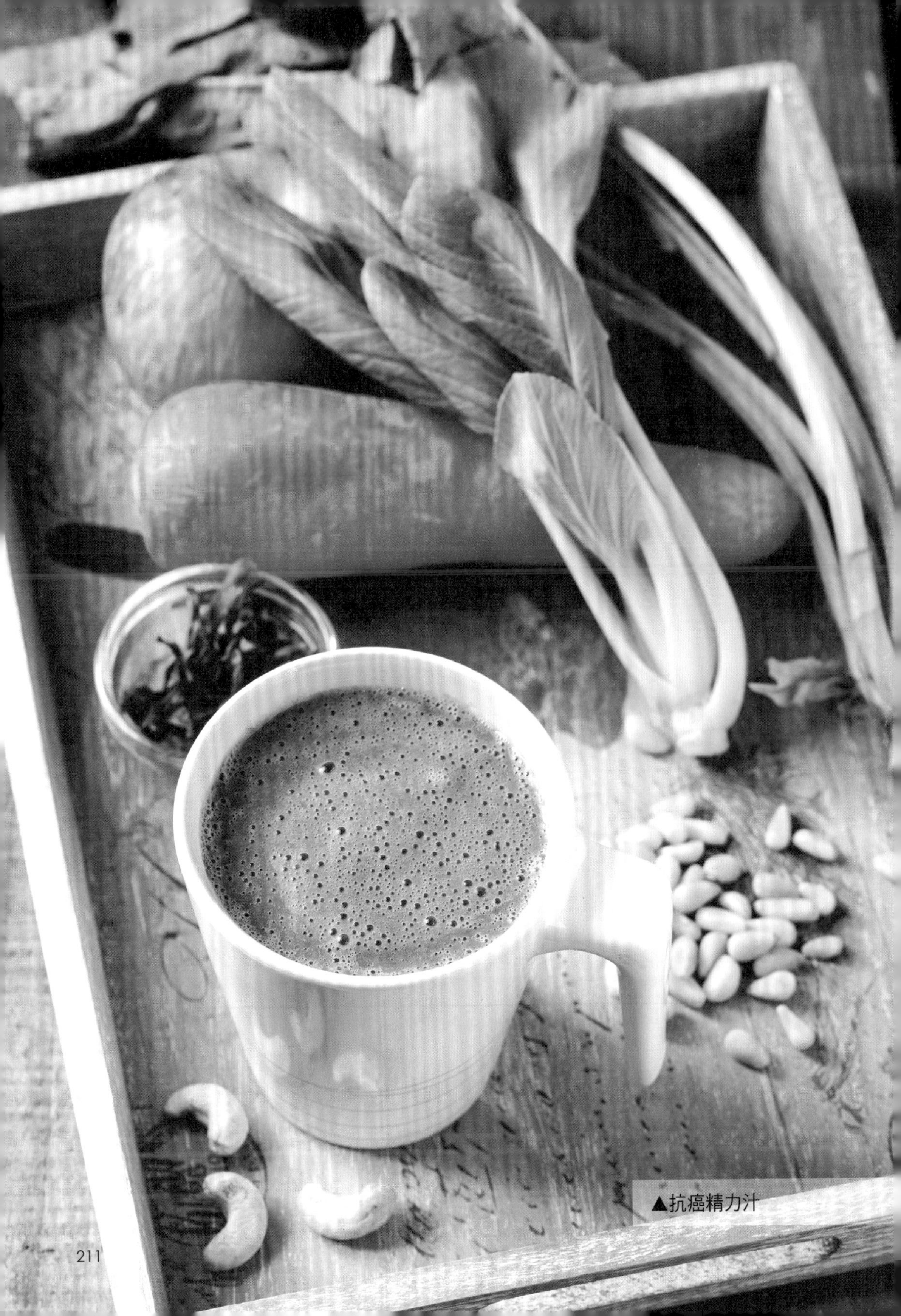
▲抗癌精力汁

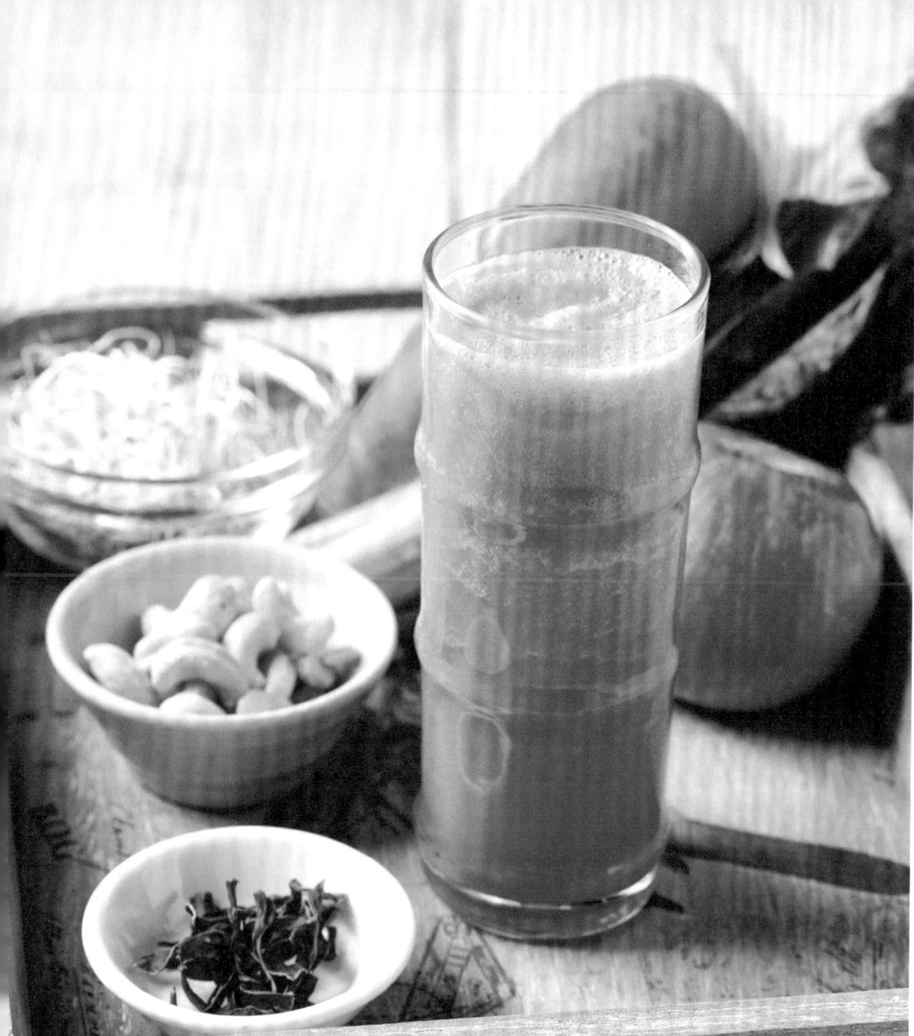

10 壯骨精力汁

材料

苜蓿芽50克、紅鳳菜80克、小白菜80克、乾海帶芽1克、腰果5粒、胡蘿蔔2條、蘋果1個。

作法

① 所有食材洗淨，蘋果去皮、切塊。

② 海帶芽洗淨與腰果泡沸水15分鐘。

③ 將胡蘿蔔洗淨切塊，用分離式榨汁機榨取出原汁，再連同其他食材，以果汁機充分攪打拌勻，完成。

功效

預防骨質疏鬆、幫助通便排毒、改善酸性體質。

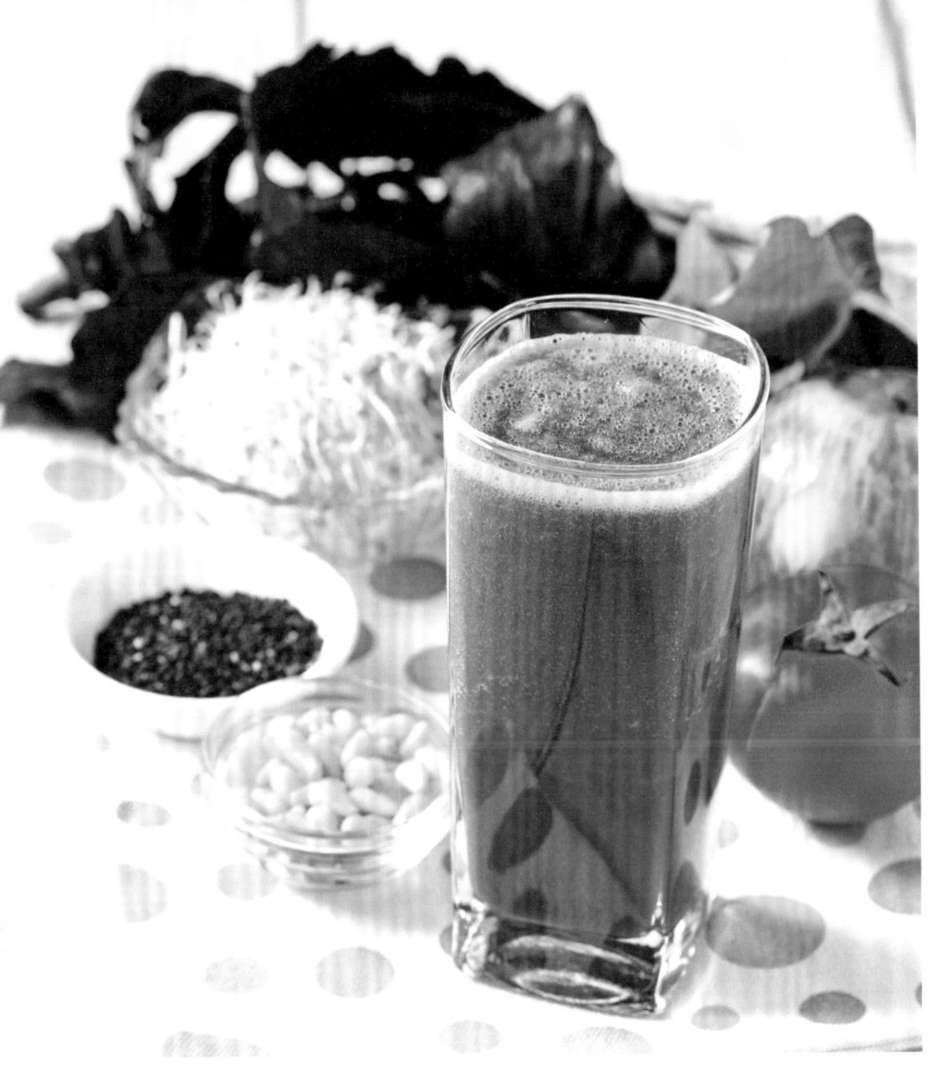

11 增元精力汁

材料

蘋果1個、番茄1個、鳳梨果肉60克、苜蓿芽75克、地瓜葉75克、紅鳳菜75克、松子30粒、黑芝麻粉3克。

作法

①蔬果皆洗淨。蘋果去皮切丁、番茄去蒂切丁、鳳梨切塊，苜蓿芽、地瓜葉、紅鳳菜切小段。

②將所有食材放入果汁機中，攪打均勻，再加入200 cc溫開水，即可飲用。

功效

增元補氣、通便排毒、改善酸性體質。

小叮嚀

若有尿蛋白異常、尿素氮異常、肌酸酐異常、尿毒症、洗腎、腎功能不全、腎癌、血糖偏高、痛風、高尿酸血症等病患忌食。

12 老薑鳳梨蘋果汁

材料

鳳梨200克、蘋果1顆、老薑1塊（約大拇指的大小）。

作法

① 將鳳梨、蘋果洗淨，去皮切條狀。

② 所有食材放入分離式榨汁機榨出原汁，即可飲用。

功效

整腸健胃、改善消化不良、精神萎靡。

小叮嚀

若有胃酸過多、胃腸潰瘍、胃炎、胃痛，切勿飲用。

1 酸棗仁金針湯

材料

酸棗仁10克、乾金針15克。

作法

① 將酸棗仁洗淨，乾金針泡水洗淨，再入沸水汆燙30秒。

② 所有食材加水1000 cc，煮滾後轉小火，再煮20分鐘，濾掉渣即可趁熱飲用。

功效

安神助眠，改善淺眠、多夢、憂鬱症、躁鬱症。

小叮嚀

① 金針以自然色為佳。

② 建議若連喝6天宜暫停1天。若有尿蛋白異常、尿素氮異常、肌酸酐異常、尿毒症、洗腎、腎功能不全、腎癌等病症，切勿飲用。

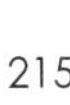

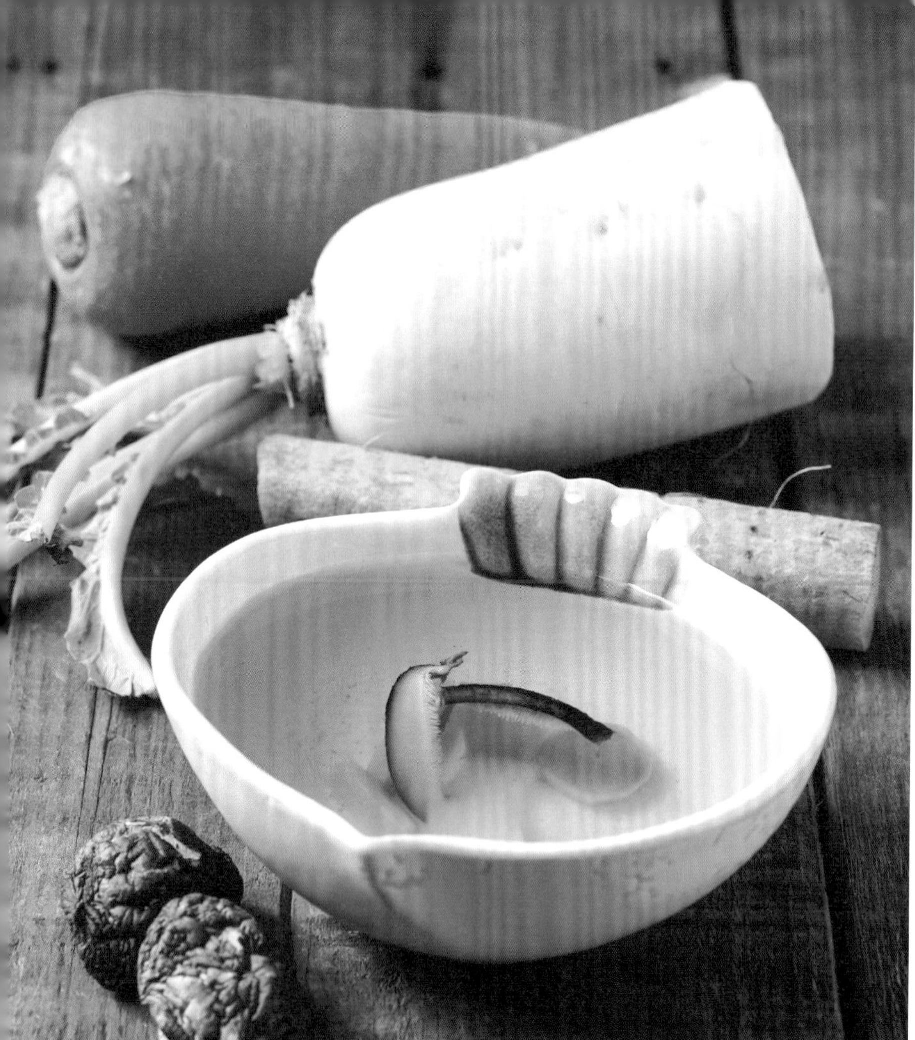

2 五行蔬菜湯

材料（2人份）

胡蘿蔔1/2條、白蘿蔔1/4條、白蘿蔔葉約200克、牛蒡1/2條、乾香菇2朵。

作法

①所有材料洗淨後切小塊，胡蘿蔔、白蘿蔔和牛蒡皆不用去皮。全部加入3～4倍的水合煮。

②大火煮滾後，再轉小火熬煮60分鐘，濾掉料即是順口的湯飲。

功效

降血壓、血糖，防病抗癌。

小叮嚀

①體質偏寒者，可用小火不加油乾炒50克糙米約5分鐘，酌加入湯中飲用，能改善本湯的寒涼性質。

②痛風病患，不宜飲用過量。若有婦科腫瘤者，如乳癌、乳房纖維瘤、卵巢癌、子宮肌瘤、子宮頸癌等，忌食。

③香菇曝曬在太陽下，約5天可曬乾，平時可多曬一些備用。

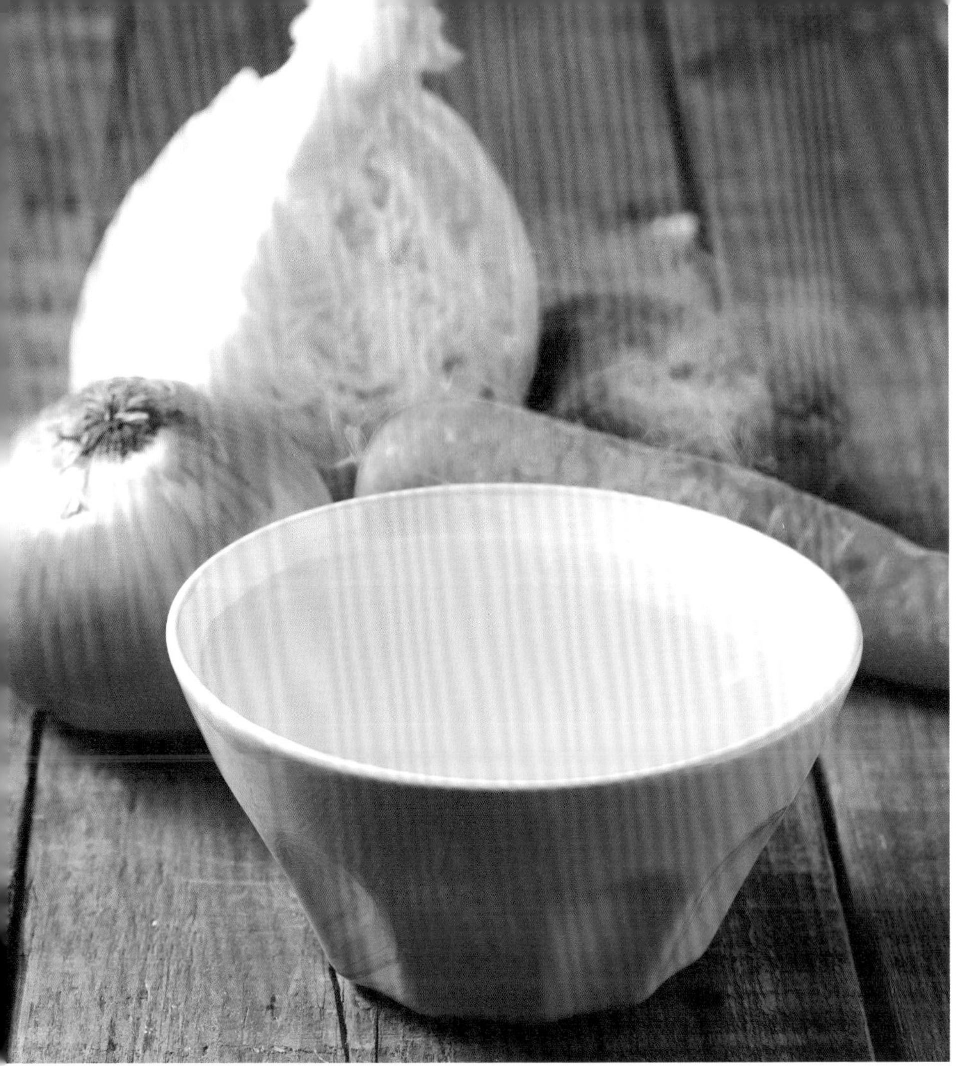

3 洋蔥平喘湯

材料（2人份）

洋蔥1顆、馬鈴薯2個、胡蘿蔔1條、高麗菜3片。

作法

所有食材洗淨、切塊，放入鍋中，加入約材料2～3倍的水量一起煮，滾後再轉小火煮20分鐘，過濾掉料食用湯汁。

功效

改善氣喘、保護肺部。

小叮嚀

濾出的渣可搭配咖哩一起煮來吃，非常美味。洋蔥含有至少三種抗發炎的天然化學物質，治療氣喘效果很好。據德國研究，洋蔥可使氣喘的發作機率降低約50%。

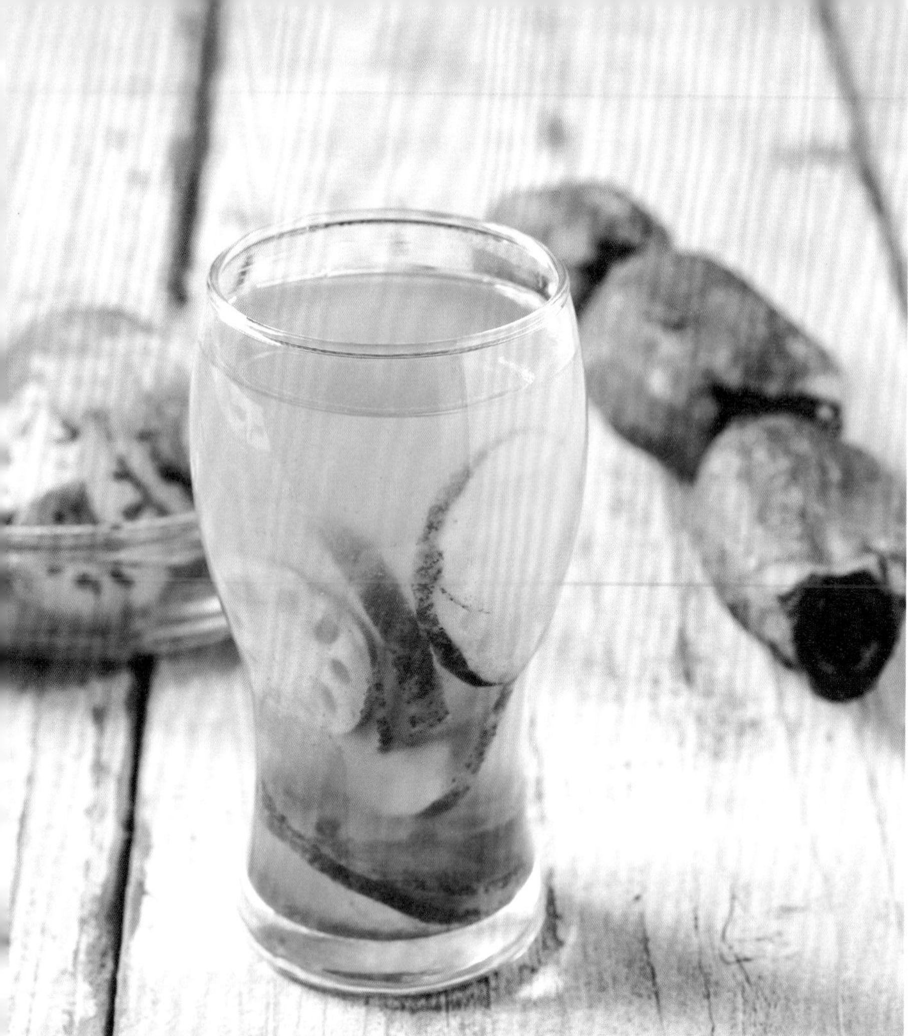

4 蓮藕湯

材料（2人份）

新鮮蓮藕1條（約600克）。

作法

蓮藕洗淨切塊，加水3500cc以大火煮滾後，轉小火續煮45分鐘，濾出湯汁即可飲用。蓮藕塊可留著，另用涼拌、煮湯、滷等方式食用。

功效

增進腎功能、利尿排毒。

小叮嚀

①建議若連喝6天宜暫停1天。腹瀉、下痢者忌食。

②體質較寒者，建議可在湯中添加15粒切開但不去籽的紅棗。

5 冬瓜薑湯

材料（2人份）
冬瓜300克、老薑4片、玉米鬚乾品5克。

作法
① 冬瓜連皮帶籽切成塊。
② 玉米鬚洗淨後，與冬瓜、老薑一起放入鍋內，加水1200 cc以大火煮滾，再轉小火續煮30分鐘，即可喝湯並吃冬瓜肉。

功效
減肥、利尿排毒。

小叮嚀
① 頻尿、腹瀉者忌食。
② 此款湯品有助排尿，適合有水腫狀況的人。此外，水腫者必須注意喝水量，每日喝水量建議限制在前一天的排尿量＋30 cc。

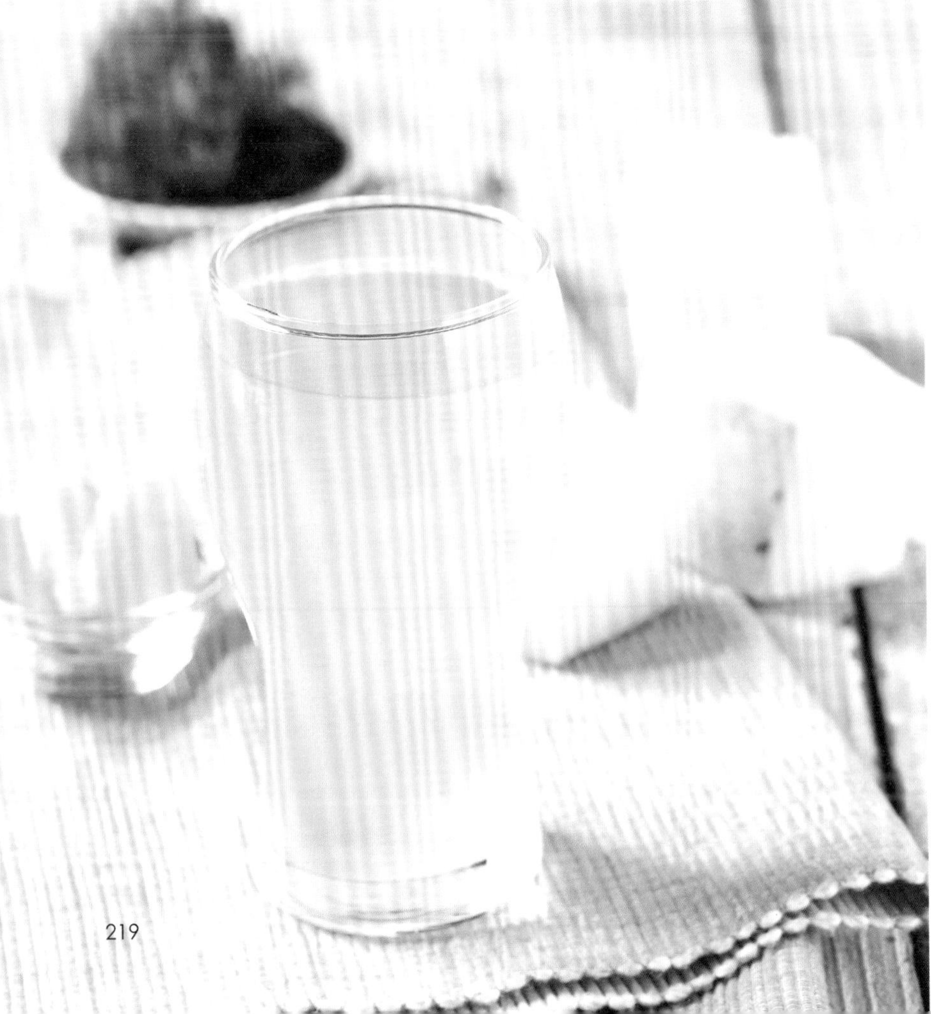

6 豆包蔥薑蒜熱湯

材料（3人份）

未經油炸過的豆腐皮1塊、老薑3片、蔥白5條、大蒜2瓣、味噌10～15克、香菜適量、昆布高湯700cc。

調味料

麻油少許。

作法

①豆腐皮、老薑先切絲。蔥白和大蒜洗淨，去薄膜切成細末。

②味噌與昆布高湯放入鍋內合煮，滾後再加豆腐皮、薑絲、蔥白、大蒜，煮滾即可起鍋。

③加入麻油與香菜，趁熱進食。

功效

預防感冒、增強免疫力。

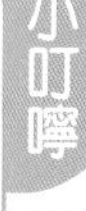

建議在睡前2個小時趁熱食用，容易發汗，幫助排毒。

7 香菜花生紅棗湯

材料（3人份）

香菜10克、新鮮花生80克、紅棗5粒。

調味料

麻油少許。

作法

①材料分別洗淨。

②紅棗泡軟後，切開去籽。

③將花生、紅棗加水1000cc合煮，大火煮滾後，再轉小火續煮20分鐘，最後撒上香菜，即可食用。

功效

預防感冒、增強免疫力。

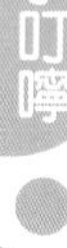

請注意紅棗可以煮湯，但煮完湯的紅棗癌症患者不宜吃。

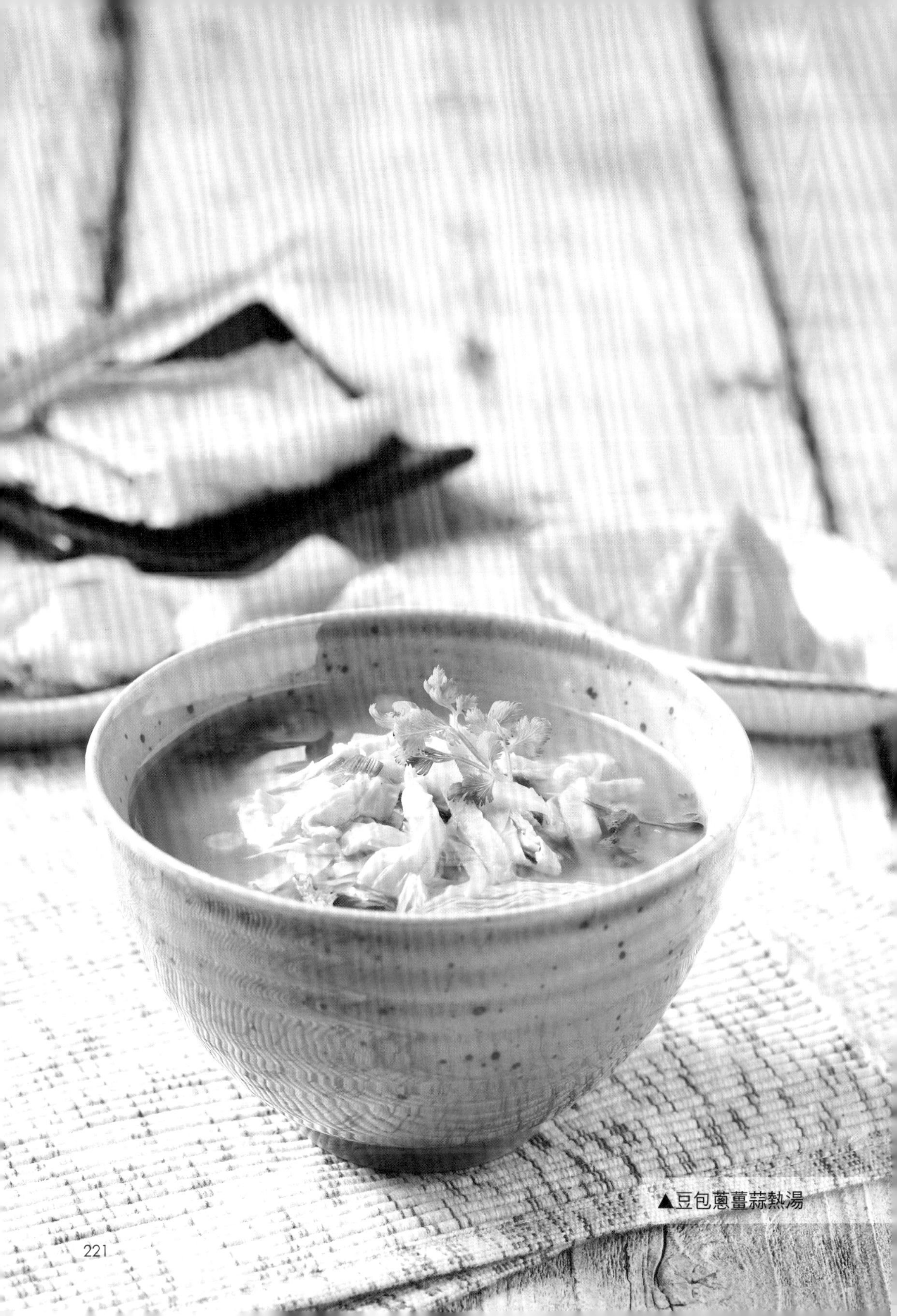

▲豆包蔥薑蒜熱湯

8 昆布薑湯

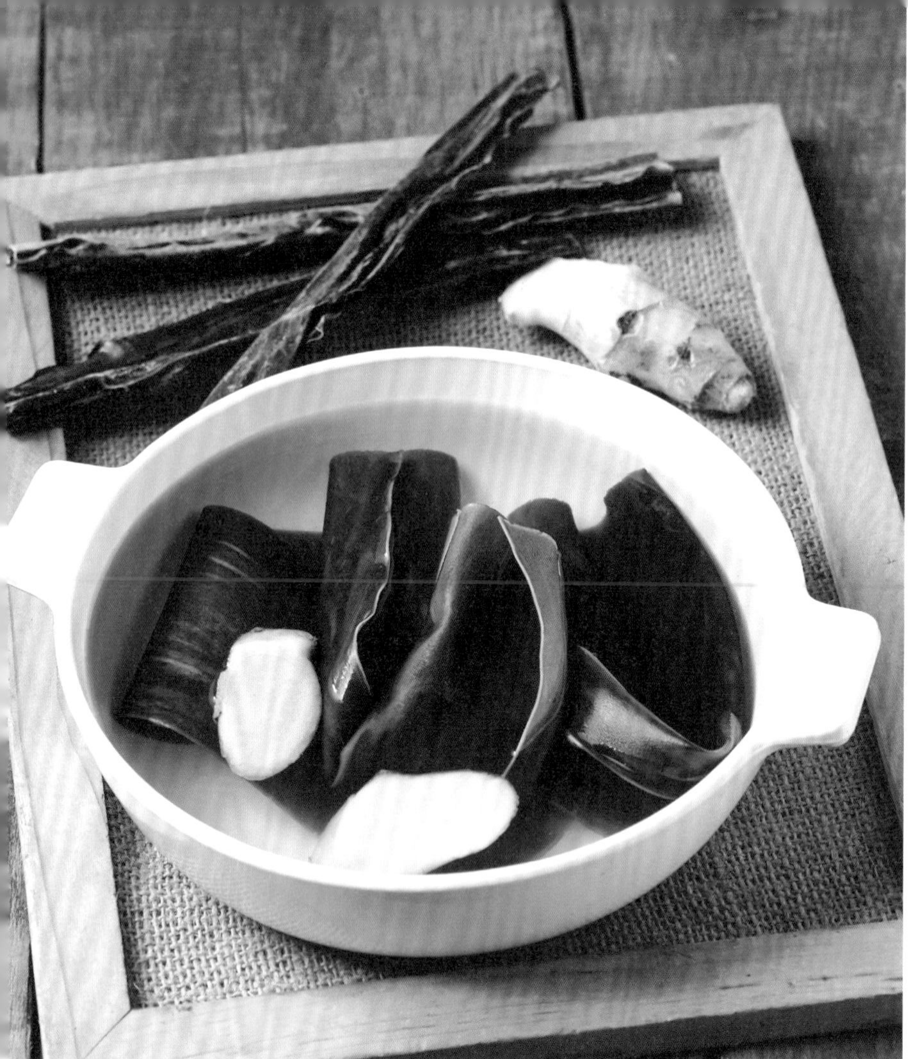

材料

乾昆布30克、生薑3～5片。

作法

①將乾昆布擦拭乾淨，剪成小段後不需泡水，直接與老薑加水3500 cc一起合煮。

②開大火煮滾後，轉小火續煮15分鐘，濾渣取出湯汁，即可飲用。

功效

改善胃酸過多、酸性體質，整腸健胃。

小叮嚀

①趁溫熱時飲用，煮過的昆布則可當三餐佐菜食用。

②尿毒症、洗腎、腎功能不全、腎癌、腎結石、痛風、高尿酸血症、甲狀腺機能亢進的病患忌食。

9 鮮甜大頭菜番茄菇湯

材料

乾昆布10克、去皮大頭菜200克、番茄1顆、杏鮑菇50克、胡蘿蔔30克、水1000cc、薑3片、泡開的珊瑚草30克。

調味料

天然海鹽2小匙、綠芥末（或薑泥）和醬油各適量。

作法

① 乾昆布剪成2公分的小片，大頭菜、番茄、胡蘿蔔各切成塊，杏鮑菇橫切1公分的厚片。

② 所有材料與海鹽放入湯鍋，煮至大頭菜、胡蘿蔔熟軟即可享用。

③ 可夾出大頭菜和杏鮑菇，沾綠芥末醬油享用。

小叮嚀

綠芥末（山葵）宜買新鮮、現磨為佳，在大型日本超市可購得。

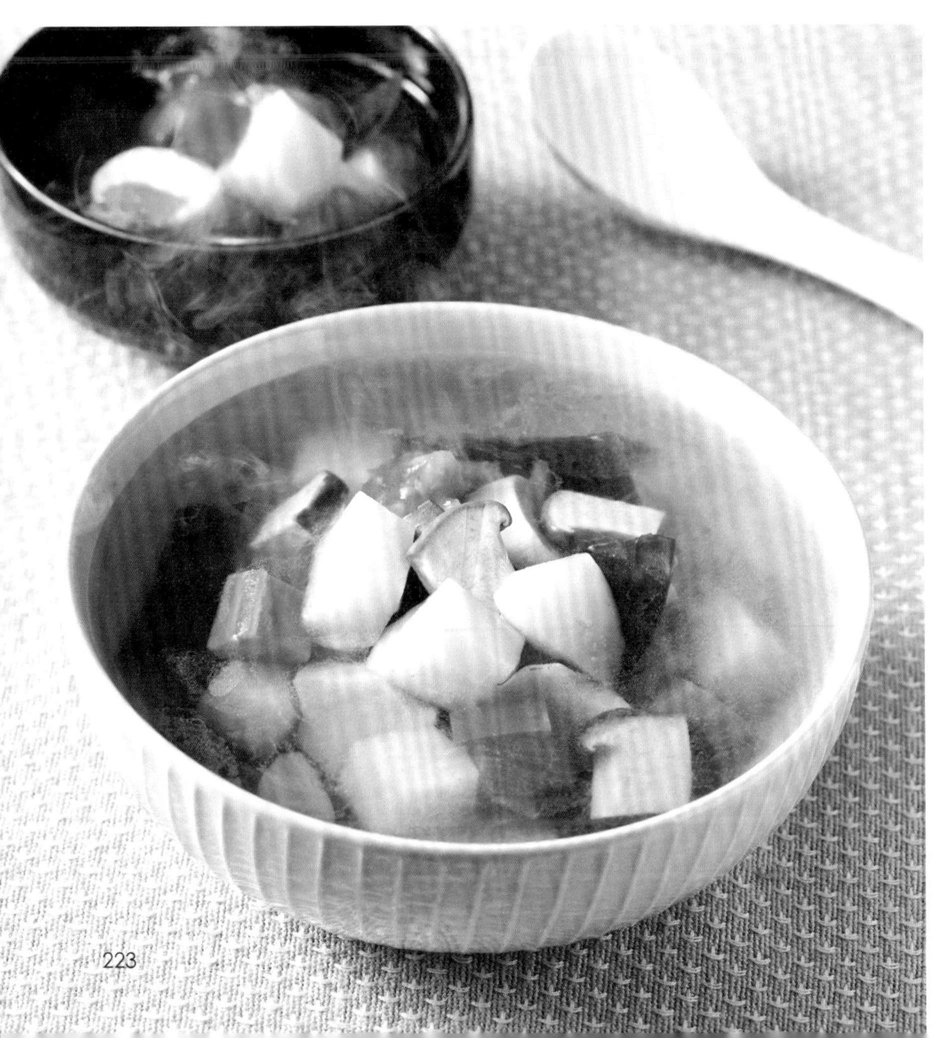

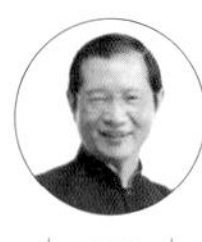

【專欄三】歐陽英的食療小教室

抗癌法寶小麥草

◆小麥草的高營養價值與功效

西方於上個世紀的80年代就開始研究小麥苗營養價值，現今歐美國家的人也會把小麥苗榨汁，做為保健飲料。而其實早在《本草綱目》中即有記載，小麥苗煮汁濾服，能除煩悶、退胸膈熱、利小腸，是淨血的藥物和補品。

小麥草具抗炎症、抗潰瘍、降低膽固醇、降血糖、抗皮膚過敏等功效。美國農業部的研究甚至認為，小麥草在「降低血糖」的效果比注射胰島素還顯著。有「麥苗之父」尊稱的日本萩原博士表示，**植物比人類或動物具更大範圍的新陳代謝功能，所以能更有效地中和及淨除污染物**。飲用小麥草汁的排毒概念安全又天然，吸收後能改善細胞的健康，增強身體機能，加速廢物代謝。

健康芽菜小麥草之所以深具療效，是因為**它的營養成分多達200餘種，是世界上單一資源營養含量最豐富、均衡的植物**，幾乎是人體需要什麼就具備什麼。富含蛋白質、醣類、維生素A、B群、C、E、鈣、鐵、鎂、磷等營養，並有豐富的酵素、維他命及礦物質。

◆如何自己培養小麥草？

1.準備種子、培芽箱、催芽袋、網子、澆水器。

2.將小麥草種子放入催芽袋泡水，夏天泡3小時，冬天泡6小時。

3.把泡過水的小麥種子，掛吊於陰涼處催芽，發芽時間夏天約10小時，冬天20小時，若沒發芽再沖水一次。發芽後放入培芽箱，並馬上輕輕澆水一次。

4.成長中每天澆水，夏天3～4次，冬天早中晚各一次。因發芽後會開始見光，每次澆水量一定要大量。

5.生長時間夏天約7天，冬天10天左右，長至約15公分，即可收割。

◆小麥草食譜分享

榨取小麥草汁時不可使用果汁機，因果汁機的高速旋轉會破壞其酵素及維他命。除非用每分鐘60轉的慢速馬達或手搖榨汁機，才不會分離養分。若小麥草汁經過一天顏色轉黑、有沉澱，表示營養已被破壞。市面上有販售手動或電動小麥草榨汁機，消費者可多比較選購。

榨取小麥汁後，可以照著下面食譜調配出好喝的營養飲品。注意小麥草汁一次不可飲用超過50 cc，否則容易反胃。

小麥草檸檬汁

材料：小麥草汁50 cc、檸檬汁5～10 cc

作法：二者混合拌勻，立即飲用。

功效：改善高血壓、大腸瘜肉

小麥草柳橙汁

材料：小麥草汁50 cc、柳橙汁150 cc

作法：將二者混合，要即刻飲用。

功效：抗癌

小麥草原汁

材料：小麥草70克

作法：將小麥草洗淨，瀝乾水分，用專用榨汁機榨出原汁，即可飲用。

功效：抗癌、糖尿病、麥粒腫

【專欄四】歐陽英的食療小教室

養生飲食通則・重點整理

若無法完全比照純淨飲食的步驟執行，至少要遵循下面通則去調整日常飲食！

①全素4～6個月，讓紅血球全面更新，徹底中斷生癌體質。
②細嚼慢嚥、少量多餐。三餐減少分量，在早、午、晚三時段各加一次點心。
③三餐以天然、未加工、未含色素的食物為主，少碰加工食品。
④多用「清蒸、水煮」的烹調方式，取代「油煎、油炸」。
⑤堅持「少油、少鹽、禁糖」3原則；以低脂肪、低膽固醇飲食為主。
⑥多吃易消化的蛋白質，如有機豆腐、藍藻、馬鈴薯、豆腐皮、啤酒酵母等。每天可以吃1～3份豆類食品，但不要超過，以免產生反效果。
⑦多吃具止痛、消腫作用的食物，如蘆筍、慈菇、山楂等。
⑧多吃能預防放療、化療後副作用的食物，如香菇、大頭菜、核桃、銀耳等。
⑨多吃生食，如蔬果汁、涼拌菜等。
⑩多吃十字花科蔬菜，如高麗菜、白菜、白蘿蔔、大頭菜、花椰菜等。
⑪多吃各種芽菜，如苜蓿芽、豌豆芽、小麥芽、綠豆芽、黃豆芽等。

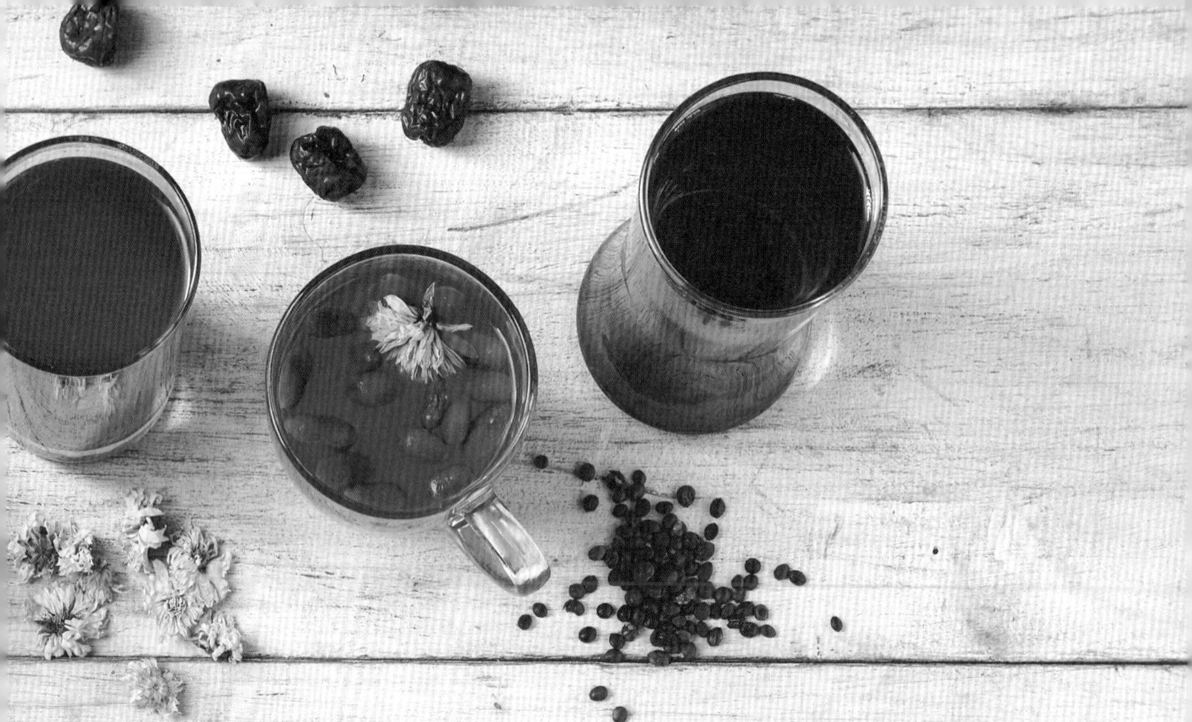

第六章

精準問答！關於食療與癌症，給癌友和照護者的終極解惑！

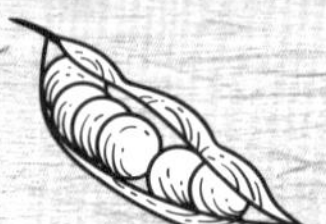

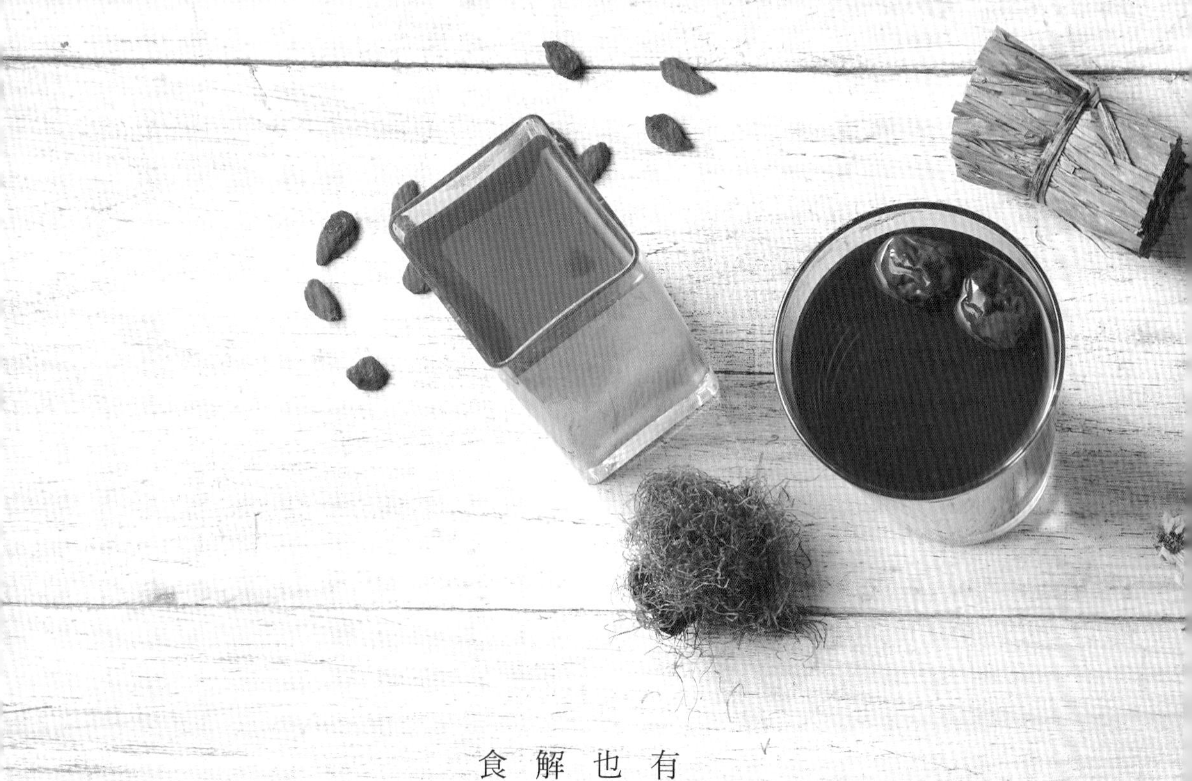

最後逐一針對關於純淨飲食療法，大家常有的疑問，提供關鍵性的解答。有觀念的，也有實際執行方面的，讓癌友和照護者在了解後，能更安心、確實地去實踐，讓純淨飲食成為克服癌症最好的指引。

Q01 吃「素食」能夠補充到足夠的營養嗎？

Ⓐ 一般常見的素食料理，加工製品居多，同時烹調方式也以炸、煎、燻、烤、爆香為主，如此的素食並不是「健康的素食」。反之，本書著重食材選擇、烹調方式的素食，是營養的純淨蔬食，更是以「生機飲食」為概念建構的。

「生機飲食」就是以平和又忠於原味的烹調手法去料理各類蔬果，所有必須的營養素一個都不會少，同時能兼顧好吃和穩定病情。

每天吃進各式富含營養素的蔬果，並利用「生食、半生食」營養最完整的攝取方式，或流失最少營養素的「低溫烹調法」烹調，包含燙、滷、蒸、熬、煮、燉、拌等，自然營養足夠，甚至能讓腫瘤萎縮、恢復健康。

Q02 放化療後只吃全餐，會不會營養不良？

Ⓐ 「全營養餐」囊括各類人體需要的營養素，包含維生素、微量元素、植化素、胺基酸、酵素等，**因此只要按照本書方法，正確而有耐心地吃，不會有營養不良的情形**，多人臨床實驗證實，這樣的飲食法確實能加成健康。實踐者的年紀、身體狀況也不限，因為這是最安全、無害地獲取天地精華的療法。不僅對個人有幫助，對環境和地球也友善。

放化療後容易白血球不足，應如何補充？

Ⓐ 我們對於放化療及接受標靶治療後白血球不足者，有兩點飲食上的建議：**第一就是不能放棄「生食」**，只要正確執行。**第二是需施行高蛋白飲食**。

因為放化療讓白血球大幅下降，所以很多人擔心「生食」會增加感染的機會。但根據多年臨床研究顯示，即使白血球數量低於4千，只要將蔬菜、水果徹底消毒滅菌，適當地攝取生食，是安全無礙的。

必須**生食的原因，在於蔬果中的酵素、維生素B、C含量多，且未經烹調讓營養素較不容易流失**。這三類營養更是增加抗癌力的最好武器，不可捨棄。生食中的「蔬果汁」、「食養飲料」必須暫停，因製作過程繁複較容易細菌感染。涼拌類生食、帶皮的水果，只要去皮、注意工具的消毒滅菌，都是可以吃的。

另外，**實行「高蛋白飲食」能幫助重建因放化療和標靶治療破壞的細胞**。若細胞沒有迅速被重建，是有礙病情好轉的。豆類和堅果類為最好的蛋白質來源，必須多攝取。**不過若是合併腎病患者，需請教醫師，進行個人化的飲食調配**。

腺體癌症患者適合這套食療方嗎？可以吃黃豆製品嗎？

Ⓐ 癌症若發生在腺體系統，屬「腺體癌症」（見P32），不屬於則是「非腺體癌症」。如肺癌中的肺腺癌是腺體癌症，但其他類型的肺癌就是非腺體癌症。區別的目的主要在於兩類癌症對營養素的需求不同，必須因應飲食差異性給予所需的營養。

然而，本書提供的食譜無論選材和烹調方式，都是專為癌症患者，和放化療及標靶治療者所設計，只要按照食譜吃，避開少數特定食材，就可以改善體質，大幅度增加抗癌力。根據許多患者施行後的健康改善實證，可見這套食療法是無庸置疑的治癌良方。

「腺體癌症」患者勿吃蜂王漿、山藥、牛蒡、當歸、榴槤、黃豆、黑豆，此處所指的黃豆與黑豆是指「原豆」，製成豆製品後，其中的「大豆異黃酮」會在加工過程中被稀釋，故可以適量地吃，如豆腐、豆乾、豆漿等，一次70克以內是安全量。研究也顯示，特別補充黃豆營養補充品或黃豆異黃酮萃取物是沒有必要的，因為只要攝取足夠的豆類食品，就沒有營養不足的問題。

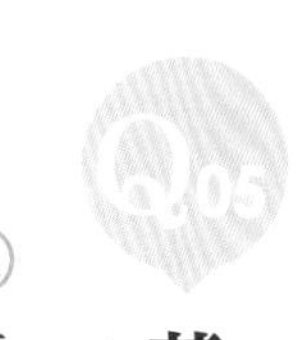

黃豆製品需要選用「非基因改造」黃豆嗎？

Ⓐ 基因改造食品最大的疑慮，就是無法確保製造過程是安全和不受汙染的，目前醫界、營養界和科學界對於食品本身是否有致病的威脅，都還沒有定論，所以不需要太過恐慌。但要遠離和改善癌症，自然不要冒這種風險，因此**選擇非基因改造的黃豆等食品**，是無庸置疑的。

吃全營養餐還需再攝取營養補充品嗎？又應如何選擇？

Ⓐ 營養補充品一般是指「健康食品」、「機能性食品」，如維生素B群、鈣片、葉酸等。比照全營養餐的模式飲食，其實就不需要吃「深度加工的保健品」，因為人體未必能吸收，就算吸收了也不一定見效。

無論是初期、中期或晚期，皆不宜補充人參、當歸，雖然普遍認為這些藥材能補血氣之、增強抵抗力，但其中成分反而會供給癌細胞養分。

而真正需要補充的是「天然營養品」，如薑粉、寡糖、酵素發酵液、天然釀造醋、煉梅、梅精等梅子產品，納豆、螺旋藻也都可以。這些天然補充品的樣態才可以完全被人體吸收，且耐心長期食用，能看見營養效果。

Q07

化療後味覺失靈，該如何改善？

Ⓐ 化療的副作用包含「味覺會改變」，所以這時對飲食的要求，不只是營養的量，更重要的是味覺的「質」要提升。食物不只是要能夠直接改善病情，心理上的安慰與滿足感也很重要。這也是本書編寫的主要目的，讓癌症患者在兼顧抵抗力及改善病情同時，一樣可以享受美食。

避免味覺產生變化，可以有兩種方法，一**是調整治療時間，拉長兩次化療的間隔**，爭取讓味覺恢復，或減緩味覺變化的可能性。也就是每次化療完，看看患者的味覺受損程度和恢復狀況，再決定下次的化療時間，不要只想著盡快做完療程。若次數太密集，身體抵抗力都還沒有恢復就繼續進行下去，不僅味覺力降低、噁心、嘔吐、掉髮等副作用也可能會不斷累加，反而傷身，得不償失。

第二種方法是在情況允許下，維持生食和半生食的飲食量，生食最好可達一天餐點的1/2，本書食譜中涼的食養飲料、蔬果汁，或溫的湯品，都有潤滑口腔功效。盡量不要吃熱食，會破壞口腔黏膜的恢復和生長。另外，化療後會對苦味較敏感，所以苦瓜、青江菜、芥菜等帶苦味的食物暫時不要吃。最推薦多吃「雜糧腰果地瓜奶」（P124）或「南瓜蔬菜泥」（P125），可早日激活細胞、提振內臟機能、恢復食欲。

Q08 化療後有腹瀉或腹痛情形，飲食應如何調整？

Ⓐ 腹瀉或腹痛可由幾個層面來看，如果拉肚子或肚子痛超過24小時，應該要就醫，千萬不要硬撐。如果是血便或是拉出奇怪顏色，如深紫色的排泄物，也要就醫。若症狀沒有上述那麼嚴重，可採取以下的飲食方式，減輕症狀：

- 少量多餐，食用米湯、輕粥等清淡食物，減輕腸胃負擔。
- 不要喝茶、咖啡等刺激性食物，調味過多或味道過重的食物也不建議。
- 不要吃糙米、麩皮、麥片、全麥麵包、豆類、堅果等高纖維含量的食物。
- 避免容易脹氣的食物，如地瓜、豆類、洋蔥、馬鈴薯，以免加重腹瀉。
- 多吃煉梅、梅精或烏梅湯，便於快速止瀉。

吃全營養餐不太習慣，有沒有循序漸進的方法呢？

Ⓐ 很多人因為還沒有脫離以前的飲食習慣，所以實行起全營養餐時，總覺得太困難，也不知該如何著手。因此，我們提供下面的方式，讓你可以循序漸進，慢慢進入佳境。等到能夠完全實行後，建議就一直做下去，不用侷限六個月或多久時間，因為我們多次強調，**這套飲食＋運動＋正常生活作息的三合一「防癌、抗癌模式」，就是最佳的健康密碼**。醫療手段是治標，改善體質才是治本，徹底落實下去，啟動自癒力，隨著時間愈長，身體愈健康。

開始實行後頭三天，只要完成「起床時、運動後、早餐」三個時段的食譜；接下來4～6天，再加上「上午十點、上午十一點、午餐的食譜」；第7～9天，除了上述的實施部分，再加上「下午三點、下午四點、下午五點、晚餐」的食譜；第10～12天，再完成「晚上八點半」的食譜。慢慢將全營養餐融入生活，成為習慣。

不必急著一次要實踐整套菜單，以免徒增壓力，最後半途而廢。家人和親友的協助也很重要，多人幫忙、甚至督促，也能增添樂趣，比較容易進行。同時，從食材的選購，到洗、切、煮等，每個細節都要到位，最終才能擺脫病痛之苦，尋回健康。

Q10 純淨飲食可以吃「素食加工製品」嗎？

Ⓐ 所謂「素食加工品」，包含一般常見的素腸、素肉、素蝦仁、素腰花、素火腿、素香腸等，這些加工品的成分不外乎有蒟蒻、香菇頭、黃豆蛋白，同時也會為了延長保存期限，及增添食品味道，加入品質改良劑、防腐劑等添加物，甚至也會使用大量調味料或以油炸方式製成，這種高溫、高壓製成的素食加工品，營養成分早已流失殆盡，也和全營養餐的概念背道而馳。

不只如此，**長期食用這些素食加工品，很可能會影響肝腎功能**，反而有害健康。請切記，**純淨飲食務必選用天然的原形食物**。

Q11 純淨飲食是如何提升抗癌力，治療癌症的呢？

Ⓐ 詳細理論依據及實行方法在前面章節皆有解說。簡單來說，會得癌症是因為不均衡的飲食、錯誤的生活習慣，導致身體平衡機制被打亂，營養素和氧氣無法送到細胞，讓細胞長時間缺氧，改以糖分為主要營養來源，導致平均血糖升高超過臨界點，即容易產生有毒的高度糖化終產物（AGEs）和胰島素與類胰島生長因數，癌細胞便如是生成。

因此，只有**斬斷所有癌細胞的食物和能量來源**，**強化身體的免疫力**，才能掃除身體的毒素和廢物，獲得治癒的機會。純淨飲食，就是撥亂反正的最佳武器。

其中「斷食」能斷掉食物的毒，為身體重新開機、做好上軌道的準備；「全營養餐」概念能淨化身體，並進行良好的新陳代謝；併行無糖飲食，斷絕癌細胞營養來源，恢復健康有望。

將以上特點加起來，就是純淨食療的完整理論基礎，同時經過多年的臨床驗證，已有多人恢復健康，**而且不只能抗癌**、**防癌**，**更能改善體質**，所以這套飲食方法可說是「有病治病，無病強身」呢！

執行食療中若要外食，應如何避免吃到高油、高糖食物？

Ⓐ 首先選擇店家很重要，店家若油炸的菜色不多、不過度用糖，且烹調看起來簡單、少精緻料理，自然值得信任的程度較高。

此外，自己選菜也很重要，通常裹了麵衣的菜品，都是高油炸或高糖分的，這種就要避免。同時，其實從外觀也不難辨別菜品是否高油、高糖。

此外，自全營養餐要「吃足營養素」的角度來選菜，就不容易營養不均衡。綠葉蔬菜、十字花科蔬菜、芽菜類、豆類、海帶、菌菇類，這幾類是固定要的。米飯最好選擇五穀飯，白飯較不建議，糕餅、甜點自然也不能吃。除了加工製品禁食外，紅豆、綠豆、豆腐、豆乾、無糖豆漿等豆製品，除非有尿酸高的情況，否則可以多吃，補充容易缺乏的蛋白質。烹調方式選擇涼拌、汆燙和清炒的最佳，避免油炸和燒烤食物。

外食終究無法如同自己烹煮一般令人安心，**所以應盡量減少次數**，出門在外能自己帶便當是最好的，**尤其癌症患者最要注意**，以免一不小心，努力維持的飲食習慣就盡付東流。

Q13 純淨飲食的用油非常重要，該如何選擇？

Ⓐ **食用油有兩大關鍵，一是油的種類，另一個是烹調時油的溫度**。其實兩者是緊密相連的，因為發煙點會因油的類型而異，適合的烹調方式、食材也就不同若是涼拌或熟食拌油，可選擇發煙點低但富含不飽和脂肪酸的油類，如亞麻籽油、橄欖油、麻油、苦茶油等。植物油的原料主要有大豆、花生、棉籽、油菜籽、向日葵、乾椰子肉、紅花籽、木棉籽、蓖麻籽、亞麻籽、芝麻、米糠、玉米胚芽、橄欖油、棕櫚核等，**這裡特別推薦亞麻籽油與橄欖油**。

Q14 食材是否一定要選用「有機的」蔬果呢？

Ⓐ 能用有機食材自然最好，無汙染、營養價值高，對「抗癌」的幫助也比較大。但有機蔬果價格較高，因此，**若食材的選擇、清洗與保存都非常嚴謹，營養素自然能夠完好地被保存，並發揮最大功效**，有機與否並不是最重要。

就現實狀況而言，確實有些蔬果較容易有農藥殘留。所以條件許可下還是

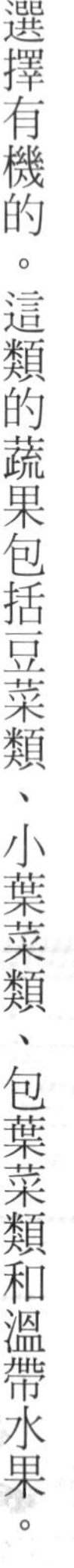

要選擇有機的。這類的蔬果包括豆菜類、小葉菜類、包葉菜類和溫帶水果。

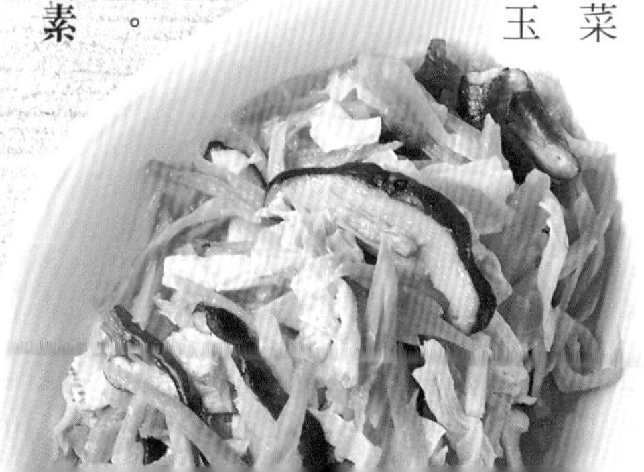

體質屬於虛寒者，是否適合吃純淨飲食？

Ⓐ 體質虛寒者大多無法接受寒性的食物，而生食水果、蔬菜多數寒性，經過調理後，就會偏向熱性。但這並不是鼓勵體質虛寒者不食生食，甚至以煎、炸方式烹調去改變食物屬性。而是要了解食物的屬性，在生食中以熱性的食物中和。熱性食物指的是吃進人體後，會使人體的熱量代謝增加的食物，如咖哩、辣椒、蔥、薑、蒜、桃仁、栗子、大棗、黑芝麻等。

在喝食養飲料、蔬果汁時，適時補充一些熱性食品。如烹煮魚腥草茶時多加入紅棗；在以生菜、蔬果打成的精力汁中，添加黑芝麻粉，就能調和其寒性。而平時膳食中，皆可添加黑、白芝麻或薑片為佐料。

體質虛寒的人可多喝糙米奶（P196），因其屬於溫熱性食品。早晨的第一杯500cc的水可以溫熱糙米奶代替，有助促進血液循環。

體質虛寒者要避開的寒涼類蔬果，包括：柑、橙、菱角、香蕉、柿子、西瓜等；可選擇溫熱類水果，如：橘子、棗、龍眼、荔枝、葡萄、櫻桃、石榴、菠蘿、李子、椰子、枇杷、山楂、蘋果等。

癌症病人有負面情緒時，家屬該如何面對或化解？

Ⓐ 我面對過許多癌症的病人，因擔憂病情，使他們變得喜怒無常，而更多時候，是憂鬱地坐在一旁，因為害怕影響家人，害怕自己成為負擔。這樣的情況，只要不傷害自己或他人，允許病人傷心難過是必須的。

但若有經過情緒疏導，可以讓病人學習放下，釋放長期壓抑、累積的負面情緒。情緒疏導的方式包括透過語言表達、寫日記、哭泣、大笑、聽音樂、做運動、看電影等。家人與照護者最需做的，就是是多與病人談天，也適時地給予私人空間。慢慢地，病人會逐漸發展出自己可以疏導情緒的方法，了解自己的處境，找尋面對事實的力量。

批評病人的負面情緒，是照護者必須避免的。同時應當讓自己設身處地感受他們的情境。先了解及接受病人處理情緒的方法，再進一步與他們討論，有沒有更好的方式或符合共同期待的。依照他們改變的意願和步調，給予支持與鼓勵。也向病人保證，有任何心情都能與自己分享。告訴他們，即使想要哭或想宣洩情緒，都是自然和平常的。

各種疾病的宜忌食材一覽表

╳忌食 ○適合吃 △少量吃

食材名稱		非腺體腫瘤	腺體腫瘤	糖尿病	尿酸高、痛風	過敏體質	自體免疫疾病
水果類	榴槤	╳	╳	╳	╳	○	○
	荔枝	╳	╳	╳	╳	○	○
	龍眼	╳	╳	╳	╳	○	○
	紅毛丹	╳	╳	╳	○	○	○
	桃子	╳	╳	╳	○	○	○
	水蜜桃	╳	╳	╳	○	○	○
	釋迦	╳	╳	╳	╳	○	○
	櫻桃	╳	╳	╳	○	○	○
	李子	○	○	○	○	○	○
	楊梅	╳	╳	╳	○	╳	╳
	百香果	○	○	○	○	○	○
	芭樂	○	○	○	○	○	○
	酪梨	○	○	○	○	○	○
	鳳梨	╳	╳	╳	○	╳	╳
	葡萄	╳	╳	╳	○	○	○
	蓮霧	○	○	○	○	○	○
	甘蔗	╳	╳	╳	○	○	○
	木瓜	○	╳	○	○	○	○
	橄欖	○	○	○	○	○	○
	梅子	○	○	○	○	○	○
	印度棗	○	○	○	○	○	○
	芒果	╳	╳	╳	○	╳	╳
	火龍果（白肉）	○	○	○	○	○	○

食材名稱		非腺體腫瘤	腺體腫瘤	糖尿病	尿酸高、痛風	過敏體質	自體免疫疾病
水果類	火龍果（紅肉）	╳	╳	╳	○	○	○
	梨	○	○	○	○	○	○
	蘋果	○	○	○	○	○	○
	楊桃	╳	╳	╳	╳	○	╳
		★腎病患者勿吃。					
	山竹	╳	╳	╳	○	○	○
	草莓	╳	╳	╳	○	╳	╳
	枇杷	○	○	○	○	○	○
	蕃茄	○	○	○	○	○	╳
	西瓜	╳	╳	╳	○	○	○
	哈密瓜	╳	╳	╳	○	○	○
	香蕉	╳	╳	╳	○	○	○
		★關節痠痛者勿吃過量。					
	奇異果（黃肉）	╳	╳	╳	○	╳	╳
	奇異果（綠肉）	○	○	○	○	╳	╳
	柚子	○	○	○	○	╳	○
	葡萄柚	○	○	○	○	╳	╳
		★服用心血管西藥患者勿吃。					
	橘子	○	○	○	○	╳	○
		★台灣橘子屬性偏寒，大陸橘子屬性偏溫。					
	橙	○	○	○	○	╳	○
	金桔	○	○	○	○	╳	○
	檸檬	○	○	○	○	╳	○

食材名稱		非腺體腫瘤	腺體腫瘤	糖尿病	尿酸高、痛風	過敏體質	自體免疫疾病
水果類	柿子	×	×	×	○	○	○
	椰子水	○	○	○	○	○	○
	椰子肉	○	○	○	×	○	○
	桑葚	○	○	○	○	○	○
蔬菜—瓜類	辣椒	×	×	×	×	×	×
	南瓜	○	○	○	○	×	×
	甜椒	○	○	○	○	○	×
	絲瓜	○	○	○	○	○	○
	葫蘆瓜	○	○	○	○	○	○
	玉米	○	○	○	○	○	×
	冬瓜	○	○	○	○	○	○
	茄子	○	○	○	○	×	×
	大黃瓜	○	○	○	○	○	○
	小黃瓜	○	○	○	○	○	○
	苦瓜	○	○	○	○	○	○
蔬菜—莖菜類	薑	○	○	○	○	○	○
	芋頭	△	△	△	○	×	×
	馬鈴薯	△	△	△	○	○	×
	菱角	○	○	○	○	○	○
	竹筍	○	○	○	○	×	×
	茭白筍	○	○	○	○	○	○
	蓮藕	○	○	○	○	○	○
	蘆筍	○	○	○	×	○	×
	荸薺	○	○	○	○	○	○
	蒟蒻	○	○	○	○	○	○

食材名稱		非腺體腫瘤	腺體腫瘤	糖尿病	尿酸高、痛風	過敏體質	自體免疫疾病
蔬菜—根菜類	山藥	○	×	○	○	○	○
	地瓜	○	○	○	○	○	○
	胡蘿蔔	○	○	○	○	○	○
	白蘿蔔	○	○	○	○	○	○
	大頭菜	○	○	○	○	○	○
	牛蒡	○	×	○	○	○	○
蔬菜—葉菜類	芥菜	○	○	○	○	○	○
	香菜	○	○	○	○	○	○
	小白菜	○	○	○	○	○	○
	大白菜	○	○	○	○	○	○
	青江菜	○	○	○	○	○	○
	高麗菜	○	○	○	○	○	○
	芥藍菜	○	○	○	○	○	○
	油菜	○	○	○	○	○	○
	莧菜	○	○	○	○	○	○
	紅鳳菜	○	○	○	○	○	○
	菠菜	○	○	○	○	○	○
	芹菜	○	○	○	○	○	○
	萵苣	○	○	○	○	○	○
	皇宮菜	○	○	○	○	○	○
	空心菜	○	○	○	○	○	○
	茼蒿	○	○	○	○	○	○
蔬菜—花菜類	花椰菜	○	○	○	○	○	○
	白花菜	○	○	○	○	○	○
	洋蔥	○	○	○	○	○	○

食材名稱		非腺體腫瘤	腺體腫瘤	糖尿病	尿酸高、痛風	過敏體質	自體免疫疾病
蔬菜—蔥類	大蒜	○	○	○	○	○	○
	韭菜	○	○	○	○	○	○
	蔥白	○	○	○	○	○	○
芽菜類	苜蓿芽	○	○	○	×	○	×
	豌豆苗	○	○	○	○	○	×
	黃豆芽	○	×	○	×	○	×
菌菇類	香菇	○	○	○	×	○	×
	黑木耳	○	○	○	○	○	○
	銀耳	○	○	○	×	○	×
	蘑菇	○	○	○	×	○	×
	金針菇	○	○	○	×	○	×
海藻類	髮菜	○	○	○	○	○	○
	海帶	○	○	○	○	○	○
	紫菜	○	○	○	×	○	×
	珊瑚草	○	○	○	○	○	○
堅果種子類	板栗	×	×	×	×	○	○
	花生	×	×	×	×	×	×
草藥類	香椿	○	○	○	○	○	○
	金針花	○	○	○	○	○	○
	黑棗	×	×	×	×	○	○
	烏梅	○	○	○	○	○	○
	紅棗	×	×	×	○	○	○

小叮嚀

- 過敏體質者，少吃寒涼食物，宜偏向平性、溫性與熱性的食物吃。
- 所有涼性、寒性的蔬菜，只要酌加薑絲，寒性體質者便可酌量食用。

台灣廣廈國際出版集團
Taiwan Mansion International Group

國家圖書館出版品預行編目（CIP）資料

餓死癌細胞的純淨飲食法【附贈歐陽英食養光碟DVD】：抗癌專家教你3階段簡易斷食×6個月全營養餐，有效抑制腫瘤、淨化毒素、遠離癌症！
2019.02
面； 公分
ISBN 978-986-96485-8-5（平裝）
1.飲食保健 2.飲食療法 3.蔬果料理

417.8　　107020890

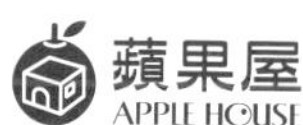

餓死癌細胞的純淨飲食法【附贈歐陽英食養光碟DVD】
抗癌專家教你3階段簡易斷食×6個月全營養餐，有效抑制腫瘤、淨化毒素、遠離癌症！

作　　者／歐陽英・蘇富家・早乙女修
攝　　影／子宇影像工作室
文字協力／榮格

編輯中心編輯長／張秀環・編輯／金佩瑾・彭翊鈞
封面設計・內頁設計／林嘉瑜
文字校對／陳宜鈴・蔡沐晨
內頁排版／何偉凱・菩薩蠻數位文化有限公司
製版・印刷・裝訂／東豪・弼聖・明和

行企研發中心總監／陳冠蒨
媒體公關組／陳柔彣
綜合業務組／何欣穎

線上學習中心總監／陳冠蒨
數位營運組／顏佑婷
企製開發組／江季珊、張哲剛

發 行 人／江媛珍
法律顧問／第一國際法律事務所 余淑杏律師・北辰著作權事務所 蕭雄淋律師
出　　版／台灣廣廈有聲圖書有限公司
地址：新北市235中和區中山路二段359巷7號2樓
電話：（886）2-2225-5777・傳真：（886）2-2225-8052

代理印務・全球總經銷／知遠文化事業有限公司
地址：新北市222深坑區北深路三段155巷25號5樓
電話：（886）2-2664-8800・傳真：（886）2-2664-8801
郵 政 劃 撥／劃撥帳號：18836722
劃撥戶名：知遠文化事業有限公司（※單次購書金額未達1000元，請另付70元郵資。）

■出版日期：2019年02月
ISBN：978-986-96485-8-5

■初版8刷：2024年07月
版權所有，未經同意不得重製、轉載、翻印。

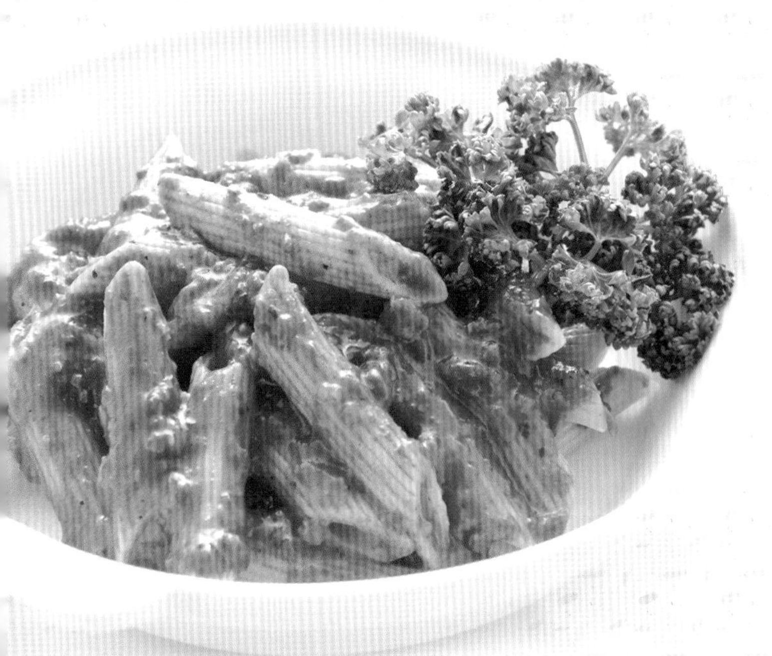

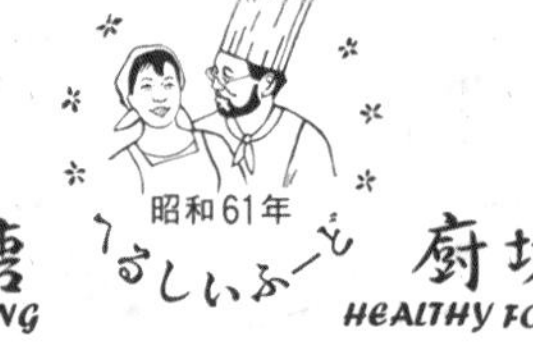

一切講究天然無任何加工品
堅持「高纖、低油、低糖」的原則

健康素食

保健養生 綠色健康

蘇富家(塘塘)老師說：能夠吃素又能將素菜做的好吃，是這一生當中最幸運的事；能在烹飪食譜書籍和大家分享蔬食的好處，更讓我們倍感上天的恩典，願大家都能讓「蔬食」成為對自己的犒賞、與朋友的分享、對長輩的孝心、對地球和動物們的愛心。讓我們一起把「吃素事」變為快樂事。

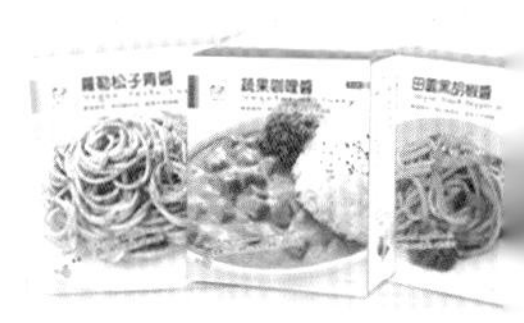

系列商品可至官網或各大有機購買，詳細資訊可參考官網

天然 健康 美味 快速

www.tangtang.com.tw

塘塘廚坊 02-89918088

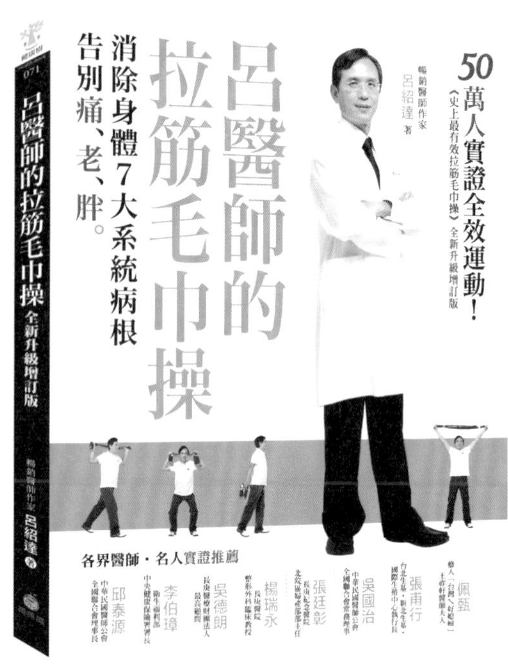

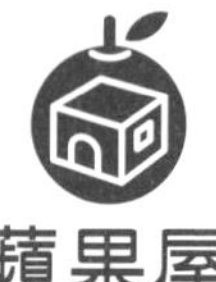

作者：呂紹達
定價：299元
ISBN：9789869542463

呂醫師的拉筋毛巾操

台灣毛巾操代言人呂紹達醫師，系列著作全球暢銷，超過50萬人都在學！最多醫生都在做的保健運動，利用一條毛巾做伸展，全家大小、男女老少都適用！

本書特色

1.專家實證！全台灣最了解毛巾操的醫師，天天實際操作，見證自癒功效。
2.全面功效！揮別7大系統病症、矯正5大不良姿勢、舒緩3大痠痛部位。
3.簡單易做！只要一條毛巾，一次拉10下，只要有空檔隨時隨地都能做。
4.圖文並茂！詳細解說搭配分解動作圖，讓你練習更精準、複習最快速。

▶ 掃描QR了解更多

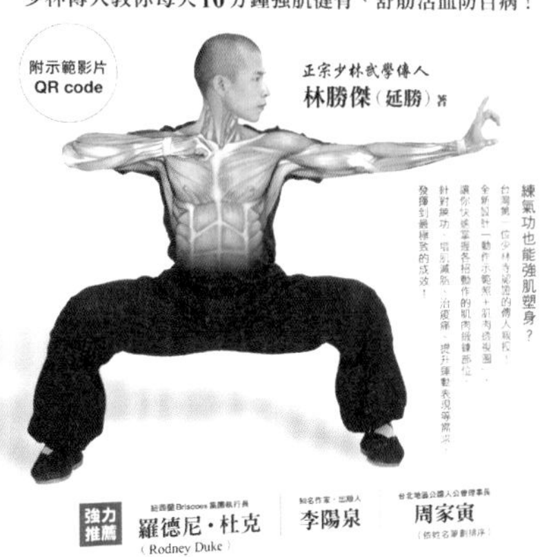

蘋果屋

作者： 林勝傑（延勝）
定價：350元
ISBN：9789869648561

健身八段錦
肌肉解剖透視版

正宗！台灣唯一，少林寺第34代傳人，10多年教學經驗的林勝傑教練，親自傳授最正統功法！
初老銀髮、體力衰退的「年長族」→藉由練八段錦防病慢老、活出生命質量；體態歪斜、痠痛多病的「復健族」→藉由練八段錦拉筋紓緩痠痛、穩固脊柱內臟弱肌早衰。

本書特色

1.獨創！史上第一本搭配「肌肉解剖圖」的氣功書。
2.完整！從呼吸、暖身到全套八招，步驟詳實易懂。
3.實用！養生、健身、運動，一次滿足你所有需求。
4.有效！各年齡族群全適用，對症應用、見招拆招。

▶ 掃描QR了解更多

超值加贈

餓死癌細胞的純淨飲食法

歐陽英食養光碟 DVD

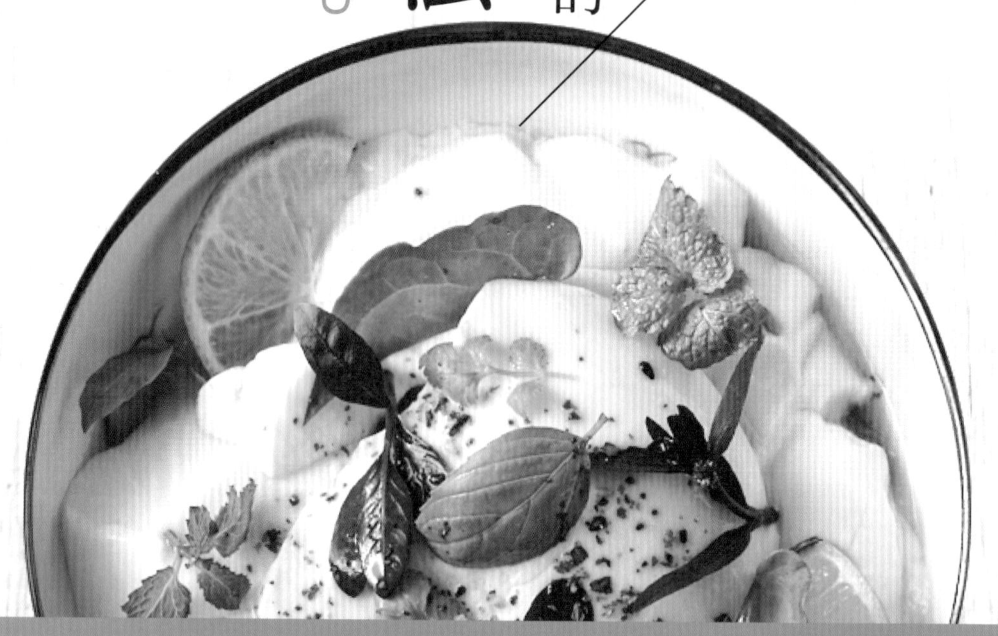

① 下載安裝方法

② 使用方法重點教學

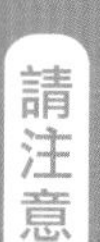

請注意

一組序號只供註冊一台電腦（或筆電）使用。請務必先決定經常性的固定單一使用設備，以確保操作的順暢。

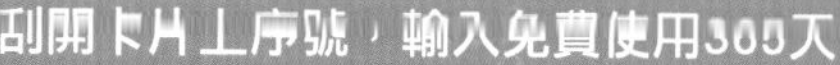

刮開卡片上序號，輸入免費使用365天

步驟 1

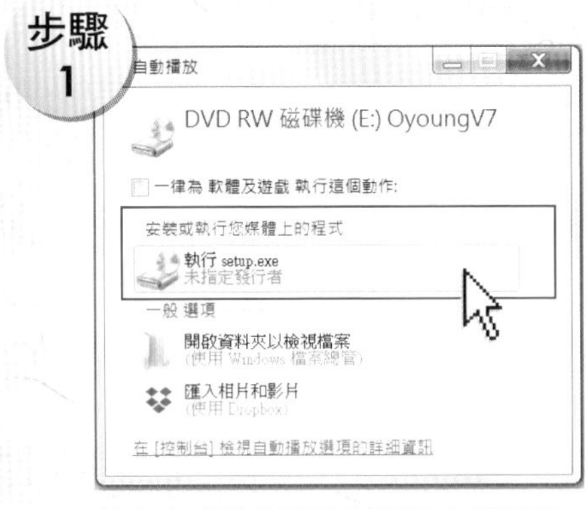

放入光碟後會跳出如圖片中的視窗，點選執行。

步驟 2

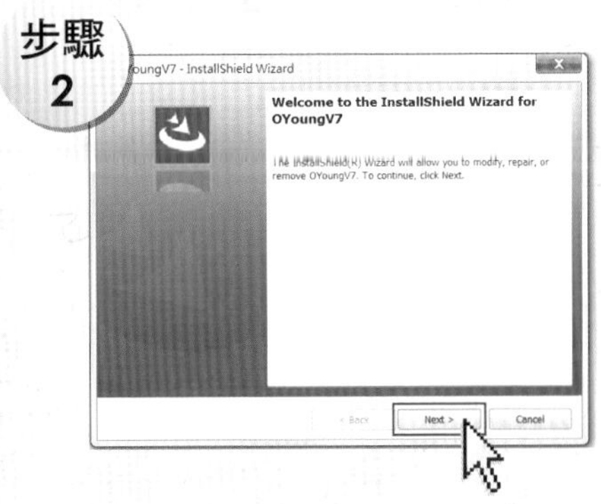

允許在電腦中安裝歐陽英食養光碟 DVD，即點選 Next。

步驟 3

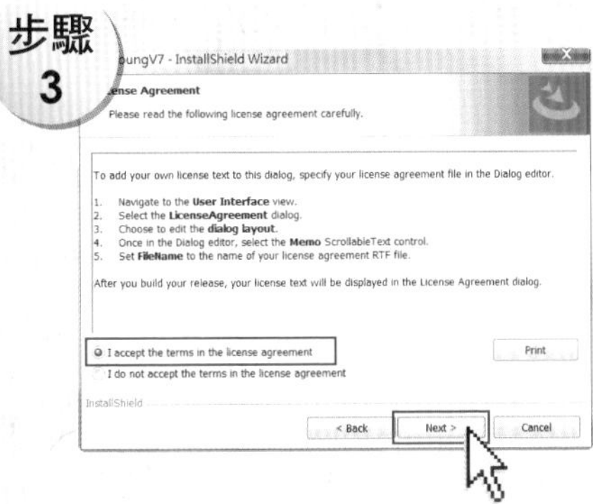

選擇第一個按鈕，再按下面的 Next 進入下一個視窗。

步驟 4

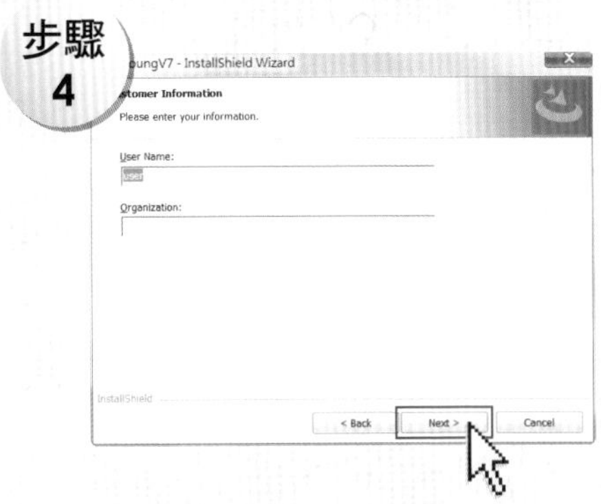

這邊繼續按 Next 即可。

步驟 5

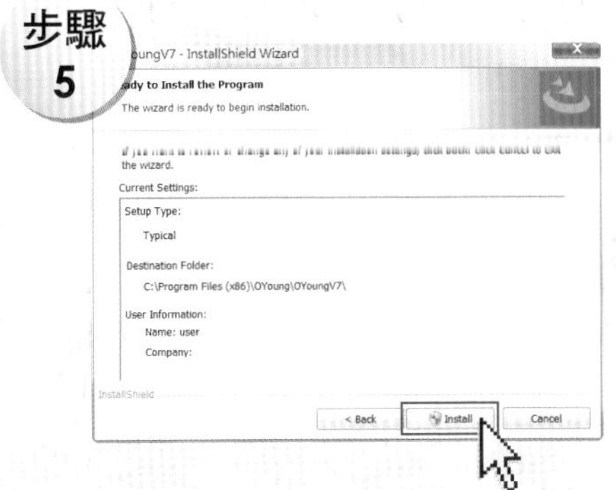

視窗第二段「Destination Folder」會指出軟體安裝在電腦的哪一個位置，確認後按 Install。

步驟 6

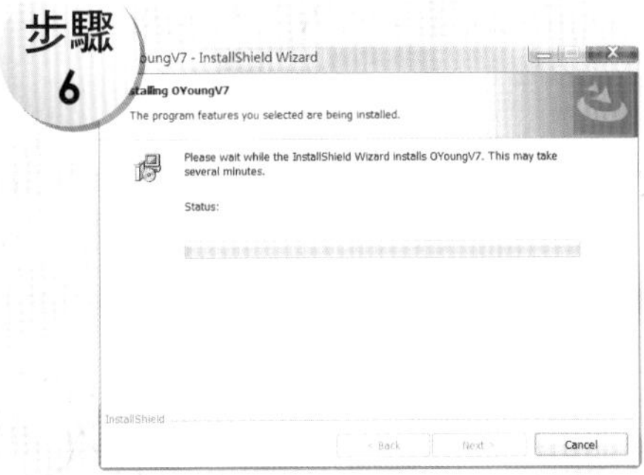

軟體開始安裝。若跳出視窗詢問：是否變更這部電腦，請按「是」。

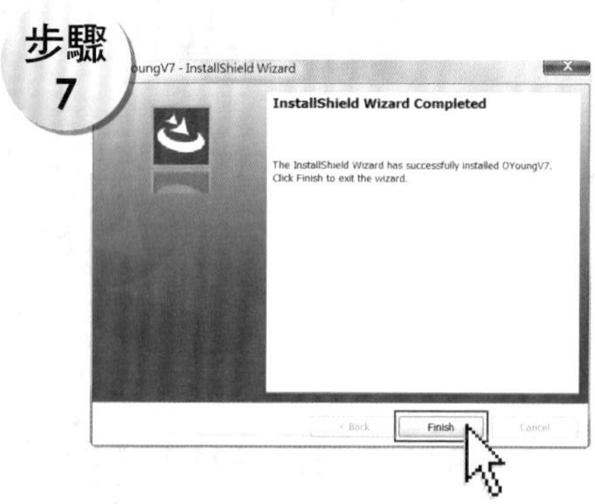

安裝完成。按下 Finish 結束。

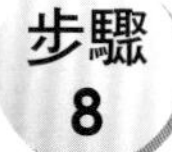

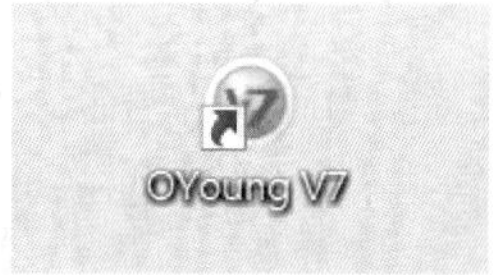

回到桌面，會有如圖示的軟體快捷鍵，點選以開啟。

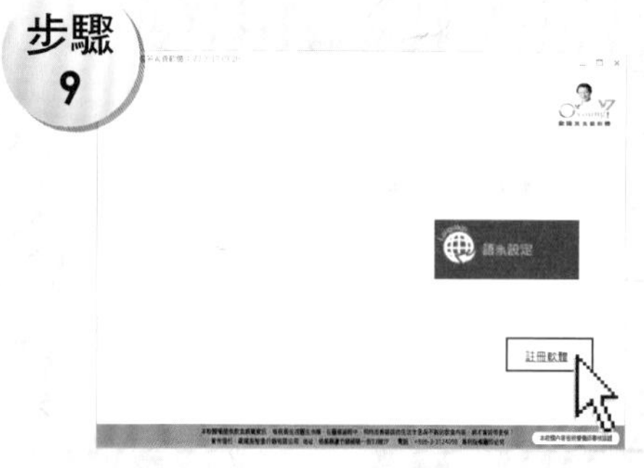

開啟後按下「註冊軟體」，登入個人資料。刮開 P252 卡片上序號，輸入「產品金鑰」一欄。

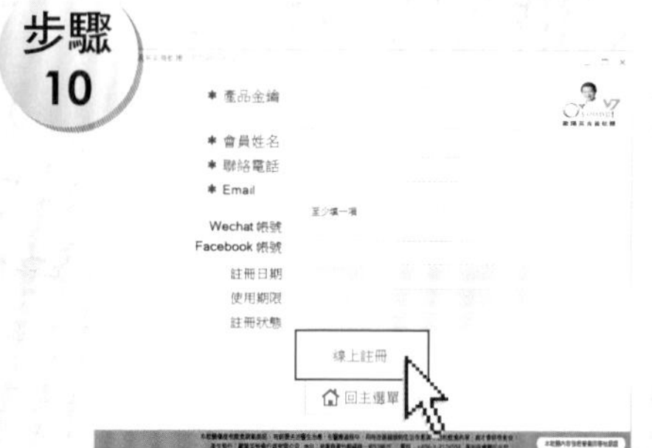

填完個人資料，按下「線上註冊」，即可開始使用。特別注意！一個序號只供一台電腦使用，若重複使用會導致無法登入。此為【365 天版】，啟用後一年即使用到期。

②使用方法重點教學

步驟 1

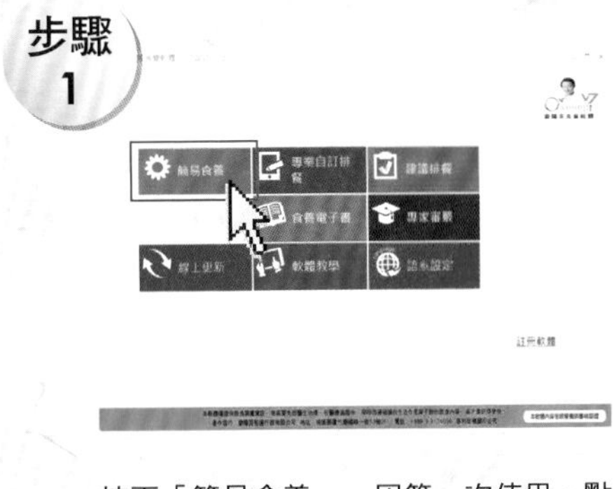

按下「簡易食養」，因第一次使用，點選「新問診資料」。

步驟 2

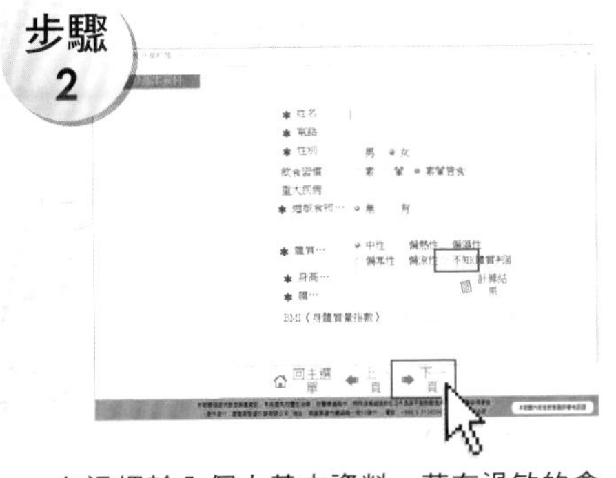

在這裡輸入個人基本資料，若有過敏的食物，點選「查詢」選擇。若不清楚體質，按下「不知」會有各項表徵協助判斷。按「下一頁」，即可進入「簡易食養」頁面。

步驟 3

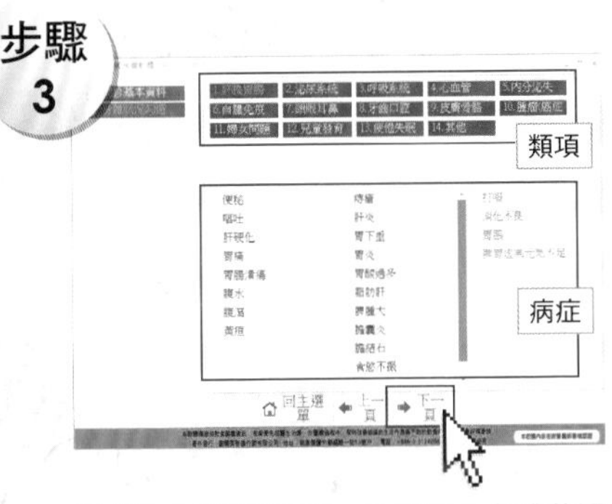

這裡有14類項疾病，依照個人身體狀況選擇類別後，再選擇病症。可選擇多樣。選完按「下一頁」。

步驟 4

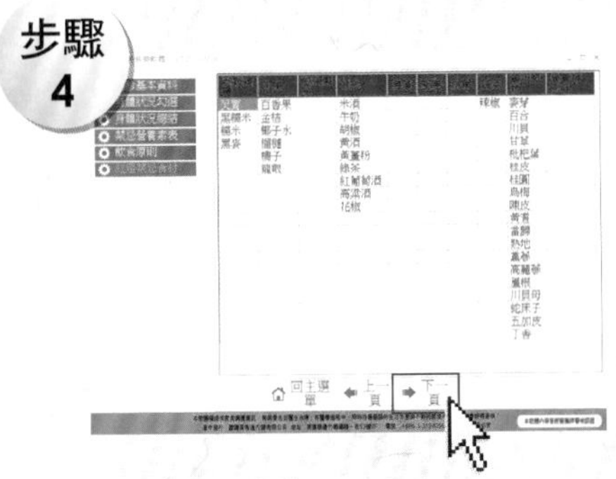

接著會總合個人身體狀況，提出禁忌營養素表，和「紅燈」禁忌食材，續按下一頁會有「黃燈」需少吃、「綠燈」可安全吃的食材建議。

步驟 5

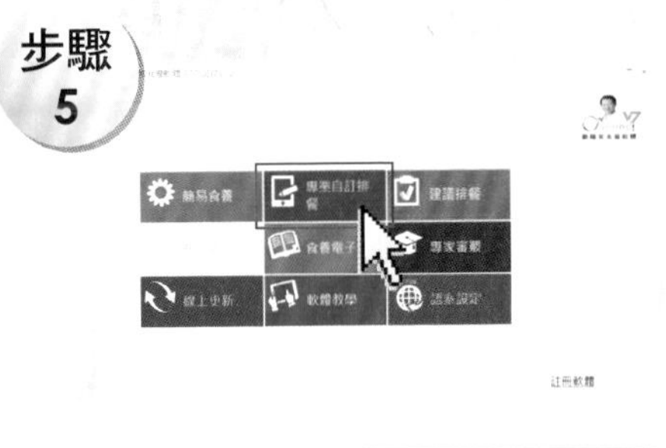

按「回主選單」返回主頁。按下「專業自訂排餐」依自身情況選擇「個人情況」或「家庭成員」。同樣輸入基本資料和點選病症。

步驟 6

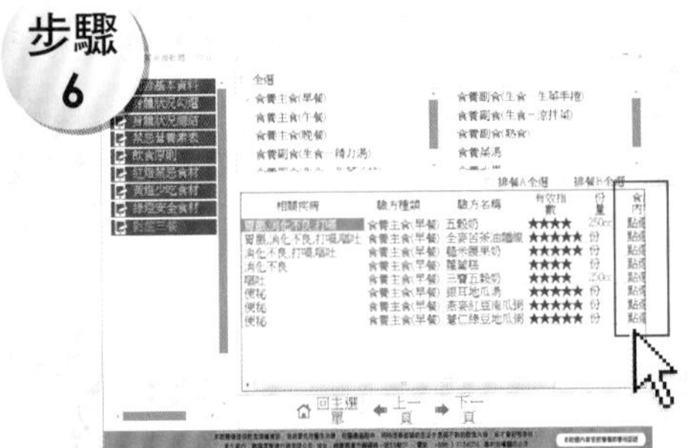

依選擇的病症會列出「對症三餐」。可在上方勾選選擇主食、副食、食養菜湯、水果。往右拉有該驗方的有效指數、一餐分量。需看食譜在食譜內容欄按下「點選」。

步驟 7

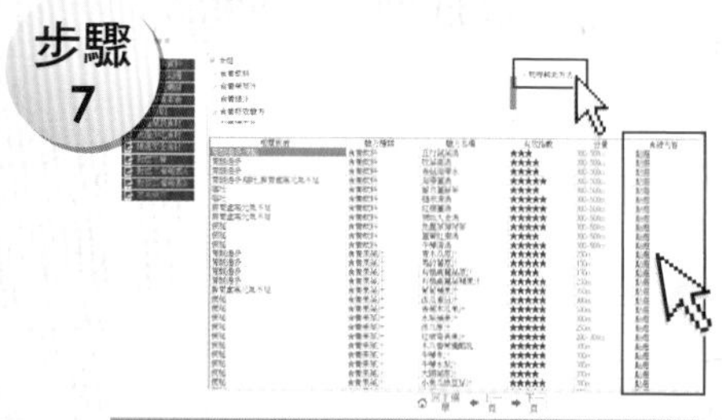

除了三餐，在「常用驗方」有食養果菜汁、食養綠汁等，一樣可勾選看驗方和食譜。另可勾選「物理輔助方法」，會有生活上的調整建議，按「點選」同樣有實際操作方法。

步驟 8

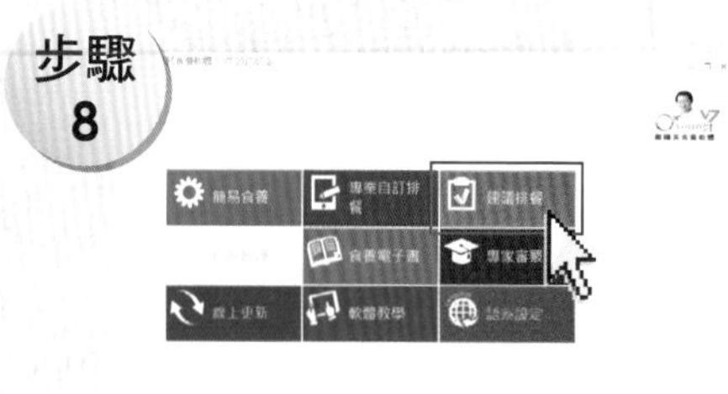

按「回主選單」返回主頁。按下「建議排餐」。同樣輸入基本資料和點選病症。

步驟 9

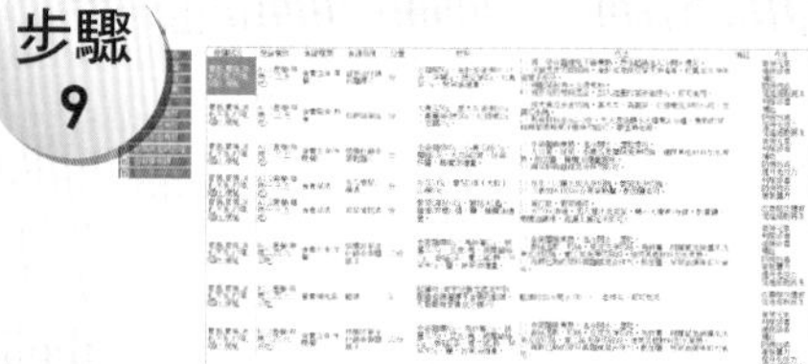

在「全營養食譜」，會依據病症提供適合的早、午、晚餐組合。在「全營養食譜報表」，會安排一週菜單，及提供詳細的食譜、作用。

步驟 10

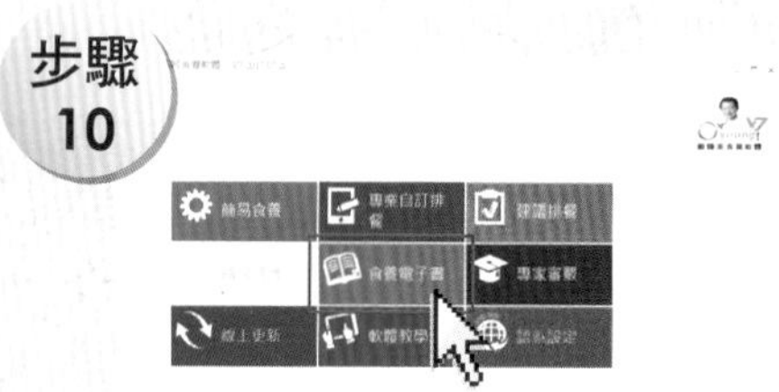

按「回主選單」返回主頁。按下「食養電子書」。

步驟 11

❶ 營養辭典
❷ 居家生活常
❸ 各類營養素
❹ 影音教學

回主選單

點選❶「營養辭典」內有 14 大類疾病、10 大類食材和 7 大營養素介紹。點選❹「影音教學」內有健康講座和食譜示範教學。

步驟 12

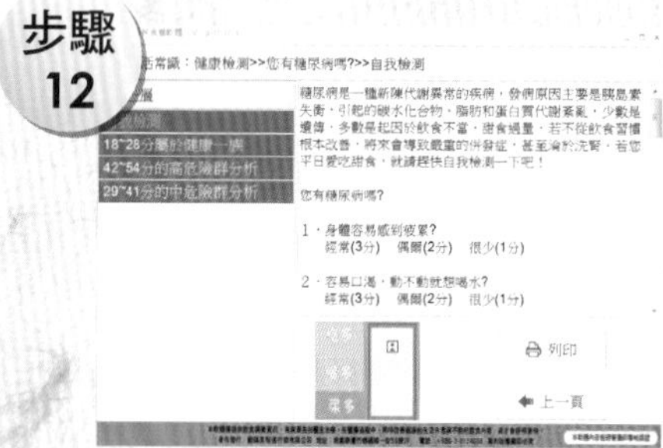

點選❷「居家生活常識」中的「健康檢測」，選擇要檢測的疾病，可依據提問的得分，評估自身身體狀況。

步驟 13

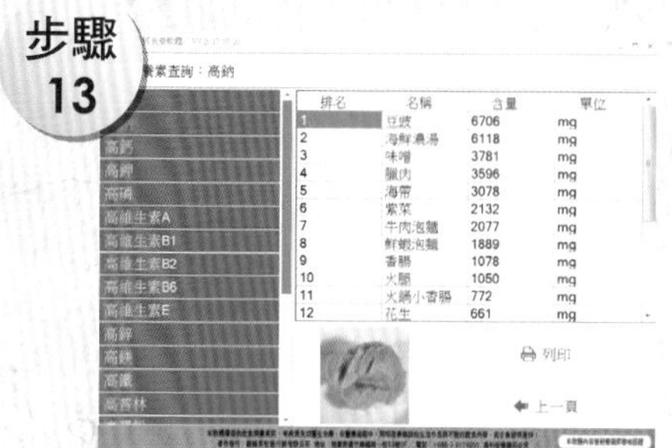

點選❸「各類營養素」，可見營養素在不同食材中的含量，並依多寡排序。